Mein Feind das MCAS

Wenn Darm, Haut und der ganze Körper verrücktspielen und fast kein Arzt helfen kann

Von Simon Mödder

Es wird keine Haftung für Links auf Websites Dritter übernommen, da ich mir diese nicht zu eigen mache, sondern lediglich auf deren Stand zum Zeitpunkt des Abrufs der Webseite verweise.

Verfasser & Covergestalter: Simon Mödder, Am Majershof 8, 50181 Bedburg

Cover-Grafiken über Adobe Stock lizenziert, das Labyrinth über den Maze Generator (https://cuttingtemplates.com/templates/circular-maze).

ISBN: 978-9-403-75047-7, unabhängig veröffentlicht über Bookmundo

Dieses Buch ist auch als E-Book über Amazon erhältlich.

Vorwort

Keine Sorge, dies ist keine Krankheitsgeschichte, in der die Hauptfigur am Ende stirbt. Keine Chemo-Therapie, kein prophezeites Todesdatum. Vielmehr endet es mit mir in meinem Kämmerlein, wie ich dieses Buch schreibe um im Idealfall anderen Menschen zu helfen. Um die Krankheiten MCAS (Mastzellaktivierungssyndrom) und Mastozytose bekannter werden zu lassen, damit Betroffene bestenfalls auch Gehör finden. Damit die Diagnosewege nicht so unglaublich lang oder gar Sackgassen sind, weil Ärzte besser informiert sind und besser auf Patienten eingehen können. Und um Wege im Umgang mit der Krankheit aufzuzeigen. Mal sachlich objektiv, mal persönlich und subjektiv auf Basis meiner eigenen Erfahrungen.

Hoffentlich können meine Handlungsempfehlungen und Tipps im Umgang mit Ärzten eine Hilfe sein, die über meine Krankheit hinaus interessant und zielführend sind. Es gibt auch den ein oder anderen sinnvollen Hinweis für Mediziner. Das Ganze ist autobiografisch. Alles in diesem Buch ist so passiert, nach bestem Wissen zusammengestellt aus meinen Erinnerungen und Tagebuch-ähnlichen Aufzeichnungen zu den jeweiligen Arztbesuchen. Es wäre schön, wenn diese Mischung aus langem Diagnoseweg mit vielen Arztbesuchen und Learnings, persönlichen Erzählungen sowie Anekdoten und Informationen zur Krankheit am Ende nicht nur lehrreich, sondern auch unterhaltsam ist.

Trotz meiner (anteilig schlechten) Erfahrungen möchte ich einen Appell an Patienten, Ärzte, die Gesellschaft im Allgemeinen richten: Ich möchte mehr gegenseitigen Respekt in der Patienten-Arzt Beziehung anregen und rate immer zu ruhigem, höflichem, zielgerichtetem Umgang und Verhalten. Damit kommt man am weitesten. Es bringt niemandem etwas mit negativen Gedanken oder Vorurteilen in ein Gespräch mit einer unbekannten Person zu gehen. Man kann nie wissen, wer gerade einen schlechten Tag hat, welche anderen Patienten sich wieder danebenbenommen haben. Wir sind alle nur Menschen, die ihre Aufgabe (hoffentlich) bestmöglich erledigen wollen. Machen Sie es Ihrem Gegenüber daher so leicht wie möglich. Ich möchte ausdrücklich nicht die gesamte Berufsgruppe der Ärzte kritisieren. Das ist ein schwerer Job, ein wichtiger Beruf und Ärzte haben genügend Patienten am Tag, die aggressiv auftreten und einfach im Befehlston Forderungen stellen. Diese anderen – manchmal Hypochonder, manchmal angriffslustig-aufdringlichen – Patienten tragen zu einem gesamtheitlich schlechteren Patient-Arzt Klima bei. Meine Handlungsempfehlungen für die Vorbereitung und das Arztgespräch selbst können Sie hoffentlich dabei unterstützen für eine vernünftige Atmosphäre zu sorgen.

Ich bin kein Mediziner, kein Psychiater, habe nie eine Medizinvorlesung besucht und auch nicht viele Bücher gelesen. Ich habe mich nur viel in Online-Artikeln renommierter Medizin-Portale belesen und mit vielen Ärzten gesprochen. Daher bin ich kein Experte, sondern autodidaktisch unterwegs.

Ich möchte speziell meiner Mutter und meinen Freunden für die Unterstützung danken, ohne sie wäre es für mich sehr viel schwerer oder unmöglich gewesen. Besonders bedanke ich mich bei meinen Erstlesern und Helfern bei der Covergestaltung: Durch Eure Korrekturen, Ideen und Anregungen wurde dieses Buch besser.

Inhaltsverzeichnis

Einleitung

Ich wollte nie über meine Krankheit definiert werden. Nie der Typ sein, der absagen muss, weil der Körper nicht mitmacht. Absagen muss, weil er eine depressive Phase hat. Der Typ, auf den man besonders aufpassen oder Rücksicht nehmen muss. Ich war sehr verdrängend unterwegs, bin und war ziemlich verschlossen und rede nicht offen mit jedem über meine Krankheit und meine ganzen Symptome. Denn wenn man es ausspricht, wird es wahr, wird es Realität. Deswegen war ich lieber der Typ, der gerne Videospiele spielt, stundenlang Fifa zockt. Der Typ, der sich mit Serien und Filmen gut auskennt, weil er viel Zeit hat diese zu konsumieren, oder der Typ, der großer Fußballfan im Ganzen und im Speziellen vom 1.FC. Köln ist. Das sind schon nicht die besten Charakteristika, aber das geht noch, oder? Noch lieber wurde ich einfach als der Typ gesehen, der hilfsbereit ist, zuhören kann, gute Geschichten erzählt und vielleicht auch etwas witzig ist. Schon besser, klingt aber etwas utopisch und nach verfehlter Selbsteinschätzung? Möglich. Ich bin und war aber auch lieber der Typ, der mit über 30 Jahren immer noch daheim lebt, noch nie eine richtige Beziehung hatte, oder eben seit Jahren arbeitslos, nicht arbeitssuchend, ist. Bei diesen Bezeichnungen, nicht zwingend etwas für die Visitenkarte, weht dann schon das rote Flaggenmeer. Aber all das war mir lieber als zu sagen: „Ich bin krank." Alles schien naheliegender als zu sagen: „Ich kann das nicht leisten, was ich mir vorgestellt habe."

Der Weg zur Akzeptanz ist ein langer und steiniger. Dennoch möchte ich auch heute weiterhin nicht der „kranke Typ" sein. Ich finde das schwierig, wenn man auf einer Krankheit die komplette Persönlichkeit aufbaut. Daher rede ich weiterhin nur mit einem engen Personenkreis, meiner Mutter und meinen Freunden über die Krankheit. Und auch das nicht ständig, sondern selten, wenn ich das Gefühl habe, ich möchte etwas loswerden. Danach gefragt wird glücklicherweise kaum, meine Vertrauten kennen meine Einstellung dazu. Der erweiterte Bekanntenkreis weiß nichts davon, ich binde es nicht jedem auf die Nase. Sie können gerne denken, dass ich eine gescheiterte Person bin, das ist mir lieber und eben auch nicht falsch. Darauf gebe ich allerdings nur wenig. Insofern ist es ein Vertrauensbeweis, wenn ich mit jemandem meine Erkrankung teile. Geehrt müssen Sie sich dennoch nicht fühlen, liebe Leserinnen und Leser, es sollte schließlich etwas ganz Normales sein.

Wie kommt der vielbesprochene „Typ", der das alles gern in einem dreifach-gesicherten Safe verbuddeln würde, dazu ein Buch zum Thema zu schreiben? Super Frage. **Erstens** ist es die – vielleicht etwas naive – Hoffnung damit anderen direkt Betroffenen zu helfen oder Personen auf ihrem langen Diagnoseweg zu unterstützen. Sei es auf fachlicher Ebene, gespeist aus meinen persönlichen Erfahrungen mit Ärzten und dem System, oder auf persönlicher Ebene, dem Umgang mit der Krankheit. Jetzt sagen Sie zurecht: Was redet der hier eigentlich die ganze Zeit von Krankheit und krank sein. Worum geht es denn eigentlich? Ich könnte Ihnen jetzt sagen: Da müssen Sie sich gedulden und dürfen sich erstmal auf 20 Arztbesuche ohne richtige Diagnose freuen: Aber das wäre wohl kontraproduktiv.

Denn **zweitens** möchte ich Bekanntheit schaffen für die Mastzellaktivierungserkrankungen (MCAD). Speziell für das Mastzellaktivierungssyndrom (deutsch: MCAS), die (systemische) Mastozytose, sowie alles dazwischen. Ein noch recht junges und noch nicht weit erforschtes Krankheitsbild, in dem die körpereigenen Mastzellen des Körpers, die wir alle haben, nicht ordentlich funktionieren, mutieren oder in zu hoher Anzahl vorkommen und daher für multiple Probleme im ganzen Körper sorgen können.

Ich bin in diesem Spektrum mit dem „sekundären Mastzellaktivierungssyndrom", ausgelöst durch Allergien und Urtikaria (Nesselsucht), sowie dem „monoklonalen Mastzellaktivierungssyndrom" angesiedelt. Bereits im nächsten Kapitel wird es einen erklärenden „Deep-Dive" geben, sowohl zu meiner Diagnose, als auch zum gesamten Themenkomplex. Der Wunsch nach mehr Aufmerksamkeit für Mastzellerkrankungen richtet sich natürlich an die Gesellschaft und an mögliche Betroffene, aber noch viel wichtiger: An Ärzte. Denn diese kennen diese Erkrankungen zum Großteil nicht, haben nie davon gehört oder mal davon gehört, wissen aber nicht viel darüber. Das ist ausdrücklich keine Kritik. Es handelt sich um eine relativ neue Erkrankung, die in vielen Formen auftreten kann. Das ganzheitliche Krankheitsbild erschwert den meist sehr fachspezifisch-denkenden Ärzten (aufgrund des Systems) die korrekte und richtige Diagnose. Daher gleicht diese Suche nach der Diagnose der Beschaffung des Passierscheins A38, wie man es vielleicht von Asterix kennt. Es ist eine Herzensangelegenheit für mich, dass mehr Ärzte von Mastzellerkrankungen erfahren um betroffenen Patienten besser helfen zu können. Entweder indem sie Patienten selbst behandeln oder sie schneller an die richtigen Adressen verweisen.

Drittens möchte ich durch die Nacherzählung meiner diversen Arztbesuche Einblicke speziell in das Verhalten von Ärzten geben, die ich mit jeweiligen Learnings und Ratschlägen versehen habe. Auf fachlicher und persönlicher Ebene für Patienten, aber auch für Ärzte und allgemein. Ich nehme Sie mit auf meine verrückte, absurde Ärzte-Odyssee. Ich wurde als Simulant bezeichnet, es gab persönliche Beschuldigungen, Fehldiagnosen, eine ganze Heerschar an unangemessenen Kommentaren, ich wurde nicht ernst genommen, alleine gelassen, von A nach B geschickt und habe „keine Ahnung" und „Sie haben vielleicht Stress" viel zu häufig aus den verschiedensten Mündern gehört. Das Ganze induzierte viel Fassungslosigkeit, Wut und Hoffnungslosigkeit, die ich mit ins eigene Leben und die Wartezeiten auf einen neuerlichen Arztbesuch nahm. Wenn ich mich denn dafür motivieren konnte. Hoffentlich kann man aber auch eine gewisse Tragikomik oder Unterhaltung aus diesen „WTF-Momenten"[1], schöpfen.

Viertens ist das Schreiben dieses Buches eine persönliche Katharsis, wie man sie vom Tagebuchschreiben kennt, man schreibt sich die psychischen Konflikte metaphorisch von der Seele. Ein Punkt für mich ist die mittlerweile verbriefte Akzeptanz. Ich habe kein Problem mehr MCAS mit Freunden und Familie zumindest auf dem elementaren Level – nicht in all seinen Einzelheiten – zu teilen. Mittlerweile bin ich zu einer Aufarbeitung und Konfrontation meiner persönlichen Erfahrungen fähig. Das beinhaltet die mental schlauchende Ärztereise, meinen Umgang mit der Krankheit, die Verzweiflung in Folge vieler Arztbesuche und meine Methoden das zu bewältigen. Früher wählte ich oft die Verdrängung, was in Teilen gut

---

[1] „Was zur Hölle-Momente", unglaubliche, seltsame Momente.

funktionierte und mir damals weiterhalf. Heutzutage habe ich eine gesündere Distanz zu den Geschehnissen und verstehe den öffentlichen Nutzen meiner Reise, aus der man viel lernen kann. Deswegen habe ich mich nun dazu entschlossen diese Geschichte zu teilen.

Zu Beginn möchte ich das Mastzellaktivierungssyndrom und die Mastozytose genauer beleuchten, erklären und die Symptome vorstellen, die sie auslösen können. Danach wird es persönlich. Ich erzähle von meinem langen Weg durch das Ärzte-Labyrinth bis hin zur richtigen Diagnose. Der Hauptteil meiner Ärztereise begann im Jahr 2016. Ab diesem Zeitpunkt werde ich detailliert auf die jeweiligen, im Zentrum stehenden, Arztbesuche eingehen. Auf die Notizen meiner Erlebnisse bei diesen Ärzten konnte ich nun zurückgreifen. Das ist der Hauptfokus meines Buches, denn hier kann man viel über den Umgang mit Ärzten lernen, was sich auf diverse (andere) Krankheitsbilder anwenden lässt. Um ein umfassendes Bild meines Gesundheitszustandes und meiner Persönlichkeit zu schaffen, werde ich davor meine „Krankenvorgeschichte" darstellen. Das beinhaltet ein Loch im Herzen, den ersten „Flush" mit großflächiger Nesselsucht, die Diagnose einer starken Hausstaubmilben-Allergie, gesprenkelt mit einigen Erzählung des Erwachsenwerdens, aus der Schulzeit und der Zeit danach.

Über das gesamte Buch verteilt gibt es Learnings meiner einzelnen Arztbesuche, die ich abschließend als Fazit unter den „Kurztipps" übersichtlich präsentiere. In diesem zusammenfassenden Ratgeberteil, nehme ich mich der Fragen an: Was tun, wenn Sie Symptome haben, aber keine Diagnose in Sicht ist? Was tun, wenn Sie eine Mastzellaktivierungserkrankung befürchten? Ich versuche mich an einer Hilfestellung für Personen auf einem unklaren, langen Diagnoseweg und natürlich auch für Betroffene, die glauben, dass die Mastzellen bei ihnen nicht korrekt funktionieren. Ich nehme Sie dort auf, wo Sie stehen und versuche einen Lösungsweg aufzuzeigen.

In Kapitel 1 stelle ich die Mastzellen im Gesamten und meine Diagnose im Speziellen dar, damit Sie Grundkenntnisse über die Mastzellerkrankungen erlangen und danach sowohl Vorgeschichte als auch Hauptteil besser einordnen können.

Kapitel 1: Die Mastzellaktivierungserkrankungen (MCAD). Mastzellaktivierungssyndrom (MCAS), (systemische) Mastozytose und meine Diagnose

Die Mastzelle und ihre mögliche Fehlfunktion

Mastzellen hat jeder Mensch. Normalerweise erfüllen sie gute und wichtige Aufgaben im Körper, weil sie Teil des Immunsystems und einer vernünftigen Immunreaktion des Körpers sind. Sie sind Blutzellen, gehören zu der Gruppe der Leukozyten (weiße Blutkörperchen) und werden ursprünglich in den Stammzellen des Knochenmarks des Körpers gebildet. Die Hauptaufgabe der Mastzellen ist auf Gefahren zu reagieren und dann das Immunsystem in den Abwehrmodus zu versetzen. Beim Menschen ist das vor allem bei Viren, Bakterien, sämtlichen Krankheitserregern und Giften der Fall. [2] Die Mastzelle wird davon „getriggert" und bildet eine gesunde Immunantwort, auch in dem sie Histamin ausschüttet. Die ursprüngliche Bildung der Mastzellen geschieht zwar im Knochenmark, von dort aus werden sie aber in den gesamten Körper verteilt, dahin wo eine gelungene Immunantwort benötigt wird. Mastzellen gibt es vermehrt in den Schleimhäuten des menschlichen Körpers, vor allem an Körperteilen, die direkt mit der Außenwelt in Kontakt kommen. An erster Stelle die Haut, aber auch Augen, Nasenlöcher, Geschlechtsteile oder die Ohren sind dafür relevant. Im Bereich des Körperinneren sind vor allem die Lunge und der Magen-Darm-Bereich der Arbeitsstandort für Mastzellen.[3] Dementsprechend können sie hauptsächlich an den genannten Stellen in- und außerhalb des Körpers für Probleme sorgen, aber auch an weiteren Orten. Mastzellen spielen eine große Rolle bei Allergien, womit wir langsam in den unangenehmen Bereich der Überfunktion oder Fehlfunktion der

---

[2] DocCheck Flexikon: Mastzelle (Abrufdatum: 30.05.2024)

[3] Mein Allergie Portal: Mastzellen – welche Rolle spielen sie bei Allergien? (Abrufdatum: 30.05.2024)

Mastzelle hinüberwechseln. Insbesondere bei den „Typ-1-Allergien" (sofortige allergische Immunreaktion des Körpers) zeigen die Mastzellen eine zu große Vorsicht. Statt nur für die wirklich relevanten Krankheitserreger eine gelungene Immunantwort zu aktivieren, geschieht das auch bei eigentlich harmlosen Erregern wie Pollen, Gräsern, Katzenhaaren und vielen weiteren. Die Mastzellen werden zu schnell und unnötig getriggert und lösen eine Reaktion aus, die gar nicht benötigt wird. Leider kann man der Mastzelle aber nicht beibringen, dass sie auf verschiedene Einflüsse nicht reagieren soll. Stattdessen lohnt es sich die sogenannten „Trigger" (Auslöser für diese Immunreaktionen) zu meiden und ansonsten durch ein Antihistaminikum diese fälschliche Immunantwort zu unterdrücken, in dem das ausgeschüttete Histamin geblockt wird.

Doch was läuft genau schief bei der Mastzelle? Zunächst kann sie einfach nur fehlerhaft viel zu häufig aktiviert werden, häufig geht das aber auch einher mit weiteren Faktoren. Die Mastzellen können entweder in viel zu großer Anzahl in den betroffenen Organen zu finden sein und deswegen zu starke und überflüssige Reaktion auslösen, oder auch mutieren und dadurch Probleme und Beschwerden verursachen. Als wäre die Kontrolleinheit defekt und keine Reparatur in Sicht. Da man nicht reparieren kann, bekämpft man lediglich die Symptome, die von diesen Fehlfunktionen ausgehen. Denn eine Mastzellaktivierungserkrankung ist – nach dem aktuellen Wissensstand im Jahr 2024 – nicht heilbar. Man kann kein neues Teil einbauen oder einen Software-Reset durchführen, man bleibt lediglich in der reagierenden Rolle. Von Symptomen werden Sie im weiteren Verlauf des Buches noch genügend hören, aber im Wesentlichen treten vor allem dort Strapazen auf, wo die Mastzellen sich hauptsächlich angesiedelt haben. Auf der Haut, den Schleimhäuten, aber auch der Lunge und dem Magen-Darm-Bereich. Nesselsucht, brennende, juckende Augen, allergische Reaktionen, Asthma, Durchfall, Magenkrämpfe, Müdigkeit sind die geläufigsten Varianten, aber es gibt noch deutlich mehr. Grundsätzlich gelten die verschiedenen Mastzellerkrankungen als nur selten oder gar nicht vererbbar, aber mit Sicherheit ist das nach aktuellem Forschungsstand nicht zu sagen. Ansteckend ist aber keine der Mastzellerkrankungen in irgendeiner Form, das ist gesichert. Der Ursprung einer Mastzellerkrankung ist meist unklar, manchmal gibt es immerhin eine vernünftige Theorie. Diese Frage und noch viele weitere möchte ich nun vertiefen, indem ich die verschiedenen Typen der Mastzellaktivierungserkrankungen vorstelle.

Ein Krankheitsbild, viele Problemfelder

Sie hören vielleicht zum ersten Mal von einer Mastzellerkrankung, das Thema hat im öffentlichen gesellschaftlichen Diskurs keinen Platz. Das liegt zunächst daran, dass es sich um ein junges und noch nicht gut erforschtes Themengebiet handelt. Außerdem ist die Mortalitätsrate der Krankheit sehr gering. Es gibt sehr wenige Todesfälle, die offiziell darauf zurückzuführen sind, somit wird sie nicht als großes Problem wahrgenommen. Die Sichtbarkeit der Krankheit ist nicht gegeben, viele Menschen kennen sie nicht, auch viele Ärzte haben von dieser Erkrankung noch nie gehört. Und wie soll etwas diagnostiziert werden, das weder Arzt noch Patient kennen? Genau, das gestaltet sich rein logisch als sehr schwierig. Stattdessen wissen MCAS-Betroffene gar nicht von ihrer Krankheit, vielleicht weil es sich um eine milde Variante handelt und sie einfach nur ein paar Lebensmittel nicht vertragen. Oder weil sie von einem Arzt in eine falsche Schublade gesteckt worden sind. Von meinem Besuch bei den Mastzell-Spezialisten nahm ich die Theorie mit, dass es sich bei vielen „Reizdarm"-Diagnosen tatsächlich um Mastzellerkrankungen handelt. Es ist natürlich recht einfach für einen Arzt eine endgültige Reizdarm-Diagnose zu stellen, ein paar Medikamente auszustellen und zu sagen: „Sie haben eine chronische Darmentzündung". Würde man weitersuchen, könnte man vielleicht den Ursprung der chronischen Entzündung finden. Dabei ist die Mastzelle eine geeignete mögliche Ursache, die man abklären sollte. Das muss nicht zutreffen, kann aber. Das ist nur ein Beispiel, bei dem eine eventuelle Mastzellerkrankung im Verborgenen lauern könnte, aber nicht diagnostiziert wird. Eine hohe Dunkelziffer ist durchaus zu vermuten, wenn auch nicht zu beweisen. Die Aufklärung über das Thema ist dennoch überfällig. Kein Arzt handelt dabei aus Absicht, sondern aus fehlender Kenntnis aufgrund von geringer Aufmerksamkeit und Sichtbarkeit der MCAS-Erkrankungen. Es gibt aber noch weitere Gründe für die fehlende öffentliche Relevanz der Krankheit, zunächst fachliche Unstimmigkeiten und auch formelle Probleme bei der Anerkennung der Erkrankung.

Bei den genauen Definitionen und Typisierungen der MCAD gibt es zum Teil andere medizinische Meinungen und Ansichten. Steigen Sie mir daher bitte nicht aufs Dach, wenn ich nicht alles zu 100% perfekt darstelle, aber für mich als Nicht-Mediziner ist der Wirrwarr nicht komplett trivial. Ich versuche es dennoch zu vereinfachen und verständlich darzustellen. Die systemische Mastozytose ist einfacher zu klassifizieren, sie hat klare Kriterien, die im nächsten Abschnitt präzisiert werden, und ist deswegen leichter zu diagnostizieren als die Mastzellaktivierungserkrankungen in ihrem direkten Umfeld. Im Bereich der MCAS wird man häufig lediglich „Verdachtsdiagnosen" erhalten, die allerdings beim Anschlagen der Medikamente genauso valide sind, wie „normale" Diagnosen. Das hat vor allem formelle Gründe für deren Erklärung es nun ein wenig komplizierter wird. Folgendes ist nur ein Problem für nicht spezifizierte MCAS-Erkrankungen, die systemische und auch die kutane Mastozytose werden erfasst und sind deshalb klare Diagnosen.

Zunächst muss ich kurz den ICD-Code erklären. „Der ICD-Code ist ein weltweit anerkanntes System, mit dem medizinische Diagnosen einheitlich benannt werden. ICD steht für „International Statistical Classification of Diseases and Related Health Problems", zu Deutsch und vereinfacht: „Internationale Klassifikation der Krankheiten".[4] MCAS-Erkrankungen haben diesen ICD-Code in Deutschland seltsamerweise noch nicht, sie werden damit als Diagnose nicht von der Krankenkasse anerkannt. Meine Krankenkasse war beispielsweise lange Zeit der Meinung ich hätte das „Reizdarmsyndrom", einfach weil die Klassifizierung fehlt. Das ist schwer verständlich, da die ICD-Suche eigentlich international geltend sein sollte, dass in diesem Fall aber nicht zutrifft. Denn in den USA ist das MCAS seit 2016 Teil der offiziellen Datenbank unter dem Punkt D89.4 und den Unterpunkten.[5] In der deutschen Version fehlen diese Ziffern gänzlich.

---

[4] gesund.bund.de: ICD-Code Suche (Abrufdatum 30.05.2024)

[5] icd10data.com: ICD-10-CM Codes › D50-D89 › D80-D89 (englisch) (Abrufdatum 30.05.2024)

Warum das so ist, kann ich nicht erklären, sondern nur spekulieren. Möglicherweise liegt es an der schwachen deutschen MCAS-Lobby oder an den Krankenkassen, die eine Anerkennung zusätzliches Geld kosten würde. Die Politik übt keinen Druck aus und somit ändert sich nichts und Betroffene werden allein gelassen. Fachlich – das möchte ich ausdrücklich festhalten – gibt es mittlerweile keine Zweifel mehr an Mastzellaktivierungserkrankungen. In Deutschland muss man als Betroffener somit auch noch den Kampf gegen bürokratische Hürden mit der eigenen Diagnose angehen, als hätte man sonst nicht genug Probleme. Deswegen bleibt es häufig – zumindest auf dem Papier der Ärzte – bei Verdachtsdiagnosen, während es im Arzt-Patienten Gespräch klare Diagnosen gibt.

Neben diesen formellen und rechtlichen Aspekten, gibt es auch noch Unklarheiten, was bestimmte Werte genau bedeuten. Für einige muss beispielsweise ein erhöhter Tryptase-Wert (der immer erhöht ist bei der systemischen Mastozytose, aber nicht immer bei MCAS-Patienten) zwingend vorliegen um von einem MCAS zu sprechen, bei anderen ist das Ansprechen auf die medikamentöse Therapie viel höher gewichtet. „Die Unterscheidungs- bzw. Diagnosekriterien sind noch nicht abschließend definiert und deshalb noch als vorläufig zu betrachten“[6], hält die sehr gute Website „mastzellaktivierung.info“ dazu fest. Mit Hilfe der genannten Website und der des Mastozytose e.V.[7] möchte ich nun genauer auf die unterschiedlichen Typen eingehen.

---

[6] mastzellaktivierung.info: Mastozytose und andere Mastzellerkrankungen (Abrufdatum 30.05.2024)

[7] mastozytose.de: Formen des Mastzellensyndroms (Abrufdatum 30.05.2024)

Mastzellaktivierungssyndrom, systemische Mastozytose und alles dazwischen

Man unterscheidet grob zwischen dem Primären Mastzellaktivierungssyndrom, dem Sekundären Mastzellaktivierungssyndrom und dem Idiopathischen Mastzellaktivierungssyndrom. Ich werde mich auf die jeweiligen Hauptformen fokussieren und nicht alle möglichen erwähnen, dafür empfehle ich die Lektüre der bereits genannten Websites. Rollen wir das Feld von hinten mit dem einfachsten auf: Die idiopathische Variante bedeutet letztlich nur, dass man die Ursache noch nicht kennt, sie noch nicht gefunden ist oder weder in den ersten noch in den zweiten Bereich hineinpasst. Die Symptome passen aber dennoch sehr gut auf ein Mastzellaktivierungssyndrom.[8] Sie bemerken daran schon, wie unbekannt und unerforscht diese Krankheit ist, wenn es extra einen Abschnitt gibt für „Wir wissen es noch nicht so genau, passt aber schon dazu". Doch was sind denn nun die anderen Kriterien, die eine Mastzellerkrankung genauer spezifizieren?

Von einem primären Mastzellaktivierungssyndrom spricht man vor allem, wenn klinische Nachweise für ein Fehlverhalten oder eine Überfunktion der Mastzellen in betroffenen Organen bestehen.[9] Das bedeutet im Klartext, wenn die Mastzellen sich in Organen entweder in deutlich zu hoher Anzahl befinden oder sogar mutiert sind. Die genauen Mutationen heißen beispielsweise Kit D816V, CD2 oder CD25. Hierbei liegen die Mastzellen in einer geometrisch falschen, untypischen Form vor, meist spindelförmig. Anhand dessen lässt sich noch eine weitere Unterscheidung in diesem Bereich durchführen. Dafür müssen wir die Kriterien der WHO (Weltgesundheitsorganisation) zum Thema der systemischen Mastozytose zu Grunde legen. Falls das Hauptkriterium und eines der Nebenkriterien zutreffen, ist die Diagnose klar und abgeschlossen, falls nicht, wird die Typisierung schwieriger. Trifft nur das Hauptkriterium zu, aber kein anderes, handelt es sich beispielsweise um ein sogenanntes „Monoklonales Mastzellaktivierungssyndrom". Ich verwende für die Darstellung der

---

[8] mastozytose.de: Formen des Mastzellensyndroms (Abrufdatum 30.05.2024)

[9] Bundesärztekammer: Patienteninformation Mastozytose (Abrufdatum 30.05.2024)

Kriterien die deutsche Übersetzung der WHO-Kriterien, die zuletzt 2016 überarbeitet und bestätigt wurden.

„Hauptkriterium: Wenn Ansammlungen von Mastzellen festgestellt werden, die nicht in der Haut vorliegen, sondern im Knochenmark oder in einem anderen Organ.

Nebenkriterien:

- Wenn festgestellt wird, dass mehr als ein Viertel der Mastzellen im Knochenmark oder in einem anderen Organ als der Haut eine untypische Form (Spindelform) aufweisen.
- Wenn eine bestimmte Genveränderung, die sogenannte *KIT* -D816V-Mutation, im Blut, im Knochenmark oder in einem anderen Organ als der Haut festgestellt wird.
- Wenn im Blut, im Knochenmark oder in einem anderen Organ als der Haut auf der Oberfläche von Mastzellen eines oder beide der Proteine CD2 und CD25 nachgewiesen werden.
- Wenn im Serum ein anhaltend hoher Spiegel des Enzyms Tryptase festgestellt wird (dies gilt nicht, wenn eine assoziierte hämatologische Neoplasie vorliegt)."[10]

Wird neben dem Hauptkriterium noch ein weiteres der Nebenkriterien erfüllt, also – kurzgefasst – eine Mutation oder ein erhöhter Tryptase-Wert, dann handelt es sich um eine systemische Mastozytose. Der Nachweis von vermehrten Ansammlungen oder Mutationen von Mastzellen wird normalerweise per Biopsie erbracht, der Tryptase-Wert wird per Urintest nachgewiesen. Die systemische Mastozytose bedeutet vor allem den Befall innerer Organe, beispielsweise des Knochenmarks, von Magen/Darm, der Leber oder Milz und kann mit oder ohne Hautbeteiligung vorkommen. Moment mal, Hautbeteiligung? Genau, es gibt noch eine andere Form der Mastozytose, die sogenannte „kutane Mastozytose". Hierbei sind deutlich auf der Haut sichtbar die Mastzellen vermehrt, das Erscheinungsbild ist

---

[10] mastozytose-info.de: Diagnose systemische Mastozytose gemäß WHO-Kriterien (Abrufdatum 30.05.2024)

durch rot-bräunliche Flecken gekennzeichnet. Diese Variante ist allerdings gutartig, kann zu Beschwerden führen, wenn die Flecken explizit getriggert werden, aber befällt keine inneren Organe.[11] Meist sind hiervon Kinder betroffen, die mit der Zeit aus der Krankheit „herauswachsen" und im Erwachsenenalter damit keine Probleme mehr haben. Die „systemische Mastozytose" kann in unterschiedlichen Intensitäten vorkommen. Es gibt in diesem Themenbereich noch die systemischen Mastzellüberaktivitätsstörungen, bei der die Mastzellen sich langsam lokal vermehren, weil sie nicht den eigentlich geplanten Zelltod sterben, aber dennoch neue hinzukommen. Als Untergruppierung gibt es am häufigsten die „Indolente systemische Mastozytose", die einen Anteil von 90% der systemischen Mastozytosen einnimmt. Bei dieser Variante geht es vor allem um die Vermehrung und Wucherung der Mastzellen, sie gilt als gutartig und mit normaler Lebenserwartung verbunden.[12] Auch ein Mastzellsarkom ist möglich. Bei dieser Krankheit bildet sich aus den Mastzellen ein fester Tumor, dazu sind allerdings weltweit nur ganz wenige Fälle bekannt.[13]

Bei der „normalen" systemischen Mastozytose ist die Lebensdauer nicht mehr gut einschätzbar und möglicherweise eingeschränkt. Man unterscheidet hier zwischen der normalen systemischen Variante und einer „aggressiven systemischen Mastozytose", die schlimmere Symptome bis hin zum Tod mit sich bringen kann. Die noch schlimmere Variante dessen ist die Mastzellleukämie, die – Sie werden es schon am Namen erkannt haben – das schlimmste Krankheitsbild in diesem ganzen Themenkomplex ist. Sie ist dem Krebs nicht unähnlich, kann kaum behandelt werden und im Normalfall stirbt man innerhalb weniger Monate.

Erkrankungen der primären Variante haben fast immer medikamentöse Langzeittherapien zur Folge. Lehnen Sie das keinesfalls ab, verstehen Sie den Nutzen. Sie sind jetzt krank und diese Form der Therapie hilft Ihnen. Das ist die vernünftige Lesart. Grundsätzlich sind die Diagnosen im Bereich

---

[11] mastzellaktivierung.info: Mastozytose und andere Mastzellerkrankungen (Abrufdatum 30.05.2024)

[12] DocCheck Flexikon: Indolente systemische Mastozytose (Abrufdatum 30.05.2024)

[13] mastzellaktivierung.info: Mastozytose und andere Mastzellerkrankungen (Abrufdatum 30.05.2024)

der primären Mastzellaktivierungssyndrom nicht sonderlich häufig. Speziell die systemische Mastozytose wird in Deutschland nur ein Dutzend Mal pro Jahr diagnostiziert, die kutane Variante tritt etwas häufiger auf. Dennoch kommen beide zusammen nur etwa auf 5-10 Patienten pro 1 Millionen Einwohnern.[14] Doch ist es wirklich so selten? Oder wissen die Betroffenen einfach nicht vom Namen ihrer Krankheit oder an wen sie sich wenden können? Gibt es eine hohe Dunkelziffer? Das bleibt pure Spekulation.

Beim sekundären Mastzellaktivierungssyndrom ist mindestens eine Krankheit, möglicherweise auch mehrere Krankheiten, für die Auslösung der Mastzellaktivität verantwortlich. „Bekannteste Auslöser eines sekundären MCAS sind nach heutigem Kenntnisstand (IgE-vermittelte) Allergien, Autoimmun-Urtikaria und physikalische Urtikaria, chronisch Autoimmunologische, chronisch-entzündliche oder neoplastische Erkrankungen."[15] Die Mastzellen werden somit aufgrund anderer Krankheiten fälschlicherweise zu stark und zu häufig aktiviert um einen sinnlosen Kampf zu kämpfen. Sollte bei Ihnen „nur" diese Form des MCAS vorliegen, dann werden Sie vermutlich keine klinischen Befunde auf ein fehlerhaftes Mastzellgeschehen bei Biopsien finden. Allerdings ist auch diese Variante nicht zu unterschätzen, obwohl sie in Sachen Lebenserwartung keinerlei Einschränkungen bedeutet, die Lebensqualität kann sich allerdings enorm verschlechtern. Bestenfalls können Sie es vermeiden sich den Allergien auszusetzen und müssen eventuell mit einem rezeptfreien Antihistaminikum reagieren. In schlimmeren Fällen, wenn Sie sich den Allergien und anderen Auslösern nicht entziehen können, wird das zu einer dauerhaften und chronischen Angelegenheit. Die Beschwerden ähneln denen der primären MCAS-Erkrankung. In diesem Fall sind Sie mutmaßlich dauerhaft auf Medikamente angewiesen.

Aktuell ist auch noch unklar, wann und warum Mastzellen mutieren, so dass eine Diagnose nicht zwingend für ein ganzes Leben gilt. Der Zustand kann sich mit der Zeit verschlechtern, aber eher nicht mehr verbessern. Eine

---

[14] Universitäts Spital Zürich: Mastozytose (Abrufdatum 30.05.2024)
[15] mastozytose.de: Formen des Mastzellensyndroms (Abrufdatum 30.05.2024)

Einbahnstraße. Eine Histaminintoleranz ist kein Kriterium für eine Mastzellaktivierungserkrankung. Beides hängt aber dennoch zusammen, weil Histamin ein Botenstoff ist, den die Mastzelle freisetzt. Somit kann eine Histaminintoleranz ein Indikator sein, dass man eine Mastzellaktivierungserkrankung überprüfen lassen sollte. Wie in meinem Fall.

Meine Diagnose

Bevor wir richtig in mein Leben starten mit der Vorgeschichte, muss ich für meine aktuelle Diagnose einmal ans Ende meiner Reise springen. Nachdem ich sehr viele der typischen, zuvor beschriebenen, MCAS-Symptome lange mit mir herumschleppte, vor allem die Nesselsucht, Durchfall, Augenprobleme und Kopfschmerzen waren bei mir am schlimmsten, war ich 2020 endlich bei Mastzellexperten zur finalen Abklärung meiner Krankheit. Im persönlichen Gespräch wurde meine Diagnose präzisiert und ich wurde mit der nötigen Medikation vernünftig eingestellt.

Im Bericht, den ich drei Monate später erhielt, sprach man dann nur noch von einer wahrscheinlichen „Verdachtsdiagnose" für das Mastzellaktivierungssyndrom. Warum hat mir das aber dennoch ausgereicht und warum habe ich nicht auf Weiterforschung gedrängt? Die Gründe dafür habe ich bereits erklärt, es sind formelle Gründe und dass Ärzte mit möglichen endgültigen Fehldiagnosen nichts gewinnen – im Gegenteil, sie wären eventuell im Nachhinein haftbar. Dazu kommen rein pragmatische Gründe. Ich wurde damals bereits mit Medikamenten behandelt, diese Therapie wurde in der Uniklinik sehr gut angepasst und zeigte starke Verbesserungen des Gesundheitszustands. Die genaue Medikamentierung präzisiere ich später, es handelt sich um eine Mischung aus verschiedenen stärkeren Antihistaminika, die mir vor allem bei Nesselsucht und meinem Magenproblemen halfen. Dass einem die Medikamenten-Therapie hilft, ist der wichtigste Punkt, wonach man den „Verdacht" in der Diagnose eigentlich streichen kann. Die Ärzte haben nur nichts von einer eindeutigen Diagnose und der Diagnoseweg von Mastzellerkrankungen ist etwas schwammig. Daher müssen sich viele

MCAS-Patienten mit der „Verdachtsdiagnose“ als finaler, korrekter, zielführender Diagnose auf dem Papier zufriedengeben. Zudem behandelt man Mastzellaktivierungs-Erkrankungen und auch einige Formen der leichteren Mastozytose erstmal gleich. Daher hätte sich für mich nicht viel geändert. Vor allem weil diese Krankheiten generell nicht heilbar sind, sondern man nur die Symptome behandelt (eben mit einer medikamentösen Therapie). Darüber hinaus blockierte Covid eine weitere Nachforschung und ich war nach dreieinhalb Jahren Ärztereise sehr erschöpft und einfach nur zufrieden, dass mir endlich etwas half. Außerdem ist durch meine Vorgeschichte und die zahlreichen Untersuchungen meine Typisierung eigentlich ziemlich klar. Wie schon erwähnt, gibt es innerhalb der Branche auch Konflikte, welche Kriterien für welche Diagnosen gelten. Es ist kompliziert. Daher ist dieser Teil, die Hauptdiagnose, ein Mix aus eigener Diagnose und mir von Ärzten (mündlich) gestellten Diagnosen. Das basiert auf allen relevanten Arztgespräche, allen Untersuchungen, Ergebnissen und meiner Vorgeschichte, ich denke mir nichts aus.

Aus allem ergibt sich ziemlich gesichert bei mir ein Sekundäres Mastzellaktivierungssyndrom. Hierbei wird die Mastzellerkrankung nicht durch Mutationen, sondern durch andere Erkrankungen hervorgerufen. Bei mir handelt es sich dabei um die sogenannten „Typ 1-Allergien“, sowie die (chronische) Urtikaria. Das bedeutet eine hohe Intensität für meine Erkrankung, ähnlich zu der primären Variante. „Mastzellaktivierung.info“ beschreibt dies so: „IgE-vermittelte Allergien führen zu heftiger Freisetzung von Mediatoren (Mastzelldegranulation). In bestimmten Fällen wo man dem Allergen dauerhaft ausgesetzt ist und ihm nicht ausweichen kann oder es nicht erkennt (z.B. Hausstaubmilbenallergie, Pollenallergien), führt dies zu einer dauerhaft bestehenden Erkrankung mit schwankender Intensität wie beim primären MCAS.“[16] Leider trifft bei mir genau dieses Problem der dauerhaften Allergien zu, wodurch ich vergleichsweise starke Symptome habe.

Zum sekundären Mastzellaktivierungssyndrom auf Basis meiner Allergien kommen bei mir auch klinische Befunde hinzu, der zweite Teil. Der

---

[16] mastzellaktivierung.info: Mastozytose und andere Mastzellerkrankungen (Abrufdatum 30.05.2024)

relevanteste Befund ist eine erhöhte Anzahl von Mastzellen, die bei einer Biopsie des Zwölffingerdarms festgestellt wurden. Bei mir 31/HPF (im Hauptgesichtsfeld), alles über 15/HPF erfüllt das Hauptkriterium für die systemische Mastozytose gemäß der World Health Organisation (WHO).[17] Glücklicherweise erfülle ich keine weiteren der Nebenkriterien für die systemische Variante, bei mir gibt es derzeit keine Mutationen. Deswegen spricht man von einem „Monoklonalen Mastzellaktivierungssyndrom" (MMAS), weil für die systemische Mastozytose noch mindestens eines der Nebenkriterien erfüllt sein müsste. Genau diese MMAS-Diagnose bekam ich von einem Arzt, ich sah sie auch auf einer Überweisung an einen Kollegen. Weiterhin konnten bei meiner Knochenmarksuntersuchung keine Nebenkriterien festgestellt werden, jedoch ebenfalls eine leicht erhöhte Anzahl an Mastzellen. Klingt alles kompliziert, aber letztlich müssen Sie nur wissen: Meine Mastzellen sind zu viele, im Zwölffingerdarm und auch im Knochenmark. Meine zahlreichen Allergien haben mutmaßlich für meine (sekundäre) Mastzellerkrankung gesorgt oder triggern sie zumindest ständig. Vollkommene Gewissheit wird man vermutlich nie bekommen, das ist Teil des Spiels von nicht weit erforschten, seltenen Krankheiten. Aktuell bin ich medikamentös ganz passabel eingestellt und im Bereich der Triggervermeidung aufgeklärt, so dass ich zwar immer noch Symptome und Einschränkungen habe, aber letztlich bleibt das Fazit: Ich bin okay.

---

[17] mastozytose-info.de: Diagnose systemische Mastozytose (Abrufdatum 30.05.2024)

Kapitel 2: Vorgeschichte meiner Krankheiten von der Jugend bis 2016

Ein weitgehend gesundes Baby und Kleinkind

Nun kennen Sie meine aktuelle Diagnose und können mit mir in meine eigene persönliche Ärztereise eintauchen.

Starten wir als Baby. Einer Zeit aus der ich nicht aus erster Hand berichten kann, aber mich auf meine Mutter plus damalige Aufzeichnungen verlassen kann. Die Eckdaten der Familie sind ganz einfach: Vater, Mutter, Kind, Kind. Meine Mutter blieb anfangs daheim um sich um die Kindererziehung von mir und meinem sechs Jahre älteren Bruder zu kümmern. Mein Vater arbeitete sehr viel und sehr lange, was – Überraschung liebe Väter – nicht zwingend zu einem guten Verhältnis mit den Kindern führte. Auch hier nicht. Wir hatten nie ein Verhältnis zueinander, wie ich und auch er es sich gerne gewünscht hätten. Mir ist dennoch sehr wichtig festzuhalten, dass es hier keinesfalls in eine missbräuchliche Richtung geht. Er hat nie körperliche Gewalt angewendet. Er war häufig gestresst, fiel letztlich aber deutlich mehr durch seine Abwesenheit auf. Mit meinem Bruder habe ich mich in Kindertagen zumeist gut verstanden. Ich durfte auch häufig dabei sein als er Zeit mit seinen Freunden verbrachte und schon als kleiner Bub bei Videospielen mitspielen, wie beispielsweise bei meinem ersten Videospiel „Super Mario Kart“ auf dem SNES (Super Nintendo), mit dem ich es kaum besser treffen konnte. Meine Mutter war immer super. Sehr fürsorglich, heutzutage wäre der „Helikopter“ mutmaßlich eine richtige Metapher für die Eltern-Charakterisierung. Aber immer sehr liebevoll, immer da, immer die Vertrauensperson Nr. 1 für mich.

Falls die Angehörigen sich nicht mehr genau an Baby- und Kleinkindzeit erinnern, hatte der Markt damals (wie heute) dafür schon vorgesorgt: Denn es gibt glücklicherweise „Baby-Bücher“, wo man die schönen Augenblicke, die „Milestones“, einträgt. Beispielsweise das erste Krabbeln, Sprechen oder Laufen. Außerdem wird das Baby eng-getaktet gewogen, Alter und kg-Zahlen fein säuberlich notiert. Kennt man aus seinem späteren Leben glücklicherweise nicht mehr und das ist auch gut so. In diesen vorgefertigten

Büchern mit vielen Fragen, Anregungen und möglichen Themenbereichen, gibt es auch den Abschnitt der Kinderkrankheiten. Immerhin dieser Part war rückblickend nun sinnvoll, weil er als gute Gedächtnisschütze fungieren konnte. Zusammenfassend würde ich behaupten, dass ich weder besonders krank, noch besonders gesund war. Mit etwa zwei Jahren hatte ich Keuchhusten, wogegen damals wohl noch nicht geimpft wurde. Mit drei Jahren kam ein Krupp/Pseudokrupp Anfall dazu. Dabei handelt es sich um starke Hustenanfälle und große Atemnot bei Kindern. Ein richtiges Röcheln, was einem nicht mehr so leicht aus dem Kopf geht. Bei meiner Mutter führte das damals zwar zu Angst, aber keinem Krankenhausbesuch, stattdessen wurde am folgenden Tag der Kinderarzt aufgesucht. Er diagnostizierte rückblickend „Krupp" und verschrieb Cortison-Zäpfchen für den Fall, falls es nochmal auftreten sollte. Das war glücklicherweise nicht der Fall und somit wurde das Thema auch nicht weiterverfolgt.

Ansonsten hatte ich als Kleinkind häufig Probleme mit Ohrenschmerzen. Meine Mutter erinnert sich an eine Geschichte, wo ich noch als Baby „wie am Spieß" plötzlich zu schreien begann. Das war auf einem Familienfest. Gut möglich, dass mich die Unterhaltungen der Runde schon damals so genervt hatten, dass ich Ohrenschmerzen davon bekam, aber wer weiß schon immer genau warum Babys schreien. Grundsätzlich sind in der Baby-Krankenakte ein paar Mittelohrentzündungen verbucht. In Kindergarten und Grundschule war ich nicht sonderlich häufig krank, mal erkältet, aber nicht so viel wie ein Großteil der heutigen Kleinkinder, die junge Familien in einem Teufelskreis der Erkältungen halten. Zum Ende der Grundschulzeit bekam ich die Windpocken 2001 und die Masern 2002. Rückblickend habe ich mit diesen Krankheiten einen kleinen Vorgeschmack auf die Nesselsucht erhalten, aber diese Krankheiten waren in ihrem jeweiligen Verlauf bei mir unproblematisch. Schon früh hatte ich allerdings Probleme mit Verstopfungen. Ich erinnere mich noch an unangenehme Badewannen-Versuche um die Verdauung anzuregen und „es" weicher zu machen. Das ist sicherlich wissenschaftlich erwiesen, dass das genauso funktioniert und keinerlei Quatsch ist… oder eben auch nicht. Falls das nicht half, kam es dann zur Ultima Ratio: Rizinusöl, wenn ich zwei bis drei Tage nicht ordentlich auf Toilette gehen konnte. Danach wollte ich nie wieder Rizinusöl nehmen. Ich finde es unglaublich, wie ekelhaft das Zeug beim

Verzehr und dann in den folgenden Stunden auf dem Pott ist. Es ist wahrlich kein schönes Gefühl, dass ich auch nicht weiterempfehlen möchte. Holen Sie besser etwas aus der Apotheke, wie Movicol oder Ähnliches.

Ein Loch im Herzen

Meine ersten großen Arzt- und Krankenhauserfahrungen hatte ich mit elf Jahren. Bei einer der regulären U-Untersuchungen, die man beim Kinderarzt so erhält, wurde ich – wie üblich beim Arzt – auf der Brust abgehört. Vielleicht haben einige von Ihnen (zumindest die nicht am Herzen erkrankten) sich wie ich gedacht: Ja gut, was soll der da schon groß hören, das macht man eben, weil man es als Arzt macht, aber kann man da wirklich was bei feststellen? Kann man scheinbar, denn bei mir erkannte er unregelmäßige Herzgeräusche. Der Arzt war der Meinung, dass ein paar Herztöne nicht ordentlich oder sauber klingen würden, konnte aber als eher kleiner, schlechter ausgestatteter Kinderarzt keine weiteren Untersuchungen durchführen. So wurde ich weitergeleitet und dort konnte mittels besserer Technik ein „Herzecho" erstellt werden. Auch in diesem war zu erkennen, dass etwas nicht in Ordnung war. Danach wurde die weitere Abklärung in einer speziellen Kinderklinik empfohlen. Generell schafften die beiden Ärzte es einem schon zu vermitteln, dass das durchaus eine ernste Angelegenheit sein könnte. Also im Klartext: Mir haben sie Angst gemacht, meiner Mutter auch. Ob das so der Sinn der Sache war, steht auf einem anderen Blatt Papier. Eine riesige Dringlichkeit sah die Kinderärztin damals zumindest nicht, denn ich bekam keine Überweisung, wo das magische Wort „eilt" angekreuzt war. Noch besser für den Patienten ist übrigens, wenn der jeweilige Arzt, hier meine Kinderärztin, direkt selbst einen Termin am Wunschort vereinbart hätte, aber auch das geschah nicht. Die Wartezeit dauerte nochmal rund zwei Monate, aber ich schien immerhin genau an der richtigen Stelle zu sein, einer Kinderherz- und Forschungsklinik.

Für den Besuch dort war frühes Aufstehen angesagt, man musste um 8 Uhr vor Ort sein. Es war eine Anreise durch die kalte Dunkelheit, metaphorisch passend zu der Ungewissheit, die einem am anderen Ende erwartete. Es gab einige Möglichkeiten, die wir uns ausmalten: Ist das Herz kaputt und es braucht eine Operation? Ist es kaputt, aber es ist gar nicht so schlimm? Wenn es ums Herz geht, darf man durchaus Schiss haben. Dort angekommen war ich erstmal etwas eingeschüchtert, ich sah große kahle Wände und fühlte mich irgendwie sehr klein. Direkt nach der Ankunft bekam ich eine Kanüle in die Hand gedrückt. Also von oben in die Venen am Handrücken, nicht wie ein Pflock. Ich war und bin durchaus mit einer gewissen Spritzenphobie „gesegnet". Mittlerweile ist diese durch viel Übung – keine Sorge, es gab weder Heroin noch andere Drogen, nur einige Blutabnahmen – deutlich weniger schlimm. Damals fand ich das aber noch sehr fies und auch durchaus schmerzhaft. Richtiger Kinderkram, rückblickend. Ich war dort in einem Aufenthalts-/Wartebereich mit noch vielen anderen Kindern, die einem bereits einen ersten „reality- check" gaben. Denn während bei mir noch untersucht wurde, ob ich etwas am Herzen hatte, ging es für einige bereits an richtige Operationen. Sogenannte „Schirmchen" werden dann im Herz eingesetzt, die die Löcher möglichst gut überbrücken sollen.

Dennoch war die Organisation dort ziemlich fragwürdig, weil ich erst gegen Mittag, rund vier Stunden nach meinem Termin, an der Reihe war. Warum man dort alle Patienten für 8 Uhr bestellte, bleibt mir ein Rätsel. Ich legte mich auf ein Bett und bekam eine Vollnarkose, ich erinnere mich noch, wie ich in einem Aufzug hinuntergefahren wurde. Und dann: Der erste Blackout, der erste Vollrausch mit elf Jahren. Aber vom Arzt ausgelöst, also alles gut. Der Eingriff dauerte letztlich nur rund 15 Minuten. Mittels einer Kamera über die Speiseröhre wurde das Herz angesehen und an einigen Stellen „herumgedrückt". Die Nummer war schnell vorbei und das Ergebnis sehr positiv. Meinen Eltern wurde sofort versichert, dass soweit alles gut sei. Dort ist zwar bis heute ein kleines Loch, aber es ist prinzipiell unbedenklich. Nach der Narkose bin ich recht schnell aufgewacht, woran ich mich schon damals direkt danach aber nicht mehr erinnern konnte. Beim zweiten Aufwachen waren meine Eltern dann zunächst etwas verunsichert, weil ich natürlich nachfragte, was mit mir los sei. Sie mir das aber bereits kurz zuvor beantwortet hatten, ohne dass ich noch davon wusste. Das ist aber alles ganz normal bei einer Narkose. Ich musste dann noch das Krankenhausessen einnehmen um festzustellen, dass ich die Narkose gut verdaut hatte und um am selben Tag wieder nach Hause entlassen zu werden. Bunte, aufgewärmte Tortellini. Optimal geschmacksneutral und mit einer gewissen

Narkoseübelkeit nicht so leicht zu essen. Aber es ging, ich wollte schließlich schleunigst nach Hause. Eine Nacht im Krankenhaus empfand ich als äußerst unattraktiv.

Zu 100% wohl und sicher habe ich mich mit der Diagnose nie gefühlt. Irgendwie dachte ich gelegentlich daran zurück, aber auch nicht zu lang. Das ist auch gut so, denn bis heute ist damit alles in Ordnung. Seltsamen Auftrieb bekam ich von der Geschichte des damaligen Fußball-Nationalspielers Gerald Asamoah. Bei ihm wurde ein Loch im Herzen, ein deutlich schwerwiegenderer Herzfehler als bei mir, diagnostiziert und er war trotzdem Nationalspieler geworden. Für mich, der damals in der Jugend des lokalen Fußballvereins kickte, war das tatsächlich Motivation genauso weiterzumachen. Klingt verrückt, aber da erinnere ich mich auch heute noch dran. Danke Gerald!

Ich habe das Prozedere nicht exakt und genau mit den Fachtermini ausgeführt, weil ich damals wie heute nicht sonderlich gut klarkomme mit Geschichten über das Herz oder Blut. Heute werde ich immer noch leicht kribblig, aber das ist kein Vergleich zu damals, als mir davon schwummrig wurde. Ja, ich bin auch der Typ, der als Kind beim Sehen von Blut kurz vor der Ohnmacht stand, den man hinlegen musste und ihm die Beine hochlegte. Ein bisschen peinlich.

Nach dieser Großexpedition Krankenhaus mit glücklichem Ausgang war ich zunächst halbwegs gesund. Was mir mehr und mehr Probleme bereitete, war die typische Allergiezeit. Der Frühling, wenn Gräser, Pollen und Co. sich auf ihre lange Reise gen Nasen der Menschen begeben. Ich hatte viel mit Niesen, verstopfter Nase, roten, juckenden Augen zu tun. Aber das war im Hause ziemlich normal, ist meine Mutter eben auch Allergikerin genau in diesen Bereichen. Daher war das keine große Sache und wurde meist mit Hausmitteln oder irgendwelchen Homöopathie-Mitteln „behandelt". Damit wurde ich ohnehin viel zu lange, viel zu häufig vollgestopft und es ist ein Trauerspiel, dass ich das erst nach und nach in meiner Zeit als Jugendlicher und vollständig als Erwachsener ablegen konnte. Dennoch war ich damals kein wirklich häufig krankes Kind. Ich hatte zweimal im Jahr eine dicke Erkältung/grippalen Infekt mit eitrigem Befall der Nasennebenhöhlen und ansonsten ab und an Kopfschmerzen und Bauchschmerzen. Aber nicht herausstechend häufig. Dies ist allerdings ein guter Zeitpunkt um das Thema Homöopathie, speziell in meiner Jugend, aber auch ganzheitlich mit seinen Gefahren zu betrachten.

In den Fängen der Homöopathie

Ich war ein Homöopathie-Kind. Beginnend bereits als Baby, zunächst als Grundschulkind, als ich sogar bei meinen Freunden dafür mehr oder weniger missioniert habe. Später als Gymnasiast, als mir das schon peinlicher war und ich es eher verborgen konsumiert habe. In der Oberstufe und später als Erwachsener habe ich mich ordentlich darüber informiert. Man braucht nicht viel Recherche um zu bemerken, dass Homöopathie kompletter Unfug ist, die auf Kriegsfuß mit jeglicher Logik steht, sogar der eigenen.

Ich bin quasi ein „Aussteiger aus der Szene“, dieser größtenteils esoterischen, und kann allen nur raten dasselbe zu tun. Für all die, bislang glücklicherweise, Unwissenden und Uneingeweihten werde ich zunächst kurz die Homöopathie erklären, wobei das schon viele andere besser vor mir getan haben. Ich möchte damit auch nicht zu lange langweiligen. Darauf folgen mein persönlicher Werdegang und meine Erfahrungen der diversen Heilpraktiker-Besuche um dann abschließend auf die Gefahren der Homöopathie überzuleiten. Wenn Sie treuer Anhänger dieser Pseudomedizin sind, dann überspringen Sie vielleicht den nächsten Abschnitt. Oder noch besser: Sie lesen ihn und hören einem direkten Nutzer und Betroffenen zu, der damit den Großteil seines Lebens konfrontiert war. Ich möchte niemanden angreifen, niemanden der Dummheit beschuldigen, sondern einfach nur auf Fakten und meine Erfahrungen blicken. Danach dürfen Sie sich gerne noch etwas weiter informieren und vielleicht kommen Sie dann zum selben Ergebnis wie ich.

Die Grundquellen für die kurze Erklärung sind Wikipedia[18] (Ich weiß, „Wikipedia ist keine Quelle“ – wie mein Gymnasiallehrer sagte) und ein

---

[18] wikipedia.org: Homöopathie (Abrufdatum 30.05.2024)

sehr feines, humoristisches Video[19] von „maiLab", bei der der Homöopathie auf den Grund gegangen wurde. Unter anderem durch eine hervorragende Katjana Gerz, die den Wirkstoff so schön „potenzierte". Durchs Schütteln und Aufschlagen.

1796 von Samuel Hahnemann erfunden, basiert die Homöopathie auf dem sogenannten Ähnlichkeitsprinzip. Das heißt, dass man Symptome bei einem kranken Menschen mit Wirkstoffen bekämpft, die bei einem gesunden Menschen in hohen Konzentrationen eben genau diese Symptome hervorrufen würden – dafür gibt es Testgruppen, in denen gesunde Menschen Wirkstoffe in besonders hohen Konzentrationen konsumieren, um damit festzustellen, welche der, mehrfach „potenzierten", Wirkstoffe gegen welche Symptome helfen. Es hilft vielleicht zu wissen, dass Hahnemann Krankheiten als eine „besondere Stimmung" des Organismus wahrnahm und offenbar nicht wirklich ernst nahm. Spannend ist, dass die Homöopathie für sich selbst reklamiert ausschließlich Symptome zu behandeln, die Ursache aber nie erforscht oder behandelt wird. Das hat sie leider mit dem Blickwinkel des ein oder anderen richtigen Mediziners gemein. Aber zurück zum „Potenzieren", meinem Lieblingssteil. Die Wirkstoffe, die „Urtinkturen", beispielsweise so etwas wie Safran, bestimmte Kräuter & Blumen, generell Mineralien pflanzlichen oder tierischen Ursprungs, werden bis zur Unkenntlichkeit verarbeitet. Anfangs haben diese tatsächlich auch noch eine Wirkung, dann wird das aber alles verdünnt (mit Wasser, Ethanol, etc.) und viel und gut geschüttelt (wichtig!). In den kleineren „C" und „D"-Potenzen ist noch minimal etwas von der Ausgangssubstanz enthalten, in den höheren gibt es durch die fortlaufende Verdünnung keinerlei Rest des ursprünglichen Wirkstoffs mehr, nicht ein Molekül. Wie das dennoch wirken soll? Laut Homöopathen erinnert sich das Wasser auf magischem Wege an die verdünnte Substanz, nimmt sie in sein Gedächtnis (und vielleicht auch die Gebete des Wassers?) auf. Oder wie Hahnemann selbst sagte: Das Verfahren weckt eine „geistartige Kraft", durch die das Ausgangsmaterial wirksam wird. So ganz hat der gute Mann an die Wissenschaftlichkeit offenbar nicht geglaubt, wenn mir dieser Einwurf gestattet ist. Auf faktischem Wege ist das natürlich alles nicht zu

---

[19] MAITHINK X: Das Ende der Homöopathie (Abrufdatum 30.05.2024)

erklären. Dieses Wasser wird dann hauptsächlich weiterverarbeitet zu den bekannten Globuli. Es gibt diese Mittel aber auch beispielsweise in flüssiger Form. Wenn es bei Betroffenen „wirkt“, ist das einzig und allein der Placebo-Effekt.

Lustigerweise müsste – gemäß der inneren Logik der Homöopathie – das ganze mächtige Wasser voll mit seinen ganzen Wirkstoffen bei großer Produktion von homöopathischen Mitteln irgendwie gesondert abgeleitet werden. Zum Schutz der Öffentlichkeit. Es gäbe doch keine Entschuldigung, wenn diese „Arzneien“ ins Grundwasser gelangen würden, denn wir erinnern uns: Bei gesunden Menschen würden die Mittel doch die Symptome hervorrufen, die sie eigentlich bei kranken behandeln sollen. Das wäre doch absolut unverantwortlich! Wir brauchen ein Endlager für Homöopathie-Wasser! Gibt es natürlich nicht. Sicherlich zu teuer und komplett unsinnig. Das wissen auch die Produzenten und kippen es einfach ins Grundwasser- oder Abwasser. Schockierend. Oder eben auch überhaupt nicht, weil die Produzenten natürlich im Bilde sind, dass das alles ein riesiger, ausgefeilter „Scam“, ein Betrug, mit Geschichte und hervorragendem Nährboden im Esoteriker-Bereich ist.

Diese Grundgeschichte sollte ausreichen und jetzt wird es wieder persönlicher. Denn ich habe als Kind eine ganz besondere Form der Homöopathie erlebt, von der ich leider nicht weiß, wie verbreitet sie tatsächlich ist. Ich nenne sie die „Wünschelruten-Homöopathie“.

Angeregt durch eine meiner Mutter damals nahestehenden Person, rückblickend betrachtete eine aggressive „Influencerin“ in diesem Gebiet, bekam die Homöopathie bei uns zuhause einen großen Platz eingeräumt. Zeit meines Lebens lag bei uns daheim mindestens ein „Mäppchen“ herum mit lauter verschiedenen homöopathischen Mitteln. Arnica, Belladonna, Nux Vomica, Euphrasia. Illustre Namen in verschiedenen Potenzen mit verschiedenen Anwendungsbereichen. „Mama, ich hab Bauchweh“ – Nux Vomica wurde in den Mund gesteckt. „Meine Augen brennen“ – „Nimm Euphrasia“. Klar ist das rückblickend nicht cool, dass meine Mutter sich so beeinflussen ließ, aber mit dieser damaligen Fehleinschätzung war sie damals und wäre sie auch heute leider immer noch nicht allein. Wenn die homöopathischen Mittel zuhause nicht ausreichten oder nicht ordentlich halfen, dann ging man zu einem Heilpraktiker. Natürlich auch um das eigene Sortiment gegen Kohle aufzubessern.

Dort habe ich zunächst in einer „Praxis" einer Heilpraktikerin meine ersten Erfahrungen gemacht. Ich verstehe heutzutage schon ein wenig den Reiz dessen, besser als damals. Als Kind wollte ich dort nicht gerne sein, man ist krank, man muss irgendwohin. Leichte Arztbesuch-Vibes. Aber genau das ist der Punkt: So ist es bei einem Heilpraktiker eben nicht. Man kommt zu jemandem nach Hause, eine gewisse Art des Vertrauensbeweises. Dort ist nicht alles karg eingerichtet, sondern vielleicht auch bunter und lebhafter mit viel „Tinnef". Also Kram, Plunder, wertloses Zeug, „Deko" würden einige liebevoll sagen. Vielleicht sah man ein paar Buddhas, wenn man Glück hatte. Man plauderte erstmal fast freundschaftlich, es wurde versucht eine persönliche Verbindung aufzubauen. Meist wurde betont, dass man Zeit hätte und man sich die Zeit beim Erzählen eben auch nehmen könnte. Nach den persönlichen Nettigkeiten, ging es in aller Ruhe an die Schilderung der Symptome. Da konnte man auch zum Teil krude Theorien aufstellen, das gerne mit der Psyche verbinden und das alles wurde nicht belächelt, sondern schon irgendwie, zumindest oberflächlich, ernst genommen. Ein großer Unterschied zu einigen Ärzten. Ich glaube schon, dass die Masche der Heilpraktiker sehr schlau ist, in dem eine gewisse Nähe und Freundschaftlichkeit suggeriert wird. Aber es ist eben eine Masche, man möchte den Kunden in die Falle tappen lassen. Diese Handlungsweise lässt aber auch nicht zwingend nach, nachdem man regelmäßiger Kunde ist. Das Verhältnis fühlt sich echt an, nach einer Person, die einem nur helfen möchte. Es war sogar möglich die Personen in ihrer Freizeit bei „Notfällen" anzurufen und um einen Rat für ein homöopathisches Mittel zu bitten. Kundenbindung par excellence. Ob die jeweiligen Heilpraktiker selbst so tief in dieser Pseudowissenschaft drinhängen und wirklich glauben Menschen nur etwas Gutes zu tun, oder ob sie sich bewusst entscheiden Leute zum Narren zu halten und ihnen leicht das Geld aus der Tasche zu ziehen… kann ich letztlich nicht abschließend beurteilen. Es wird viele verschiedene Typen geben.

Aber die Masche funktionierte. So sehr, dass man sich große Abenteuerlichkeiten leistete, bei denen ich heute an einen „Prank", einen Witz mit versteckter Kamera, glauben würde. Nach der Schilderung der

Symptome hatte die Heilpraktikerin bereits ein Bild und eine Idee welche „Arznei" in Frage kommen könnte. Für die genaue Auswahl oder auch den Showeffekt kam bei mir eine lustig geformte Wünschelrute zum Einsatz. Irgendwie passend, weil man eigentlich auch bei den Globuli nur nach Wasser sucht. Dann musste ich mir die gut gefüllten Mäppchen an die Brust halten. Wenn in dem jeweiligen Bereich das „richtige" Mittel dabei war, dann schlug die Rute aus. Nicht nur leicht, sondern auch gerne mehrfach in einer richtig schwungvollen Showdrehung, wie man sie nur aus dem Stripclub kennt (Disclaimer: Ich war noch nie in einem Stripclub). Danach wurde ich gebeten die Mittel, die auf dieser Seite in Frage für die Symptome kämen, herauszunehmen. Diese wurden dann einzeln „gerutet", wenn die Rute ausschlug, war das Heilmittel gefunden. Interessant ist hier, dass das so gehandhabt wurde, dass die Heilpraktikerin nicht unbedingt sah, welches der homöopathischen Mittel ihrer Vorauswahl sie jetzt wirklich als den Hauptgewinn „ausrutete". Das war der „Beweis" dafür, dass die Rute wirklich funktionierte, ein Eigenleben hatte. Eine höhere Macht hatte irgendwie entschieden, nicht die Naturheilerin. Ob das die heilige Macht des Wassers, des Spaghetti-Monsters, oder sogar Gottes war, bleibt ganz Ihnen überlassen. Vielleicht haben Sie noch schöne andere Ideen. Interessanterweise ist das alles aber nie ein Punkt bei Homöopathie-Debatten, also vermute ich, dass das nicht landläufig ist. Gut so.

Am Ende bekam man seine „Arznei" aus den Händen der Heilpraktikerin und vielleicht auch etwas zum Mitnehmen. Dafür, dass der Spaß nicht sofort wirkte, gibt es auch noch eine feine homöopathische Theorie: Die „Erstverschlimmerung". Die Kügelchen tun anfangs nicht nur nichts, sie verschlimmern die Beschwerden sogar! Aber man muss Vertrauen haben und daran glauben, auf lange Sicht sind sie die Lösung. Müßig zu erwähnen, dass es diesen Effekt natürlich nicht gibt. Wer ihn schon mal vermeintlich erlebt hat, sollte sich fragen, ob das vielleicht einfach nur die Symptome waren, die es vorher auch schon waren, nur dass man jetzt noch mehr darauf achtete. Oder es ist eben wirklich schlimmer geworden aus anderen Gründen, so eine Krankheit schreitet voran und hat verschiedene Stadien. Ich war bei dieser Zaubershow – leider ohne Tiger – vor allem häufig wegen meiner Ohrprobleme zu Gast. Ich kann mich in meiner Kindheit und Jugend an unzählig viel mehr Besuche bei einem Heilpraktiker als bei einem Arzt erinnern. Geholfen hat das natürlich nicht, sonst wäre ich auch nicht so oft da gewesen. Denn, wie bereits erwähnt, Homöopathie bekämpft nicht die Ursache. Das heißt, wenn das Symptom wieder auftritt, dann muss man eben wieder hin um sich neue Kügelchen zu holen. Die eierlegende Wollmilchsau.

Diese Wünschelruten-Wahnsinn ging dann irgendwann zuhause weiter. Die steten Besuche bei der Heilpraktikerin veranlassten meine Mutter dazu sich auch eine Wünschelrute anzuschaffen. Jetzt hatte man den wilden Hokuspokus direkt auch daheim zum Anfassen. Meine Mutter ist letztlich ein Opfer dieser Industrie geworden, die mich an MLMs (Multi-Level-Marketing, Pyramidensysteme) erinnert. Passend dazu war meine Mutter damals auch im Tupperware-Bereich zuhause, wenn sich daran noch jemand erinnert. Sie hat voll daran geglaubt, war vollkommen indoktriniert. Sie ist noch heute davon überzeugt, dass es mir ab und an half. Die ganzen unzähligen Male bei denen es nicht half, lässt man unter den Tisch fallen, an die erinnert man sich nicht mehr gut. Aber wenn sich der Zustand verbesserte, dann muss es doch gewirkt haben! Der Placebo-Effekt ist wirklich nicht zu unterschätzen. Dazu kommt die andere Wahrnehmung. Die „Arznei“ ist jetzt drin, somit muss es einem folglich besser gehen. Man wird mit einer Erwartungshaltung konfrontiert, dass man gar nicht mehr ehrlich sagt, dass es nicht hilft. Man belügt sich zuerst selber und wenn das nicht geht, dann einfach die Mutter, die auch nur hören wollte: „Ja, jetzt gehts mir wieder gut. Danke, dass du mir geholfen hast, Mama.“ Wenn man einmal in diesem System drin ist, dann ergibt das alles irgendwie Sinn und greift erschreckend gut ineinander. Bis man sich eben informiert. Heutzutage, nach vielen Jahren und Gesprächen, ist meine Mutter dankenswerterweise fast gar nicht mehr involviert.

Das Schlimme daran war, dass ich quasi zum Missionar im Grundschulalter wurde. Wenn meine Freunde bei mir daheim zu Gast waren und in irgendeiner Form Schmerzen hatten, ihr Leid klagten, dann habe ich sie zu meiner Mutter geführt und darum gebeten, dass sie sie auch „heilen“ soll, wie sie eben auch mir half. Meine Mutter wollte das erst nicht, was wenn die Eltern was dagegen hatten, wenn man mit denen darüber reden musste. Aber ab und an wurde der Druck zu groß und zumeist haben Placebo-Effekt und Erwartungshaltung ihr Übriges getan. Nach einiger Zeit wechselte ich auch mal die Heilpraktikerin. Die Erfahrungen dort waren recht ähnliche. Es wurde viel erzählt, viel privat gesprochen. Der einzige größere Unterschied war, dass sie auch noch Osteopathen-Tätigkeiten bei mir übernahm, wie das Einrenken an der Halswirbelsäule. Das sollte man überhaupt nicht von darin nicht ausgebildeten Leuten durchführen lassen. Mit meinem fortschreitenden Alter wurden meine Zweifel an der Homöopathie größer, ich ließ mich aber gelegentlich von meiner Mutter mitschleppen. Zuletzt tatsächlich noch zu Studienzeiten, wo ich – wie ich rückblickend sagen kann – mit der Heilpraktikerin auch bereits meine MCAS-Symptome besprochen habe. Ich weiß leider nicht mehr welches homöopathische Mittel ich dagegen bekam, aber das ist nicht wichtig. Eine Wirkung gab es schließlich nicht. Was ich zu ihrem Schutz sagen muss und ihr zu Gute halten möchte: Bei unseren Gesprächen habe ich immer wieder meine Skepsis durchblicken lassen, ob gewollt oder nicht. Diese Heilpraktikerin war da nicht komplett dogmatisch unterwegs. Sie sagte auch, dass die Homöopathie an „natürliche Grenzen" stößt und man sich irgendwann richtigen Untersuchungen bei Ärzten unterziehen müsste. Ein vernünftiger Standpunkt.

Nach meinen eher süffisanten Erzählungen der eigenen Erfahrungen, kann man jetzt natürlich sagen: Muss man doch nicht so verteufeln, ist nichts Schlimmes. Bringt „vielleicht" nichts, aber schadet doch auch niemandem. Aus meiner Sicht birgt die Homöopathie aber deutliche Risiken, auf dem direkten Weg und auch auf Umwegen. Ich erkläre gerne warum.

Homöopathie kann man sich so lange leisten, bis man tatsächlich krank wird. Denn bei kleineren Problemchen regelt der Körper das ohnehin selbst, was dann der Homöopathie angedichtet wird. Sei es durch den Placeboeffekt, dass man mal ordentlich auf Toilette gehen konnte, ein bisschen den Flüssigkeitshaushalt mit Wasser aufgefüllt hat oder nur eine gesunde Mütze Schlaf. Hat man aber tatsächlich schwerwiegendere, größere Probleme, verliert man viel Zeit (und Geld) an eine Pseudomedizin. Es wird Ihnen nicht bei Migräne helfen, nicht bei einer Erkrankung des Zwerchfells, nicht bei chronischen Erkrankungen und schon gar nicht bei schlimmen Krankheiten wie Krebs. Wenn man aber einmal in dieser Industrie gefangen ist, dann fehlt die Differenzierung zu verstehen, dass es Momente gibt, an denen Homöopathie nicht reicht. Weil man so tief in diesem „Mindset" gefangen ist, nicht unähnlich dem einer Sekte. So versteht man nicht mehr, dass das geliebte Wundermittel mindestens mit echter Medizin ergänzt werden müsste. Schlechte Heilpraktiker – oder wie auch immer die sich nennen – befeuern diese massiv gefährlichen Ideen häufig auch noch. Entweder aus Profitgier oder tatsächlicher fehlgeleiteter Überzeugung. Das ist massiv gefährlich, ich hoffe da sind wir uns einig.

Der zweite Punkt, der mich daran unheimlich stört, ist die Fakten- und Logikleugnung. Wenn man sich einmal in einem „Mindset" befindet, in dem es tatsächlich Sinn ergibt, dass man durch fortlaufende Verdünnung/Verwässerung eines Wirkstoffes, bis er nicht mehr nachweisbar ist, dessen Wirkung immer weiter und weiter erhöht, dann befindet man sich nicht mehr auf dem Boden irgendeiner Logik oder Wissenschaft. Man tritt sofort in eine Antihaltung zu den grundlegenden Wahrheiten des Lebens und den Errungenschaften der Wissenschaft. Was wiederum sehr gefährlich sein kann, wie uns beispielsweise die Covid-Pandemie gezeigt hat. Denn wenn wir unseren Kindern bereits Homöopathie beibringen, dann erziehen wir sie garantiert nicht zu kritischen, nachfragenden und mündigen Menschen. Was man von den Eltern bekommt und einem helfen soll, das hinterfragt man als Kind nicht. Durchaus zurecht kann man anmerken, dass bei Kindern der Placebo-Effekts gut funktioniert, so dass die Kügelchen durchaus „helfen". Aber die fortwährenden Implikationen der Medizin- und Wissenschaftsfeindlichkeit der Homöopathie gibt man eben auch mit. Und ist es das wirklich wert? Gleichermaßen werden die „indoktrinierten" Kinder und leider auch leichtgläubige Erwachsene anfälliger für weitere Alternativmedizin oder Verschwörungstheorien, weil das Ausschalten des kritischen, logischen Denkens als Voraussetzung für die Homöopathie verlangt wird. Ist ein zu großer Sprung, glauben Sie? Ich wünschte es wäre so, aber leider setzte sich beispielsweise die Querdenker Bewegung zu weiten Teilen aus Verschwörungstheoretikern, Esoterikern und generell Feinden der Medizin zusammen. Natürlich plus rechtsradikale Vollspinner. Der Weg von Homöopathie über die Ablehnung der Medizin hinzu Chemtrails und Demokratie-Verachtung ist leider kürzer als wir denken oder wirklich glauben wollen. Das ist die traurige Folge einer Art des Pseudoglaubens, bei dem man ohne zu recherchieren oder zu hinterfragen blind einem Propheten folgt. Hier in Form von Zuckerkügelchen und Heilgurus, die einem – anteilig sogar tatsächlich wahr – mehr Zeit einräumen und besser zuhören, als beispielsweise ein Arzt. Man wird mit all seinen komischen Gedanken und Ideen zunächst ernst genommen und nicht ausgelacht. Aber dass einem jemand zuhört, kann nicht das alleinige Entscheidungskriterium für Hilfe sein.

Der dritte, kurze Punkt betrifft die Politik. Homöopathie wird vom Gesetzgeber, der Politik, als „Arznei" kategorisiert. Das muss geändert werden, weil es der Homöopathie eine falsche Seriosität verleiht. Dass Homöopathie deutschlandweit und gerade in Bayern eine große Lobby hat und die Politik ihren Fehler nicht korrigiert, mutmaßlich damit man Esoteriker aus dem vermeintlichen Bildungsbürgertum nicht als Wähler verliert, ist skandalös. Durch diese Einteilung müssen auch Krankenkassen Homöopathie zumindest anteilig bezahlen (wenn es von Ärzten verschrieben wird). Es ist an Hohn kaum zu überbieten, dass Krankenkassen andere erwiesene Behandlungen und Arzneien nicht vollumfänglich tragen oder erwiesene Krankheitsbilder nicht anerkennen, allerdings Geld für Homöopathie aufwenden können und müssen. Vermutlich muss man das gar nicht gegeneinander aufwiegen, aber die Krankenkassen haben schließlich alle nur ihre (selbstgegebenen) Budgets. Wenn davon auch nur ein Euro für Homöopathie verwendet wird, dann fehlt dieser an anderer Stelle, wo er viel besser aufgehoben wäre.

Die grundsätzliche Unmoral und Skrupellosigkeit der Industrie ist frappierend. Das ist ein riesiger „Scam", unterfüttert von einer Pseudowissenschaft aus dem 18. Jahrhundert, der leichtgläubige Personen ausnutzt. Verzweifelten Menschen das Geld aus der Tasche zieht. Es ist wie ein Pyramidensystem. Ein System, wie ein Glaube, in dem Ausscherende wie Aussätzige, Ungebildete, nicht Erleuchtete, behandelt werden. Mit einem herablassenden Blick des Mitleids.

Was mich persönlich wirklich wütend macht: Wenn jemand suggeriert, dass ich nachdem ich der Homöopathie final den Rücken gekehrt hatte, noch kränker wurde und es daran liegen könnte. Ich komme dann direkt in einen Rechtfertigungsmodus, der gänzlich absurd ist bei der erwiesenermaßen nicht vorhandenen Wirkung der Zuckerkugeln. Im Übrigen – oh Wunder –

passt das natürlich auch zeitlich nicht zusammen. Was diese Aussagen, vor allem, dass man die jemandem einfach so an den Kopf wirft, aber zeigen: Die Stärke der Indoktrination. Wenn man seit Kindesbeinen an etwas glaubt, weil Mama (oder Papa) dafür mit „ihrem Namen stand“, dann ist das ein Bollwerk. Wenn etwas, das mir vermeintlich so häufig bei meinen Symptomen geholfen hat, auf einmal eine Lüge gewesen sein soll, ich auf einen Placebo-Effekt reingefallen sein soll, ist dann meine Krankheitsgeschichte und dieser Teil meines Lebens eine Lüge gewesen? Damit kommen viele Leute nicht klar und leugnen deswegen mutig weiter. Wenn man eine Recherche empfiehlt, dann wird einem sofort auch unterstellt, dass man nur den Systemmedien glaubt, oder die Quellen selbst gefälscht hätte. Kommt Ihnen bekannt vor? Genau, man kennt es von Klimawandel-Leugnern oder anderen Verschwörern. Es sind dieselben Mechanismen, weil man sich persönlich angegriffen fühlt, wenn man jahrelang Nutzer der Homöopathie war. Man fühlt sich bloßgestellt und dann ist es enorm schwer zu sagen: „Ich habe mich informiert und jetzt bemerkt, wie sehr ich mich geirrt habe.“ Weil man zu diesem Eingeständnis nicht bereit ist, greift man zum Gegenangriff. Gegen diejenigen, die auf dem Boden der Logik stehen, weil man Angst davor hat, dass einem selbst der Boden unter den Füßen weggezogen wird.

Dieses große Eingeständnis erfordert Größe und Charakterstärke. Aber ich glaube daran, dass man das schaffen kann. Ich habe es schließlich auch geschafft. Es ist nie zu spät sich zu ändern, Fehler einzugestehen und zurückzukehren auf die Basis dessen was uns als Menschen ausmachen sollte: Logik, gesunder Menschenverstand und Wissenschaft.

Ganzkörper-Flush, der Beginn des MCAS?

Nach diesen persönlichen Erfahrungen aus der Homöopathie, nähern wir uns langsam meiner eigentlichen Krankheit, dem „Main-Event“, wobei wir uns immer noch in der Vorgeschichte befinden. Doch mein Ganzkörper-Flush im Alter von 13 Jahren ist das erste große MCAS-Symptom, dass mich bis heute begleitet und wo ich zum ersten Mal von der „Nesselsucht“ erfuhr. Eines Abends juckte es mich ohne ersichtlichen Grund auf einmal am ganzen Körper. Ich schaute nach, die Arme waren komplett rot und nach einigem Kratzen auch mit Quaddeln garniert, genauso auch der ganze Beinbereich. Bei weiterem Ausziehen wurde dann klar: Es war de facto der ganze Körper. Ich kleidete mich damals in einen Bademantel um möglichst wenig Reibung auf der Haut zu erzeugen. Das dürfte das einzige Mal gewesen sein, dass ich freiwillig und bewusst einen Bademantel angezogen habe. Ich kannte das Jucken bereits ein bisschen von Windpocken und Masern, aber mit den Quaddeln war es eine andere Qualität. Ich war komplett rot und der Juckreiz traf mich am ganzen Körper. Ich nahm dann eine Cetirizin, die meine Mutter als Allergietablette damals nutzte, und versuchte mich so gut es ging eben nicht zu kratzen. Etwas worin ich mittlerweile absoluter Profi bin, damals noch nicht so sehr. Nach einiger Zeit habe ich mich dann schlafen gelegt – sicher auch weil das müde-machende Cetirizin seine Wirkung entfaltete – und am nächsten Morgen war ich wieder soweit okay. Es war Schule, also ab in die Schule.

Ein einmaliges Erlebnis? In dem Ausmaß schon, doch danach begann meine Nesselsucht-Phase. Zusätzlich wurden meine Allergie-Symptome stärker und auch das allergische Asthma trat mehr aus dem Hintergrund hervor. Aus dem einmaligen Cetirizin-Konsum wurde einer im Bedarfsfall, allerdings eben nicht ohne seine typischen Nebenwirkungen, die mich müder als sonst in der Schule zurückließen. Das konnten auch die immer „spannenden" Schulthemen nicht komplett auffangen und mich bei voller Aufmerksamkeit halten... Zu dieser Zeit hörte ich auf zu frühstücken. Aufgrund der großen Morgenmüdigkeit und weil morgens jeglicher Appetit fehlte, aber auch weil es dem Darm nicht sonderlich gut bekam. Schnell entwickelte sich der Standard, dass ich frühestens nach der Schule etwas aß. Selten etwas in der Schule und wenn dann nur Dinge, die ich mir von daheim mitgenommen hatte.

In Folge des Flushs bekam ich dann von einem damaligen Arzt sowohl eigenes Asthma-Spray (vorher nutze ich die meiner Mutter mit) als auch Cetirizin (frei erhältlich in der Apotheke) verschrieben. Dass ich einfach das Asthma-Spray meiner Mutter benutzte, war natürlich falsch und sollte keinesfalls als Vorbild dienen. Wenn das Kind ein eigenes Asthma-Spray benötigt, sollte das vom Arzt verschrieben werden. Bei uns wurde das nicht weiter hinterfragt und erschien recht einfach, weil die Symptome weitgehend zum Krankheitsbild meiner Mutter passten. Die Nesselsucht selbst war nicht interessant genug um weiter erforscht zu werden. Auffallend häufig waren allerdings meine Augenprobleme zu dieser Zeit. Glücklicherweise hatte dies zu diesem Zeitpunkt noch nichts mit der Sehkraft zu tun, es waren stattdessen die Klassiker. Trockene, juckende, rote, brennende Augen. Dafür hatte ich immer „Euphrasia C30" in der Tasche. Wem es nichts sagt: Hervorragend, nichts verpasst, außer vielleicht den vorherigen Abschnitt. Wem es was sagt: Gut kombiniert, wieder dieser Homöopathie-Kram. Andere haben immer Notfallmedikamente in der Tasche (wie ich heutzutage), andere das Notfall-Homöopathie-Mittel. Geholfen hat das natürlich nichts, egal wie viel ich davon konsumiert habe. Und ich habe mir viel hineingeschüttet, die „Euphrasia" Industrie nahezu allein am Leben gehalten.

Die Augenproblematik konnte erst die Allergietablette meines Vertrauens regeln. Eine Idee wären auch vernünftige Augentropfen gewesen, aber das wollte ich anfangs nicht. Der Grund dafür ist im Nachhinein unklar. Sich selbst etwas in die Augen schütten, wie soll man das überhaupt sehenden Auges ordentlich machen? Das waren wohl die kindlichen, dummen Hindernisse. Ein kleiner Tipp zum Thema: Bringen Sie sich Augentropfen einträufeln selbst bei und vielleicht auch möglichen Kindern – wenn vorhanden – recht frühzeitig. Das ist weder eine schwierige, noch eklige Sache vor der man irgendwelche Berührungsängste haben sollte. Man will schließlich nicht im Erwachsenenalter damit konfrontiert werden und dann einen Eiertanz aufzuführen, wie das überhaupt gehen soll. Generell gilt auch hier: Sich einfach „überwinden", hier kann man nichts zerstören, es liegt schließlich keine Spritze bei. Was auch noch sehr schön ist: Man spürt meistens schon recht schnell die Besserung. Lassen Sie gerne auch die Hände und Finger aus den Augen. Wollen Sie sich wirklich den Dreck oder die frischen Seifenrückstände in die Augen reiben? Greifen Sie stattdessen sofort zu den Augentropfen. Die eigentliche Anwendung ist keine Wissenschaft. Stellen Sie sich einfach vor einen Spiegel, fixieren das betreffende Auge mit einer Hand und träufeln in geringem Abstand zum Auge die Tropfen ein. Danach zwinkern Sie. Ich bin ohnehin großer Fan davon nicht aus allem ein Problem zu machen und das gilt selbstverständlich auch hier.

Von Cetirizin zu Lorano

Cetirizin war damals (und ist auch noch heute) das Standardmittel der Allergietabletten. Allerdings höre ich von Cetirizin fast nur schlechte Erfahrungsberichte. Am häufigsten, dass es Müdigkeit auslöst. Diese Nebenwirkungen nehmen die Menschen dann fatalerweise als gegeben hin, als müsste das sein bei der Einnahme von Allergietabletten. Muss es aber nicht. Persönlich kamen bei mir, neben der großen Müdigkeit, auch noch Kopfschmerzen hinzu. Falls Sie mit Cetirizin gut klarkommen, dann nehmen Sie es gerne weiter. Falls Sie allerdings genannte oder ähnliche Nebenwirkungen verspüren, lohnt es sich über einen Wechsel nachzudenken. Ich bat meine Mutter damals, sich in der Apotheke nach einem Ersatzmedikament umzusehen. Kurze Zeit später brachte sie neue Tabletten mit, ich weiß den Namen leider nicht mehr. Damals habe ich auch noch nicht darauf geachtet die Packungsbeilagen aufmerksam durchzulesen. Ich kannte Cetirizin und Aspirin und leider auch die gesamte Homöopathie Produktpalette, aber das war es dann auch. Ich probierte die neuen Tabletten aus. Müdigkeit verursachten sie nicht, Kopfschmerzen auch nicht, allerdings halfen sie auch überhaupt nicht gegen die Nesselsucht. Das kommunizierte ich dann auch meiner Mutter nach einem Probetag geprägt von viel Juckreiz. Nach drei Tagen ohne jegliche Hilfe, die mir zumindest damals ziemlich quälend vorkamen, nahm ich meinem Mut zusammen und brachte deutlich zum Ausdruck, dass ich wieder Cetirizin haben wollte. Die Antwort meiner Mutter schockierte mich: Ich bekam an den drei vorherigen Tagen nur Placebos. Ein Plan, den sie gemeinsam mit unserer Heilpraktikerin ausgeheckt hatte. Wie gut kann bitte die Ironie sein, dass eine Heilpraktikerin, die mit wissenschaftlich widerlegter Homöopathie als Hauptkomponente ihres Geschäfts, auf so eine Placebo-Trick Idee kommt? Damals wurde mir also zum ersten (und leider nicht letzten) Mal Simulation unterstellt. Ein Wahnsinn. Wie soll man bitte Nesselsucht simulieren? Quaddeln sind nicht gut genug?

Ich glaube das war das einzige Mal in meinem Leben, dass ich wirklich nachhaltig sauer war auf meine Mutter. Denn natürlich bedeutet so etwas einen Vertrauensverlust. Ich konnte ihr aber doch relativ schnell verzeihen. Sie entschuldige sich mehrfach, war von sich selbst enttäuscht, dass sie den fiesen Plan ausgeführt hatte. Grundsätzlich bitte nicht falsch verstehen, wir machen alle Fehler und meine Mutter ist in allen anderen Dingen eine fantastische Mutter, auf die ich immer zählen konnte. Sie ist grundsätzlich wahnsinnig hilfsbereit, berät gerne, macht Verbesserungsvorschläge. Tatsächlich aus reinem Herzen ohne Hintergedanken. Aber andere empfinden das als zu großes Einmischen oder nutzen diese Hilfsbereitschaft schnell aus. Und für ihre Kinder hat sie ihre und unsere Interessen immer vertreten. Da muss ich ein passendes Klischee bedienen, da erinnert sie doch sehr an eine kämpfende Löwin. Ich fand es danach zunächst etwas schwerer mich anderen anzuvertrauen, paradoxerweise aber nicht meiner Mutter. Auch wenn ich damals schon gerne Probleme zwei bis drei Tage mit mir herumgeschleppte, bevor ich anderen davon erzählte. Im Laufe der Zeit hatte sich das aber wieder reguliert und normalisiert. Ich hatte diese Aktion fast vergessen, erst jetzt bei der Ausgrabung ist sie wie eine Fliegerbombe aus dem 2. Weltkrieg wieder freigelegt worden. Ausgeprägte Vertrauensverhältnisse hatte ich in der Jugendzeit dann auch zu meinem Bruder und zum besten Freund Stefan (obwohl wir erst später im Erwachsenenalter über „wichtige Dinge" sprachen, konnten wir uns immer aufeinander verlassen und wussten, dass man füreinander nur das Beste im Sinn hatte). Leichte Vertrauensverhältnisse gab es zu meiner Tante und zu meiner Cousine.

Aber eine gute Sache hatte die ganze Placebo-Betrugs-Story. Denn vom Cetirizin bin ich dennoch weggekommen. Danach erledigte meine Mutter dann das, worum ich sie schon vorher bat und suchte in der Apotheke nach einer neuen Allergie-Tablette. So kam ich glücklicherweise zu Lorano akut, wofür ich leider nicht bezahlt werde, wenn ich sage, dass das das „Go-To-Medikament" für Betroffene mit leichteren Allergien im Bedarfsfall sein sollte. Leider half mir das nicht zwingend besser gegen die Nesselsucht, aber genauso gut wie Cetirizin und die große Müdigkeit sowie Kopfschmerzen gehörten zumindest der Vergangenheit an. Dennoch hatte ich in der Folge gestiegenen Lorano Konsum, anfangs noch nur wenn es gerade nötig war bei schlimmem Hautjucken oder Niesattacken. Ursprünglich benötigte ich Lorano nur im Zeitraum des Frühlings sehr ausgeprägt, später nahm ich sie bereits täglich. Aufgrund akuter Probleme nach dem Aufwachen oder prophylaktisch direkt morgens.

Der schleichende Prozess nach dem Flush

Nach meinem großen Flush bemerkte ich grob in der Zeit von 13-15 Jahren so langsam, dass ich etwas kränklicher wurde in anderen Körper-Bereichen. Es war kein „Heute auf Morgen", sondern ein schleichender Prozess. Rückblickend ist sicher der Flush das große Ereignis gewesen, das verdeutlichte, dass in meinem Körper etwas nachhaltig nicht stimmte. Aber wer sollte meine Beschwerden zu dieser Zeit schon in Verbindung miteinander bringen? Vor allem wenn Symptome tröpfchenweise aufkamen und ich davon ohnehin wenig erzählte. Im Speziellen begannen damals verstärkt die Magenprobleme, die ich aber ganz gut im Griff hielt durch mein spätes Essen (normal Einnahme erster Tages-Mahlzeit gegen 14/15 Uhr). Morgens war der Magen dann meist nicht gut, aber nach der Morgentoilette war es okay. Mit zunehmendem Alter wurden die Probleme langsam stärker, weil sich vor allem auch häufiger Kopfschmerzen dazu gesellten. Etwa mit 15 oder 16 Jahren war der Anreiz größer diese Probleme zu teilen, weil man dann vielleicht auch mal einen Tag Schule verpassen konnte. Man darf nämlich auch nicht ganz außer Acht lassen, dass ich in meiner Pubertät nicht der absolute Musterschüler war, der keine Schulstunde verpassen wollte. Andere, wie mein bester Freund, hatten beispielsweise ein Selbstverständnis, etwas für die Visitenkarte: Ohne Fehltage und Fehlstunden durch die ganze Schulzeit kommen. Das ist was Feines, dafür kann man sich und den eigenen Körper schon mal feiern. Vor allem, wenn das nicht nur gelingt, weil man sich „mit dem Kopf unterm Arm" und der ansteckendsten Grippe dennoch zur Schule schleppt um irgendwas zu beweisen – bitte machen Sie das nicht. Aber sobald man das Ziel nicht mehr erreichen kann, muss man auch nicht zwingend nach dem nächstbesten streben. Im Klartext heißt das, dass ich mir manchmal auch selbst in den Arsch hätte treten können um zur Schule zu gehen, beispielsweise bei Kopfschmerzen oder Ähnlichem. Aber bei einem acht Stunden-Tag mit Französisch-Unterricht in den letzten beiden Stunden, war das nicht so wahnsinnig attraktiv. In dem Fall reden wir jedoch bereits von der Oberstufe und wirklich geschwänzt, ohne irgendwelche realen Beschwerden, habe ich tatsächlich nie. Ich hatte immer etwas, wenn ich nicht zur Schule ging. Und bis zur Oberstufe war ich ohnehin ein braver, netter Schüler, der sowas tatsächlich nicht auf dem Plan hatte.

Ein neuer Mitspieler: „Sonnenallergie"

Trotz der Schwierigkeiten hatte ich mich und meinen Körper soweit gut im Griff und sah deswegen auch kein Problem mit meinen langjährigen Freunden, meinem besten Freund Stefan, meinem guten Freund Altena und einem weiteren Kumpel gemeinsam in Urlaub zu fahren. Und das war durchaus etwas Besonderes, nicht unbedingt der Standard für 17–18-Jährige Jungs. Stefan hatte nämlich seinen Segelführerschein abgeschlossen und die Familie besaß ein eigenes Segelboot. Dankenswerterweise fuhr uns sein Vater, generell ein hervorragender Mensch, in die Niederlande ans Ijsselmeer um dort zu urlauben. Ein bisschen auf dem Wasser herumschippern, von A nach B fahren, durch die Grachten, unabhängig sein, auf dem Boot pennen und mit großem Vertrauensvorschuss der Erwachsenen sowas alleine bestreiten zu dürfen. Es war eigentlich ganz fantastisch, sehr ereignisreich. Wir haben damals unsere fortlaufende und weiterhin aktuelle Liebe zum Brettspielklassiker Trivial Pursuit entdeckt und ausgelebt. Ich hatte die allererste Edition, die – heute nicht mehr politisch-korrekte – grüne Genus-Edition aus dem Jahr 1984 dabei. Mit zahlreichen Fragen, die man als Jugendlicher im Jahr 2009 nicht zwingend gut beantworten kann. Aber wir hatten Spaß, wir haben viel gelernt.

Dabei beobachteten wir an diesem Abend einen „Einparker" mit Motorboot, der tatsächlich etwa 30 Minuten lang versuchte in seinen „Parkplatz" hereinzukommen. Wie oft er mindestens mit seinen Fendern überall anstieß, später auch direkt am Steg oder an anderen Booten, war fantastisch. Immer wieder unternahm er den Versuch vernünftig hineinzufahren, dann irgendwo anstoßen, dann kam wieder der Rückwärtsgang. Wie ein gif, eine Endlosschleife. Das alles unter unseren beobachtenden und lachenden Augen. Außerdem war dieser Urlaub die Entstehung eines absoluten Running Gag in unserem Freundeskreis. Einer von uns schaffte es sich die Sonnencreme ins Auge zu schmieren. Wahnsinnig hilfreich konnten wir anderen nicht sein, er sollte sich ein bisschen Wasser ins Auge packen, wir hatten leider keine Augentropfen dabei. Aber dann das große Problem: Wir lasen auf der niederländischen Verpackung, auf der mittelgroß das Wort „waterproofed" prangte. Blöd, wenn es im Auge landet. Ein absoluter Running Gag, den er sich in diesem Urlaub häufig anhören durfte, aber auch danach, bis der Gag sogar der Person entwuchs. Apropos Sonnencreme: Das war jetzt auch genügend eitel Sonnenschein und Sie werden sich fragen, warum lese ich von dieser größeren Urlaubsexpedition der Gruppe? Genau, natürlich hat es etwas mit einem Symptom meinerseits zu tun. Hier trat zum ersten Mal meine „Sonnenallergie" auf den Plan. „Sonnenallergie" ist eigentlich nicht korrekt, da es sich medizinisch gesehen nicht um eine Allergie handelt, sondern in den meisten Fällen um eine polymorphe Lichtdermatose.[20] Ich verwende in der Folge dennoch den umgangssprachlichen und geläufigeren Begriff.

Ich hatte mich normal eingecremt, aber das reichte bei Weitem nicht aus um täglich den Großteil des Tages an der Sonne mit nackter Haut bei hohen Temperaturen zu verbringen. Das Hautjucken war absurd. Ich kannte das bereits von der Nesselsucht, aber es war eine Mischung aus dem Gefühl von Sonnenbrand und dem Hautjucken der Nesselsucht. Permanent für all diese Tage. Ein bisschen Alkoholkonsum (damals tatsächlich auch nur Bier, polnisches Tatra, auch in der Mischung mit Cola) konnte das tatsächlich etwas in den Hintergrund drängen. Auch Lorano akut – natürlich nicht gleichzeitig mit Alkohol – half etwas, aber konnte die Problematik letztlich nicht im Keim ersticken. So einen starken Juckreiz hatte ich noch nie erlebt, ich dachte ich verpuppe mich. Ich konnte nachts bei der Hitze kaum schlafen, wälzte mich umher und versuchte an andere Dinge als den Juckreiz zu denken. Es waren letztlich sehr anstrengende und erschöpfende Tage für mich und ich war froh, als wir wieder die Heimreise antraten. Nicht, weil mich irgendwas an dem Urlaub oder dessen Programm selbst gestört hatte, sondern weil mein Körper leider ganz andere Pläne hatte. Das fand ich sehr bitter.

Die restlichen Sommerferien war höherer Lorano Konsum angesagt und ich fasste den Entschluss die Problematik genauer untersuchen zu lassen. Im Folgejahr wollten wir dasselbe nochmal machen, jetzt in leicht anderer Besetzung, mein guter Freund Sven kam neu hinzu. Ich habe tagelang mit mir gerungen, ob und wie ich das irgendwie hinkriegen könnte. Ich ging einige Szenarien durch und überlegte hin und her. Aber letztlich war an der Medikamentenfront noch nicht genügend getan und ich hatte große Zweifel,

---

[20] DocCheck Flexikon: Polymorphe Lichtdermatose (Abrufdatum 30.05.2024)

wie ich das mit meiner „Sonnenallergie“ hinbekommen sollte. Statt ordentlich mit meinen Freunden darüber zu reden, habe ich damals noch eine lange ICQ-Nachricht an meinen besten Kumpel geschrieben, in der ich etwas leidend wegen meiner „Sonnenallergie“ abgesagt habe. Ich hatte nicht mal den Mut das persönlich zu erklären. Was für ein konfliktscheuer Lappen ich doch war. Aber Versteckspielen konnte ich schon immer super mit den Krankheiten. Tut mir leid, Jungs, ihr hattet Besseres verdient.

Der erste fiese Arztbesuch 2009 und eine erste Diagnose 2010

Ein kleiner Disclaimer, weil jetzt langsam die Arztbesuche beginnen. Obwohl wir uns noch in der Vorgeschichte befinden und es zu Beginn nur zwei vereinzelte Termine sind und erst im Jahr 2016 die detaillierte Aufarbeitung startet, möchte ich bereits an dieser Stelle ein paar einordnende Worte über meine Mutter verlieren. Denn das Geschriebene galt im Jahr 2009, 2016, 2020, allen dazwischen und auch heute: Ausnahmslos wurde ich von meiner Mutter zu allen Ärzten begleitet, sie fuhr mich meist mit dem Auto. Das hatte Gründe der allgemeinen Unterstützung, aber auch meines Gesundheitszustands. Bei den ersten Terminen hatte ich noch keinen Führerschein, später dann allerdings schon. Dennoch fuhr ich nie gerne Auto, meine späteren Augenprobleme führten zu einem kompletten Stopp dessen. Wenn ich nicht mehr ordentlich Dinge sehen und fixieren konnte, dann sollte ich auch kein Kraftfahrzeug führen. Anfangs ist meine Mutter vereinzelt noch mit ins Gesprächszimmer gekommen, zum besseren Verständnis und cleveren Nachfragen. Später nicht mehr, dann wartete sie in der jeweiligen Praxis oder in der näheren Umgebung auf mich.

Mir ist klar, was für ein unfassbares Glück ich damit hatte so eine Unterstützung zu erfahren. Meine Mutter war immer die Erste, die meine Hoffnung vor den Terminen mitbekam und die volle Fassungslosigkeit und teilweise große Wut nach den Arztgesprächen. Meine ziellosen, minutenlangen Monologe des Entsetzens. Ich hätte das nicht ohne sie geschafft, ich hätte die Kraft für die neuen Anläufe nicht mehr gehabt. Ich bin sehr glücklich über diesen Support von ihr und bin mir im Klaren darüber, dass das keinesfalls alltäglich oder normal ist. Ich bin ihr zu riesigem Dank verpflichtet. Glücklicherweise übernahm sie für mich auch häufig die Terminfindung. Ich hass(t)e Telefonieren und daher nahm sie mir das meistens ab. Wenn in den folgenden Abschnitten demnach von „wir“ die Rede ist, dann handelt es sich um meine Mutter und mich. Aber nun auf zum Arzt!

Nach dieser schlimmen Juckreiz-Erfahrung mit einer mutmaßlichen „Sonnenallergie“ und der allgemein nicht zufriedenstellenden Situation rund um die Nesselsucht – wenn sie auch zu diesem Zeitpunkt einigermaßen kontrolliert war – entschloss ich mich das Ganze von einem Hautarzt untersuchen zu lassen. Damit begann im Jahr 2009 bereits frühzeitig das Zeitalter der richtig ekligen Arztbesuche. Mit einem, der mich schon gut vorbereitete auf so viele spätere, schlimme Arztgespräche. Von diesem Hautarzt hörte man damals nur gute Erfahrungsberichte und Kritiken, auf Google schaute man zu diesem Zeitpunkt noch nicht nach Bewertungen und auch jameda steckte noch in den Kinderschuhen. Aber die „Mundpropaganda“ war gut. Ich reiste gemeinsam mit meiner Mutter an und auch ins Anamnesezimmer begleitete sie mich. Fast immer ein großer Fehler, wie ich später noch ausführen werde, aber damals noch nicht so erkannt hatte. Ich war immerhin noch minderjährig. Der Arzt hörte sich meine Vorgeschichte an, wie es mit der Nesselsucht begann, von der „Sonnenallergie“ im Urlaub, dass ich einige Allergien zu haben schien, ähnlich derer meiner Mutter. Nach dem sich der Arzt alles in Ruhe anhörte, ergriff er schließlich selbst das Wort:

Hautarzt 1: **„Sie sind schuld, dass Ihr Sohn krank ist.“**

Meine Mutter: „Wie bitte?“

Hautarzt 1: **„Sie haben doch die Allergien, die haben Sie ihm vererbt.“**

Keine Ahnung, ob das lustig sein sollte, oder was das sollte. Meine Mutter kann sich heute noch daran erinnern, wie er diese Worte sagte und wie er sie damit getroffen hat. Das hat sie nachhaltig geprägt, mehr als mich. Aber ich war in diesem Fall nicht der Adressat für einen dummen Spruch, was sich noch ändern sollte… Ansonsten hatte er nicht viel Interesse an weiteren

Untersuchungen. Ich würde bereits die Allergietabletten nehmen, mehr kann man auch nicht tun. Einen Pricktest für genaue Präzisierung wollte er nicht durchführen, immer mit dem Verweis, dass das ohnehin nichts an der Behandlung ändern würde. Stattdessen schmiss er noch Neurodermitis in den Raum als Schlagwort, aber er wollte nicht weiter untersuchen. Meine Mutter war nach diesem Besuch sehr aufgebracht und wir suchten nach einer neuen Hautärztin. Das war weder hilfreich noch zufriedenstellend.

Learning (fachlich): Drängen Sie auf die Ursachenforschung, seien Sie nicht zufrieden mit der bloßen Behandlung von Symptomen. Im besten Fall wird es nie schlimmer und die Ursache ist egal, die Behandlung der Symptome funktioniert. Dann ist alles gut. Im Normalfall kennt man wegen fehlender Nachforschung seine genaue Krankheit nicht und kann deswegen Trigger nicht ordentlich meiden. Bei mir wäre es schon damals gut gewesen, wenn ich genau gewusst hätte, auf welche Gräser/Pollen etc. ich allergisch war. Nicht zu vergessen, der schlechteste Fall: Hier verliert man Jahre, in denen man bereits zielgerichteter die Ursache und die eigentliche Krankheit untersuchen und entsprechende Maßnahmen ergreifen hätte können.

Anfang 2010 gab es einen Termin bei einer Hautärztin. Hier erlernte ich zum ersten Mal das Wort „Urtikaria“, anstelle der Nesselsucht, welches ich künftig synonym verwenden werde. Auch ihr schilderten wir die gesamte Vorgeschichte und baten um Hilfe. Insbesondere erwähnten wir, dass die Probleme, gerade das Hautjucken, beim Kontakt mit Staub besonders stark seien. Das konnte sie sich zunächst nicht erklären. Generell nahm sich die Ärztin Zeit und man hatte das Gefühl ernst genommen zu werden. Interessanterweise kam es aber auch hier nicht zu einem Pricktest, sondern zu einem Bluttest. Nach unserem Drängen auf eine Staubuntersuchung wurde dies auch getestet. Als die Ergebnisse ankamen, war die Ärztin massiv überrascht vom Ergebnis. Denn ich habe eine Allergie auf die Hausstaubmilbe, „Dermatophagoides pteronyssinsus“, wie der gelernte Lateiner sagt. Und nicht nur leicht, sondern zumindest sprengend für die angegebene Skala von 0-6. 0 heißt negativer Befund, 1 niedrig und dann immer so weiter. Mein Wert lag bei über 6. Skalensprengend nach oben. Die Ärztin war verblüfft, weil sie der Meinung war, dass das eigentlich kein Jucken auslösen konnte und sie noch nie einen so hohen Wert gesehen hätte. In einem weiteren Bluttest wurde noch der Gesamt IgE-Wert festgestellt. Es handelte sich dabei um das „Immunglobulin-E“. Bei einem Wert von 0-20 IU/ml, geht man von keiner Allergie aus. Bis 100 IU/ml ist es ein Graubereich, über 100 IU/ml geht man von einer allergischen Erkrankung des Typs 1[21] aus. Hier schnitt ich mit 173,20 IU/ml auch eindeutig ab. Neben der Hausstaubmilbe hatte ich beim Vollei und Milchkomponenten einen Wert im Bereich von „niedrig“.

Leider waren wir zum damaligen Zeitpunkt sehr auf die Hausstaubmilben konzentriert und in dem Glauben endlich die Ursache für meine Symptome gefunden zu haben. Daher lag unser Fokus und auch der der Ärztin viel zu wenig auf dem Rest. Sie sagte letztlich, dass sie das Ergebnis überrasche, sie aber auch mit ihrem Latein am Ende sei. Ich sollte meine Allergie-Tabletten nehmen, die seien die beste Behandlungsform. Falls die Symptome signifikant schlimmer werden sollten, müsste ich mich stationär in einer Hautklinik vorstellen. Sie wollte aber keine Überweisung dahin schreiben und mir erschien das damals weder sonderlich ansprechend, noch wirklich zwingend notwendig. Im Rückblick ist es zwar weiterhin zweifelhaft, ob das die korrekte Adresse gewesen wäre und man überhaupt irgendwo einen Platz bekommen hätte. Ich war schließlich immer noch Schüler und ging aufs Abitur zu, da ist ein stationärer Aufenthalt nicht so leicht unterzubringen. Vielleicht auch verbunden mit einem Schulstigma „Der Kranke“ zu sein. Aber genug der Ausreden. Letztlich hätte das vielleicht alles um Jahre beschleunigt. Vielleicht hätten man auch nur oberflächlich auf der Haut geschaut, nichts gefunden und mich ohne Diagnose heimgeschickt. Ich werde es leider nie erfahren.

---

[21] Öffentliches Gesundheitsportal Österreich: **Antikörper vom Typ IgE** kommen normalerweise nur in geringen Mengen im Blut vor. Zusammen mit speziellen Entzündungszellen („Mastzellen“ genannt) sind IgE-Antikörper für bestimmte allergische Erkrankungen verantwortlich: Heuschnupfen, Asthma, Neurodermitis – diese Erkrankungen werden als Hypersensitivitätsreaktion (Allergien) vom Soforttyp („Typ 1“) bezeichnet. Die erbliche Neigung zu diesen Erkrankungen wird „Atopie“ genannt. (Abrufdatum 30.05.2024)

Learning (fachlich): Blicken Sie genau auf all Ihre Laborwerte. Sie sollten nicht nur einen herauspicken und den Rest unter den Tisch fallen lassen. Befragen Sie Ihren Arzt wenigstens, was die anderen Werte bedeuten, was man tun kann, wie man dahingehend weiter vorgehen sollte. Man muss als Patient den ganzheitlichen Blick haben. Allein durch ihre Spezialisierung haben den leider die wenigsten Ärzte. Daher muss man immer selbst gut informiert sein, auch um eventuelle Querverweise beim Arztgespräch zu erkennen.

Magen-Darm-Probleme in der Oberstufe. Ernährung, Alkohol und Co. als Katalysator?

In der Folgezeit mied ich vor allem Staub, Milchprodukte, Vollei und cremte mich penibel genau vor dem Gang nach Draußen ein, wenn auch nur in den 20 Minuten zuvor irgendwelche Sonnenstrahlen zu sehen waren. Währenddessen kamen diese theoretischen Verbesserungen bei meinem Darm nicht an. Gerade in der Oberstufe mehrten sich die Probleme mit dem Magen-Darmtrakt, der Verdauung, dem großen Geschäft, gerade morgens zwischen Aufstehen und dem Verlassen des Hauses. Anfangs ging das noch recht problemlos, in dem ich einfach ordentlich daheim austreten konnte und dann bereit für den Tag war. Meine morgendliche Verdauung schien mehr Zeit als zuvor zu benötigen, die ich ihr zu Lasten von weniger Schlaf nicht einräumen wollte. Die Probleme waren auch nicht jeden Tag deutlich und für mich nichts Besonderes. Wenn es nicht so gut zu meinem späteren MCAS passen würde, würde ich das in diesem Abschnitt auch nicht ausführen.

Kleiner Disclaimer: Es tut mir leid, dass es an dieser Stelle und auch später ab und an in den Urin- und Fäkalbereich reingeht. Es ist kein schönes Thema, aber es ist leider elementarer Bestandteil meiner Krankheit und der Tabubereich hat in diesen Themengebieten noch niemandem geholfen. Ich versuche es auch etwas süffisant aufzubereiten.

Ich bin, und war noch viel mehr damals, durchaus sensibel und penibel in Sachen Nutzung öffentlicher Toiletten, bzw. Schulklos. Zu diesem Zeitpunkt hatte ich vom großen Geschäft fern vom Zuhause immer abgesehen (ein

Luxus, den ich mir später leider nicht mehr leisten konnte). Den generellen Ekel dessen muss ich wohl kaum erklären. Man weiß, dass Menschen Schmierfinken sind und hier sieht man ab und an auch die direkten Spuren der „Nach mir die Sintflut"-Mentalität. Diesen Ekel musste ich nicht nur einmal überwinden. Dazu kommt bei mir, dass ich eine leichtere Form der „Paruresis" habe. „Was ist das jetzt für eine komische Krankheit, die ausgedacht klingt?", werden Sie zurecht sagen. Verstehe ich, es ist aber glücklicherweise nichts Schlimmes, Neues, Lebensveränderndes, wie das was noch kommen wird. Es bezeichnet einfach nur die „schüchterne Blase", d.h. dass man in Gesellschaft nicht unbedingt wunderbar im strammen Strahl urinieren kann. Das ist für mich nicht zwingend ein Problem, da ich auch keine Pinkelpartys frequentiere oder sonst gern in der Öffentlichkeit pinkle. Bei Männern ist Paruresis sicherlich stärker vertreten als bei Frauen, aufgrund der Pissoir-Situation, es erstreckt sich aber auch auf die Sitztoiletten (wenn man beispielsweise nicht möchte, dass es Töne in Form von Urin-Wasserkontakt gibt). Man muss sich also mehr Zeit beim Urinieren nehmen, sich selbst etwas beruhigen und dann mehr Drücken als einem lieb ist. Nach und nach lernt man wie man damit am besten umgeht, wenn es denn überhaupt einen großen Teil des Lebens ausmacht. Bei mir glücklicherweise nicht: Grundsätzlich ist das meist nur problematisch beim Besuch von Fußballstadien und dem gesammelten An- und Harndrang in der Halbzeitpause.

Aber zurück zur Oberstufe und den größeren Magen- und Darmproblemen, die sich später am Tag gerne in Form von Bauchschmerzen zeigten, aber keine Einschränkungen bedeuteten. Das einzig problematische war der morgendliche Teil, wegen der Schule. Ich musste meine Politik des großen Geschäfts häufig schweißgebadet aufgeben und hatte ziemlichen Durchfall dort. Ich kann mich noch erinnern, wie ich während meiner Deutsch Abi-Vorklausur erstmal eine Stunde lang die Schmerzen und Magenbewegungen ausgesessen habe. Ich habe das 60 Minuten lang gehalten, aus bescheuerter Angst, dass mich jemand der Täuschung beschuldigen würde. Frei nach dem Motto: Oh, das Thema der Klausur einmal durchgelesen, jetzt geht der zum Klo, trifft da jemanden, der ihm hilft. Komplett absurd, aber gerade in diesen Klausuren ist die Toilettenzeit tatsächlich etwas strenger geregelt. Ist wohl alles schon vorgekommen, was ich gerade skizziert habe. Daher habe ich das so lang es ging ausgesessen. Charakteristisch bei mir ist leider auch, dass das mit einem Mal nicht zwingend getan ist, gerade wenn man sich auch noch beeilen will. Die Uhr tickt schließlich und ab wie vielen Minuten auf dem Klo ist man verdächtig? Nach rund 30 Minuten wieder im Klassenzimmer und dem geistreichen Schreiben guter Interpretationen und Argumente, ging es mir wieder recht schlecht. Nochmal gehen? Ja, aber das muss dann auch das letzte Mal sein. Nach der Rückkehr derselbe Verlauf. Dann wollte ich aber nicht mehr und habe mich stattdessen dafür entschieden die Klausur schnell zu beenden und dann frühzeitig abzugeben, damit ich endlich daheim in Ruhe auf Toilette gehen konnte. Die wenigen Minuten Fußweg von Zuhause und der Schule haben glücklicherweise geholfen. Fun Fact: So schlecht war die Klausur gar nicht, die richtige Abiturklausur war schlechter und bei der hatte ich die Darm-Probleme in deutlich kleinerem Ausmaß.

Eine klare Schlussfolgerung, die spätestens nach einer solchen Erfahrung im Hirn hätte ankommen müssen: Ich hätte früher aufstehen müssen, um meine Probleme ordentlich mit den Toilettengängen zu koordinieren. Meine Verdauung brauchte morgens etwas zu lang um dann im falschen Moment aufzutrumpfen. Ich nahm das aber als relativ normales, notwendiges Übel an. Eben auch weil gerade zu Schulzeiten der Wille nach dem langen Wachbleiben noch sehr aufgeprägt war und damit einer angemessenen Schlafdauer gegenüberstand. Zu diesem Zeitpunkt priorisierte ich das Schlafen. Etwas was mir seit langer Zeit nicht mehr möglich ist. Anhand dessen merkt man schon, dass es nicht so schlimm war. Es war mal an dem ein oder anderen Tag übler, aber ich konnte das mit den Schultoiletten doch noch auffangen, sobald ich mich überwunden hatte. Vor allen Dingen war es nicht jeden Tag so. In der Retrospektive lag das vermutlich auch bereits am jeweiligen Essen.

Gab es denn irgendwelche besonderen Auslöser, mit der ich mein MCAS im Stillen und ohne jegliche Idee, dass es eine solche Krankheit überhaupt gibt, befeuert habe? Mutmaßlich ist die Antwort: Nein, beziehungsweise tiefgreifender. Denn vermutlich lösten meine Allergien mein MCAS aus, doch wie entstehen überhaupt Allergien? Müssen wir vielleicht zurück bis in die Kreidezeit gehen? Deswegen werfe ich jetzt mal ein paar Dinge in den Raum, die vielleicht zu Allergien oder Unverträglichkeiten geführt haben könnten. Das ist alles nicht sonderlich wahrscheinlich, aber ich habe mich im Laufe der Zeit häufiger gefragt, ob ich durch mein Verhalten und meinen Lebensstil „selbst schuld" bin. Deswegen dürfen Sie sich jetzt dieselben Fragen stellen.

Vielleicht die Ernährung: Meine Mutter ist eine sehr gute Köchin, die unheimlich gerne Menschen eine Freude mit ihrem Essen bereiten möchte. Es werden gerne Lieblingsspeisen gekocht, immer üppig, immer schmackhaft. Sie kocht allen anderen „nach der Nase" und isst dann selbst die Reste vom Vortrag. Sie hat auch Freude daran neue Rezepte auszuprobieren, es gibt unzählige Rezeptbücher und Hefte im Hause. Sowohl im Backen als auch im herzhaften Kochen ist sie sehr gut und wird dafür fast ausschließlich komplimentiert, von ihren Freunden, meinen, Familie und Co. Bei mir ist das etwas schwieriger, weil ich nie der große Essensfan war. Ich habe gegessen, weil ich musste. Mochte einige Gerichte sehr gern, aber es nahm nie den riesigen Stellenwert bei mir ein. Ich mochte keine Restaurantbesuche, ich habe keine Kochshows wegen des Essens geschaut, ich habe keine Ausflüge geplant um an besondere Speisen zu kommen. Dennoch wollte meine Mutter mir natürlich stets etwas Gutes tun und da ich Zeit meines Lebens recht dünn war, sollte ihre Küche mich nicht ins Untergewicht führen. So war der Speiseplan mit recht viel Fleisch, viel Nudeln, im Saucenbereich viel Tomate (Histaminbombe – nicht konsumieren als MCAS-Patient) bestückt. Ich konnte aber nie eine Systematik erkennen, wann meine Probleme schlimmer waren. Grundsätzlich kann man die Führung eines Ernährungstagebuches empfehlen, das kommt im weiteren Verlauf der Geschichte bei mir auch prominent vor. Entweder erkennt man selbst etwas daraus, oder vielleicht Ärzte/Ernährungsberater. Das hilft auf jeden Fall beim bewussten Konsumieren und man achtet genauer auf die Probleme danach.

Auf Fastfood verzichtete ich auch größtenteils, bei McDonalds war ich zuletzt im Alter von 15 Jahren. Vielleicht hätte ich mir einfach jeden Tag einen Big Mac reinhauen müssen und meine Probleme wären nie schlimmer geworden, sowohl im gesundheitlichen als auch in allen anderen Bereichen. Süßigkeiten habe ich – bis auf Kartoffelchips – auch keine mehr konsumiert seit etwa dem 17. Lebensjahr. Das ist einfach nicht mein Ding. Möglicherweise war es auch nicht das Essen daheim, sondern das sehr viele scharfe Essen, was wir etwa ab der 9. Klasse bis zum Abitur innerhalb der Freundesgruppe zu uns genommen haben? Die chinesischen Nudeln aus den authentischen Packungen mit ausschließlich chinesischen Schriftzeichen, wo man nichts von den guten Inhaltsstoffen wusste? Unsere Tage, wo wir uns in der Freundesgruppe trafen, Videogames spielten, gemeinsam scharf kochten, gerne mit Habanero-Öl? Heute weiß ich, dass scharfes Essen für mich ein Trigger ist. Damals konnte ich keine Zusammenhänge mit meinen Symptomen entdecken. War das ein Tropfen auf den heißen Stein oder hat sich da unbemerkt etwas gestapelt? Niemand weiß es. Ich glaube es nicht.

Wie verhält es sich mit Alkohol? Für unsere Freundesgruppe auf dem Lande war mit 16 Jahren der Biergenuss folgerichtig. Glücklicherweise waren wir keine Karnevals- oder Junggesellenverein-Typen, sondern die entspannteren, die gerne ihre Ruhe hatten. Wir hatten einen schönen Platz, eine Wiese in der Nähe unseres lokalen nicht badegeeigneten – aber durchaus für Rettungsinseln geeigneten – Flusses. Dort trafen wir uns jahrelang am Wochenende um gemeinsam an einem Lagerfeuer zu grillen, zu speisen, vermeintlich tiefgründig (was Jugendliche so glauben) zu labern und der Musik (vorrangig 80s) zu lauschen. Möglicherweise mit einem Kasten Bier dabei. Anfangs war das Oettinger Cola, wahrlich kein Premium und auch nichts, was man im Entferntesten mit „gesund“ bezeichnen könnte. Dennoch hatte ich damit keine akut bemerkbaren neuen Probleme. Heutzutage weiß ich, dass sowohl Cola als auch Alkohol für mich Trigger sind, damals war das bei meinem Körper aber glücklicherweise noch nicht so, zumindest nicht auf dem ersten Bildungsweg. Am Folgetag auf der Toilette schon eher, aber auch nicht immer. Dazu kommt, dass ich – typisches Merkmal von mir – solche Symptome für normal hielt. Einmal etwas Durchfall zu haben und danach war alles wieder in Ordnung, das konnte ich leicht abhaken. Interessanterweise ging und geht es mir während des Alkoholkonsums zumeist besser – zumindest in den festgesetzten Regeln und einem gewissen Rahmen – denn dann werden viele der Symptome betäubt. Das liegt wohl an GABA[22], kurz für Gamma-Aminobuttersäure, einem wichtigen Neurotransmitter im Nervensystem.

---

[22] DocCheck Flexikon: Gamma-Aminobuttersäure (Abrufdatum 30.05.2024)

Vereinfacht erklärt, wird beim Alkoholkonsum mehr davon ausgeschüttet und GABA verlangsamt, hemmt und beruhigt das Nervensystem, somit sind auch die MCAS-Symptome vorübergehend etwas betäubt. So hatte ich in diesen Runden beispielsweise nie mit Kopfschmerz zu tun, der mich sonst häufiger begleitete. Dennoch bleibt Alkohol ein Trigger, der das MCAS weiter anfacht. Es ist daher eine trügerische, kurzzeitige Ruhe von der man sich keinesfalls zum Alkohol verleiten lassen darf, weil er viel mehr negative Auswirkungen hat – langfristig für die generelle Gesundheit und kurzfristig mit fiesem Kater und schlimmeren MCAS-Symptomen am Folgetag.

Ob und wie letztlich der Alkoholkonsum zu dieser Zeit dazu beigetragen hat, dass sich meine Krankheit im Laufe der Zeit verschlechterte und ob es etwas damit zu tun hat, dass ich im Jahr 2016, rund acht Jahre nach dem Beginn des Bierkonsums, die starken Augenproblemen bekam… Ich weiß es letztlich nicht. Ich weiß nur, dass es keinen direkten spürbaren Zusammenhang gab und die schlimmeren körperlichen Probleme eher auf den Flush als auf den Alkoholkonsum zurückzuführen sind. Es ging mir eben auch nicht die vier Tage vor dem Alkohol super und die drei Tage danach schlecht. Es war nie so einfach, daher möchte ich einen Zusammenhang nicht ausschließen, aber offensichtlich ist er nicht. Zumal meine Leberwerte immer top waren. Ist das das rechtfertigende Gerede eines Süchtigen? Entscheiden Sie selbst, als Jugendlicher, wie als Erwachsener habe ich nie unter der Woche getrunken und auch nicht an jedem Wochenende. Zwei bis dreimal mal im Monat kommt wohl hin. Was gibt es sonst noch an typischen Jugendsünden? Wie wäre es mit Rauchen? Schließlich hat meine Karriere darin nie geendet. Aber eben auch nie angefangen, da ich lebenslang nicht einmal an einer Zigarette, Zigarre oder an einem Joint gezogen habe. Das kann es leider nicht sein, außer ungewollter passiver Konsum zählt und kann so stark auftrumpfen. Dennoch muss ich nochmal festhalten: Es ist zu diesem Zeitpunkt nicht schlimm, ich ging damit nicht zum Arzt, ich habe nicht bei der Heilpraktikerin darüber geklagt. Nur die Retrospektive zwingt mich dazu offene Fragen zu stellen und einzuordnen. Wissenschaftlich kennt man keine Ursachen oder kann die Erkrankung auf die von mir genannten Dinge zurückführen. Es ist also massiv unwahrscheinlich, aber die Schuldfrage spielte sich häufiger in meinem Kopf ab.

Eine Umstellung, die ich allerdings nach und nach durchgeführte, war die Vermeidung von gleichzeitigem Essens- und Alkoholgenuss. Nachdem ich einmal daheim gleichermaßen aß und Alkohol konsumierte und die spätere Nacht kotzend verbrachte, stellte ich das komplett ein. Vordergründig war ich danach der Typ, der nicht zusammen Speisen und Alkohol konsumierte, weil er das nicht verträgt. Bin ich auch heute noch, weil man das Menschen leider schon erklären muss. Sie fragen gerne nach, warum man nicht isst, wenn alle anderen essen. Über die Jahre haben sich meine Antworten verändert. Mal, dass ich den Magen nur mit dem guten Bier in Massen füllen will und keinen Platz verschwenden möchte, oder dass ich ein Experiment durchführe, bei dem ich sieben Tage lang nur Bier konsumiere um es den alten Mönchen gleich zu tun. Oder auch mal, weil die NASA mich angefragt hatte und wollte, dass ich das mache. Manchmal auch die Wahrheit, dass es sich bei mir nicht verträgt. Später habe ich nur noch „medizinische Gründe" genannt, wobei man auch hier vorsichtig sein muss. Auf einem Geburtstag nahm ich neben einer mir zuvor unbekannten Person Platz, die dann bemerkte, dass ich nichts aß. An den drei Tagen darauf hatte sie „Magen-Darm", was sie natürlich mir anlastete. Ich musste sie angesteckt haben. Dass ich keine Magen-Darm Problematik hatte und meine Krankheit ohnehin nicht ansteckend ist, geschenkt. Es gibt eben immer Hypochonder und zu viele schuldzuweisende Menschen.

TGA. Nicht meine Krankheit, aber viele Sorgen

Haben Sie nun endlich wieder Lust von einer neuen Krankheit zu hören, von der Sie zuvor (hoffentlich) noch nie gehört haben? Da habe ich etwas für Sie, nämlich die Transiente globale Amnesie (kurz TGA), die ich zunächst kurz vorstellen werde, mithilfe von „MSD Manual".[23] Es handelt sich dabei um eine kurzzeitige Amnesie der betroffenen Person. Charakteristisch ist, dass sich in dieser Zeit auch keine neuen Erinnerungen bilden können. Die Patientin hängt wie ein Tonbandgerät, springt wie eine Vinylplatte und landet immer wieder am Anfang. Zu Beginn in kleinen Abständen (rund 20-30 Sekunden), bei fortschreitender Dauer in langsam größer werdenden

[23] MSD Manual: Transiente globale Amnesie (Abrufdatum 30.05.2024)

Intervallen. Dann beginnt alles wieder von vorne, es ist wirklich ein Schauspiel, das man gar nicht richtig begreifen kann, wenn man es nicht selbst erlebt. Erfreulich ist, dass der Spuk normalerweise innerhalb von 24 Stunden aufhört, es bleibt zwar ein Blackout für die Betroffene, aber danach beginnt sich das Gedächtnis zu normalisieren. Grundsätzlich ist das nicht gefährlich, sondern wird als „gutartig" eingestuft. Die genauen Ursachen sind unklar, als Auslöser gilt beispielsweise schwere körperliche Anstrengung. Es tritt meistens im Alter zwischen 50 und 70 Jahren, vermehrt bei Frauen, auf und bleibt häufig ein einmaliges Erlebnis, also müssen Sie jetzt keine Angst davor bekommen. Es ist harmlos, kann bereits durch ein Anamnesegespräch mit einem versierten Arzt gut erkannt werden und mittels MRT und Ausschlüssen von Schlaganfall oder Ähnlichem diagnostiziert werden.

Nun aber zu meinem unbedarften Erstkontakt mit der TGA. Ich bitte zu bedenken, dass Sie jetzt bereits wissen, dass das alles nicht weiter schlimm ist. Damals hatten wir aber keinerlei Ahnung, ob es sich um eine Hirnblutung, etwas Harmloses oder größere Problematiken am Kopf handelte. Daher die Dringlichkeit und Verzweiflung. Außerdem ist das Teil der Vorgeschichte, weil es charakteristisch für den späteren Umgang mit meiner eigenen Krankheit steht. Es sollte mich nachhaltig prägen: Auf sich allein gestellt und nachhaltig enttäuscht sein, gepaart mit Vertrauensverlusten. Ich war damals 17 Jahre alt und lernte sonntagnachmittags für eine Französisch-Klausur am kommenden Tag. Als Schüler, der für das Lernen immer die letzten (möglichst wenigen) Tage nahm, hatte ich noch einiges vor. Gegen 15 Uhr wurde ich von meinem Vater lautstark hinuntergerufen. Meine Mutter hatte „einen Sprung in der Schüssel", wie er es liebevoll bezeichnete. Ich war verwirrt, versuchte mit ihr zu reden. „Wo bin ich, was ist mit mir los, was ist passiert, welcher Tag ist es, ist dein Bruder schon weg" sprach sie immer wieder im Abstand von etwa 15 bis manchmal 30 Sekunden. Danach hatte sie alles wieder vergessen, was geschehen war. Die Schleife begann von neuem, wie ein sehr kurzer Murmeltiertag. Ich versuchte ruhig zu bleiben und die nächsten Schritte abzuwägen, während ich immer wieder ihre selben Fragen beantwortete. Relativ schnell beendete sie ihre Fragen mit „hab ich dich das alles eben schon mal gefragt?", begleitet von einem immerwährenden „tut mir leid".

Sie entschuldigte sich ständig. Wofür sie nichts konnte. Das war hart. Ich versuchte sie so gut wie möglich zu beschwichtigen und sagte ihr, dass es nicht zu entschuldigen gäbe. Aber sie begann immer wieder zu weinen, war ganz aufgelöst von dieser verwirrenden Situation.

Wir riefen noch eine weitere nahestehende Person an um gemeinsam in die Uniklinik zu fahren und holten diese ab. Es ist natürlich fragwürdig, warum wir das für die beste Idee hielten und keinen Notarzt riefen, gerade wenn mögliche Hirnblutungen oder Ähnliches als Möglichkeiten im Raum standen. Der Krankenwagen wäre die vernünftige Lösung gewesen. Ich platzierte mich mit meiner Mutter hinten im Auto, versuchte sie immer wieder zu trösten, ihre Gedächtnis-Schleife hörte leider nicht auf. Ständig geisterten in meinem Kopf die Fragen umher. Wie schlimm ist das alles? Was ist, wenn das dauerhaft so bleibt? Wie soll dann das Leben aussehen? Ist das nur ein Symptom für etwas Schlimmeres was gerade passiert, ist Gefahr im Verzug? Ich hatte all diese Fragen und noch viele weitere und versuchte nur nicht daran zu denken. Insofern waren die ständigen Fragen meiner Mutter eine nette Abwechslung… aber im Hinterkopf zirkulierten die ganze Zeit die Gedanken.

Auf dem Weg zur Uniklinik rief ich meinen Bruder an, der damals in einer Stadt rund eine Autostunde entfernt studierte. Ich schilderte ihm alles, was ich damals wusste und was wir noch vorhatten. Er fragte mich, ob er kommen solle, ich hatte wenig im Kopf, antwortete häufig mit „Keine Ahnung, es liegt bei dir, wie du willst." Er erklärte mir, dass er am nächsten Tag Vorlesungen hatte und gar nicht wüsste, wie lang das dauert, ob die Fahrt sich lohnt. Es ist unklar, wie ich eine Expertise dazu haben sollte einen Zeitplan aufzustellen, ich war mit ganz anderen fiesen Gedanken konfrontiert. Und wir waren immer noch auf dem Weg in die Uniklinik, wir hatten noch mit keinem Arzt gesprochen. Ich wollte damals schon, dass er vorbeikommt, dachte zu diesem Zeitpunkt aber auch, dass ich auf die Erwachsenen um mich herum zählen könnte. Aus meiner Sicht war zwischen den Zeilen klar erkennbar, dass ich mich selbst überfordert fühlte und Hilfe hätte gebrauchen können, eindeutig ausgedrückt habe ich mich aber nicht. Jahre später sprach ich mit meinem Bruder über diese große Enttäuschung, er konnte es zunächst nicht nachvollziehen. Ich verstehe ihn da auch teilweise. Fakt ist, ich hatte es nicht klar gesagt. Grundsätzlich ging es dabei auch nicht um mich und darum mich zu unterstützen. Es ging darum, dass unsere Mutter gerade massive Einschränkungen ihres Gedächtnisses zeigte und wir keine Ahnung hatten, wohin sich das noch entwickeln würde. Ich vermute, dass ich mich in seiner Situation direkt in den Zug gesetzt hätte, aber das ist im Nachhinein keine faire Aussage. Das streift wieder das Thema von Selbstverständnis und Außendarstellung, die toxisch sein kann. Wenn es Teil meiner Persona ist, dass ich nie eine Vorlesung verpasse, dann ist die Hürde auf einmal sehr hoch, obwohl sie das nicht sein sollte. Weil man nicht mehr sachlich darauf blickt, dass das kein Problem ist, sondern das eigene Bild angekratzt sieht. Die Extremsituation, eine Überforderung und noch weitere Familienmitglieder bei mir in der Hinterhand, das sind sehr valide Punkte in der Entscheidungsfindung meines Bruders gewesen. Ich bin letztlich enttäuscht von mir. Aber auch enttäuscht von ihm. In diesem Sachverhalt liegen wir mittlerweile nach einigen Gesprächen auf einer Wellenlänge. Ich bereue es, ihn nicht klar nach Hilfe gefragt zu haben, er bereut, dass er damals nicht zur Unterstützung dazu gekommen ist.

Nach der Aufnahme und diversen Test in der Uniklinik, kam meine Mutter schließlich aufs Zimmer. Ich wich nur schweren Herzens von ihrer Seite, als sie zu den Untersuchungen gebracht wurde. Die Begleitung erledigte dann mein Vater, so wie es sein sollte. Auf dem Flur, wie in einer schlechten Arzt-Soap, wurde uns dann das vorläufige Ergebnis mitgeteilt. Eine erste Erleichterung. Die Ärzte wussten zwar nicht wirklich was los war, aber es schien nichts wahnsinnig Ernstes zu sein. Sie vermuteten TGA. Ich hoffte inständig, dass sie damit recht hatten und es temporär bleiben würde. Ich begab mich sofort auf das Zimmer meiner Mutter, beantwortete wieder dieselben Fragen, so geduldig wie möglich und versuchte sie mit der Verdachtsdiagnose zu beruhigen. Kurz darauf kamen die anderen Erwachsenen dazu. Eine wollte schleunigst nach Hause, der andere unbedingt Kleidung für den nächsten Tag holen. Ich bekam zwischen Tür und Angel die kurze Nachfrage: „Ist das okay, wenn wir dich alleine lassen?" – „Ja", meinte ich. Es war nicht okay. Die nächsten zwei Stunden fühlten sich wie Tage an. Nun komplett alleine mit meiner Mutter und der weiterhin stets wiederkehrenden Fragen-Schleife war es noch eine Ecke schwieriger. Obwohl mittlerweile immerhin die Hoffnung bestand, dass es sich nicht um eine ernsthafte Erkrankung handelte. Auf der einen Seite sehnte ich die Zeit meiner Ablösung herbei, auf der anderen Seite wollte ich nicht weg. Ich hatte schließlich die Panik, Verwirrung und Erschöpfung meiner Mutter permanent vor Augen. Ich versuchte sie in jedem neuen „Loop" zu beruhigen und fand die Vorstellung fies, dass sie das durchleben musste ohne Beantwortungen ihrer Fragen. Nachdem mein Vater wiederkam, hatte er die gute Idee einen Brief zu schreiben mit den Antworten auf die Fragen meiner Mutter. Er wollte danach sofort fahren. Ich wehrte mich zunächst und wollte bleiben. Die ganze Nacht. Bis es ihr wieder gut ginge. Aber er wollte partout nicht. Es gab Arbeit am nächsten Tag. Ob es tatsächlich die sinnvollere Variante war nach Hause zu fahren? Vermutlich. Aber ich kam damit kaum klar, hatte große Gewissensbisse. Das war die einzige Nacht, in der ich wirklich kaum schlafen konnte wegen emotionaler Probleme. Zumindest in meiner Jugend.

Aber die Geschichte endet glücklicherweise positiv: Meine Mutter war am nächsten Tag wieder klar, die TGA vorbei. Was blieb war eine Menge auf der negativen Seite. Ein gestörtes Vertrauensverhältnis zu meinem Bruder, ein endgültig zerstörtes zu meinem Vater. Von Beginn an musste ich meine Mutter „managen", die Situation wurde auf mich abgewälzt, während die anderen genug mit sich selbst zu tun hatten. Sie traten nicht für mich ein, unterstützten mich nicht, als ich es am meisten brauchte. Auf der positiven Seite habe ich daraus aber auch etwas mitgenommen, so blöd es klingt. Meine Mutter hat mich selbst in ihre Amnesie noch Dinge lehren können. In Extremsituationen immer ruhig und rational bleiben. Hysterie hilft „überraschenderweise" nicht. Die Situation hat mein Selbstvertrauen gestärkt. Obwohl ich Gewissensbisse hatte, wusste ich, dass ich eine Menge getan hatte und mehr als die anderen. Ich konnte für meine Mutter eintreten, für mich selbst und habe es zumindest einigermaßen hinbekommen. Auch wenn das jetzt so klingt, als sei ich ein Heiliger. Das liest sich für mich selbst schon unangenehm, das bin und war ich natürlich nicht. Fragen Sie den Papst, der mag mich auch nicht. Zur Wahrheit gehört natürlich, dass ich teilweise etwas genervt reagierte auf die immergleichen Fragen, aber ich habe es versucht zu verbergen, versucht positiv zu bleiben. Meine Mutter weiß grundsätzlich nichts mehr von diesem Tag, sie erinnert sich aber an Bruchstücke, hat ein paar Bilder im Kopf. Auch heute sagt sie noch, dass sie sich erinnert wie ich bei ihr am Bett saß und sie beruhigen konnte. So schlecht kann es also nicht gewesen sein. Dieser Tag hat meinen Charakter nachhaltig beeinflusst, mich lauter werden lassen. Ich wurde selbstbewusster, trat mehr für mich ein und war eher bereit Konflikte anzunehmen.

Schmerzhafte Ausflüge, Lagerungsschwindel und die Studienzeit

Die Probleme mit dem Darmbereich setzen sich nach dem Abitur in der Freizeit und im Studium selbst nahtlos fort. Einmal wollten wir mit der Freundesgruppe am Wochenende zum Strand ins Nachbarland fahren. Das war bereits zu Studiums-Zeiten, so etwa im Alter von 20 Jahren. Meine Darmproblematik war morgens am schlimmsten. Ich ergriff aber langsam Maßnahmen dagegen. Früheres Aufstehen, längere Zeit haben um „leer" zu werden und den Tag unbeschwert angehen zu können. 8 Uhr war Abfahrt, ich stand schon um 6 Uhr auf, damit das ordentlich funktionierte. Das zweistündige Intervall passte für mich damals normalerweise gut.

Aber an diesem Tag hatte mein Darm leider keine Lust mit mir zu kooperieren, trotz mehrfacher versuchter Toilettengänge und Bauchschmerzen bewegte sich nichts. Ich hätte das dann gut, clever und erwachsen entweder absagen oder um noch etwas mehr Zeit bitten können. Aber zu dieser Zeit war ich hinsichtlich meiner gesundheitlichen Probleme vollkommen verschlossen. Vor allem mir selbst gegenüber, da war keinerlei Verständnis, keinerlei Eingeständnis, dass man krank sein könnte. Ich hatte diese morgendlichen längeren Verdauungstanz einfach als Eigenart meines Körpers verstanden. Man weiß auch nicht zwingend, wie so eine Verdauung und morgendliche Toilettenrituale „normal" funktionieren. Wer redet da schon drüber? Ein „Was ist was"-Buch „Morgentoilette" ist mir noch nicht in die Hände gefallen. Da ich mir schon selbst gegenüber leugnend unterwegs war, war das meinen Freunden gegenüber natürlich noch umso mehr der Fall. Eine – damals noch Facebook – Nachricht schicken mit „Hey, ich habe ein bisschen Bauchschmerzen, okay wenn wir es so 30 Minuten nach hinten verschieben?" hätte helfen können und wäre auch mutmaßlich kein Problem gewesen. Stattdessen bin ich zum Treffpunkt gegangen und wir sind los, ohne dass ich irgendetwas gesagt hätte. Ich hatte die ganze Fahrt lang dann heftige Bauchkrämpfe, Schweißaufbrüche, Darmprobleme. Aber ich machte gute Miene zum bösen Spiel, darin war ich schon erprobt. Warum nicht einfach darum bitten bei einem Rastplatz anzuhalten? Wie doof kann man eigentlich sein? Nur ich bin für meine Unsicherheiten der Schuldige. Glücklicherweise konnten wir nach einiger Suchzeit in Strandnähe in einem Restaurant für Geld auf die Klos gehen. Ich war sehr kurz angebunden und habe mehr Geld gegeben, als ich eigentlich musste. Weil ich eben musste. Schnell. Immerhin gab es ein sehr befreiendes Gefühl danach. Letztlich war es eigentlich ein schöner Ausflug, das hätte ich nur deutlich einfacher haben können.

Zu Studienzeiten war es morgens ein typischer Wettlauf gegen die Zeit: Bekomme ich noch genügend auf dem Klo hinausgedrückt, dass ich auf dem Weg zur Fachhochschule keine Bauchschmerzen habe? Und kriege ich das zeitlich gut hin? Auch in der Hochschule muss man schließlich Termine einhalten. Irgendwann, als meine Mutter morgens mal anmerkte: „Hey, ich kann dich auch mit dem Auto dahinfahren, wenn es gar nicht funktioniert", erwiderte ich: „Die Bahn hat aber ein Klo". Was ich aber glücklicherweise aufgrund guter Morgenplanung nicht so häufig frequentieren musste. Denn wer geht schon gerne auf Bahntoiletten? Die Routine war, dass ich nach meiner Bahnfahrt und dem Eintreffen in der FH erstmal die Toilette fürs große Geschäft, gerne Durchfall, aufsuchte. Zu diesem Zeitpunkt hätte mir klar werden können, dass es nicht normal ist, ständig Durchfall zu haben. Ich schob das aber darauf, dass ich es eben so lange „einhielt" und die gesammelten Werke dann zum Durchfall führten. Ziemlich dumm.

In dieser Zeit kam auch noch etwas Neues hinzu, was sich allerdings als unproblematisch und nicht mit dem Rest der Krankheiten zusammenhängend, herausstellen sollte. Es handelt sich um den sogenannten „Lagerungsschwindel". Das ist immerhin eine Krankheit, die einen klaren Beginn hat, denn meistens resultiert sie daraus, dass man sich „verrenkt" hat, wie man im Volksmund sagt. Daraufhin gehen die Kristalle im Ohr, die für den Gleichgewichtssinn zuständig sind, auf Wanderschaft und sind nicht an ihrem angestammten Platz. Das führt zum Schwindel, entweder in bestimmten Positionen oder zu kontinuierlichem. Diese Art des

Schwindels ist eine der angenehmsten, da es einige Übungen zur Bekämpfung gibt, die man leicht recherchieren kann. Diese Lösungsmethoden arbeitet man ein paar Tage gewissenhaft ab und schon ist man wieder wie neu. Ich würde jetzt gerne eine spannende und heldenhafte Geschichte erzählen, wie ich mir diese Verletzung geholt habe. Vielleicht als ich durch schnelles, präzises Klettern ein Kind von einem brennenden Baum rettete, während eines Waldbrands. Aber nein, es war einfach nach dem Aufwachen. Ich habe den Kopf nach hinten links überstreckt und sofort meinen Fehler bemerkt. Weil das Karussell sich direkt drehte. Meine damalige Ärztin, die auch noch später als erste Ärztin in der Hautgeschichte vorkommen wird, konnte mir dabei sehr gut helfen. Sie verwies mich auf die Übungen, ich führte diese aus, ich hatte nach einigen Tagen keinen Schwindel mehr. Was für eine schöne Arzterfahrung.

An dieser Stelle muss ich noch kurz in Vorbereitung auf die Arztgespräche auf etwas eingehen. Und das ist seltsamerweise der Inhalt meines Studiums. Um Smalltalk zu führen, direkt die Klischees im Kopf zu haben oder einfach nur für die Akte, fragen viele Ärzte nämlich nach dem Beruf oder dem Studium und dessen Inhalt. Ich antwortete, dass ich Online-Redakteur fertig studiert hätte, weil mir die Bezeichnung lieber war als „zurzeit arbeitslos". Ausnahmslos gab es darauf Nachfragen, meistens herablassende. „Sowas kann man studieren?" etc. Da mir aber durchaus bewusst ist, dass der Begriff nicht komplett selbsterklärend ist, werde ich das kurz darlegen. Der Studiengang beinhaltet im Wesentlichen dasselbe wie journalistische Studiengänge, nur dass man auch die technischen Aspekte, zumindest in den Grundzügen, erlernt. Dazu gehört auch der ganze Online-Teil, bei dem sich bestenfalls das Ökosystem des Webs mit seinen ganzen Möglichkeiten aneignet. Sei es social media, Marketing oder Unternehmenskommunikation. Ich erinnere mich an eine ganz hervorragende erarbeitete Kampagne, wo mein guter zunächst Kommilitone, später Freund, einen Slogan für das altbekannte Calippo-Eis erdachte und zum Besten gab: „Alles andere als ausgelutscht." Hätte Unilever nur mal diese Kampagne gestartet. Das Neue an diesem Studiengang war, dass man die digitale Seite des Journalismus vermittelt bekam, beispielsweise mit Anwendungen wie WordPress oder html.

Natürlich erlernte ich auch die klassischen journalistischen Werkzeuge und wusste danach wie man Berichte, Reportagen, Features und Co. schreiben sollte. Ich war in anderen Bereichen besser als in den klassischen, wie Sie vermutlich schon bemerkt haben. Wirklich „Schreiben" bekommt man dort, entgegen üblicher Annahme, nicht beigebracht. Stattdessen lernt man von allem ein bisschen und kann demnach gut Projekte anleiten und überwachen. Es bleibt letztlich immer noch ein cooler Studiengang, der aber von der normalen Bevölkerung leider kaum ernstgenommen wurde. Auch frei nach dem Motto: „Internet? Setzt sich nicht durch." Ich war immer etwas rechtfertigend unterwegs, wenn ich zu meinem Studiengang gefragt wurde. Angeben konnte man damit sicherlich nicht, aber das lag und liegt mir ohnehin nicht. Aber Vorsicht: Vielleicht bin ich in dieser Hinsicht kein verlässlicher Erzähler, handelt es sich doch um eine Selbsteinschätzung. Andere werden das anders sehen und mir wurde später ab und an zugetragen, dass mich Menschen bei der ersten Begegnung als arrogant empfinden, was sich dann bei besserem Kennenlernen auflöste. Ich habe versucht daran zu arbeiten. Aber worauf ich hinauswill: Stolz war ich nie auf das Studium oder sonst etwas, auch weil ich generell Stolz nicht mag. Jetzt kann man wieder sagen: Weil nie jemand auf dich stolz war! Mein Vater war es sicherlich nie. Aber ich mag das Konzept nicht, weil es für mich schnell in negative Charakterzüge abgleitet. Ein abgeschlossenes Online-Redakteur Studium war auch sicherlich nicht der richtige Zeitpunkt um mit Stolz anzufangen.

Nach meinem abgeschlossen Bachelor Studium im Jahr 2015 begann ich mich auf einige offene Stellen zu bewerben oder es auch initiativ bei Unternehmen zu versuchen, die mich ansprachen. Vor allem sah ich mich in der Videospiel-Branche, sowie im Sport-Bereich um, später in der Fernsehbranche. Die Stellenbörse von DWDL, eine Onlinebörse, die auf Medienwirtschaft und Journalismus spezialisiert ist, habe ich nicht nur einmal frequentiert. Anfangs war ich noch sehr selektiv und hatte klare Vorstellung. Die hineinflatternden Absagen trafen mich ziemlich schwer. Meist wurden keine Gründe genannt oder noch besser: Ich bekam nie eine Antwort auf die Bewerbung. Natürlich überlegt man dann, woran das liegen könnte, dass man auch nicht zu vielen Vorstellungsgesprächen eingeladen wird. Hatte man den eigenen „Marktwert" komplett überschätzt? Ist es das

Studienfach, das keiner ernst nimmt? Stimmt sonst etwas nicht mit meinem Lebenslauf? Liegt es am Anschreiben? Habe ich versucht zu hoch zu greifen und einzusteigen? Der erste große Schritt in die Arbeitswelt sollte schließlich direkt sitzen, statt erstmal irgendwo zu beginnen. Diese Herangehensweise kann ich nicht empfehlen. Damals hatte ich richtig Schiss in meine Emails zu schauen, aus Angst vor weiteren Absagen, die ich sehr persönlich nahm. Glücklicherweise verspürte ich von zu Hause keinen massiven Druck. Dennoch zog mich das alles herunter, ich trat auf der Stelle, tat aber auch nicht viel um daran etwas zu ändern. Bis ins Jahr 2016 und vereinzelt 2017 hinein habe ich gelegentlich Bewerbungen geschrieben, so alle 2-3 Monate einige, wenn ich mich dazu aufraffen konnte. Insgesamt waren es vielleicht etwa 25 Stück bei denen nur ein Vorstellungsgespräch rauskam. Wo ich wohl auch nicht überzeugen konnte, was ich auch nicht sofort abhaken konnte.

Körperlich gab es in diesem Zeitraum zunächst keine auffälligen Verschlechterungen. Im Jahr 2017 gab es eine Phase, wo ich absurderweise gleichzeitig Ärzte und mögliche Stellenangebote durchforstete. Außerdem liebäugelte ich damit weiter zu studieren, weil mir das mit meinen gesundheitlichen Problemen einfacher erschien als ein Vollzeitjob. Ich wollte mich aber zunächst darauf konzentrieren gesund zu werden, es herrschte schließlich große Unsicherheit und ich hatte bei den damaligen Symptomen Zweifel, dass ich mir selbst und einem Arbeitgeber gerecht werden könnte. Vermutlich wäre es dennoch schlauer gewesen irgendwo zumindest als freier Mitarbeiter zu starten um nicht vollständig den Kontakt zum Arbeitsleben zu verlieren.

Stattdessen schrieb ich irgendwann mit einer weiteren Person ein Buch. Es handelte sich um eine Mischung aus der Geschichte eines kleinen Dorfs, das es mittlerweile nicht mehr gibt, und einer Erinnerungssammlung der Menschen, die dort lebten, und ihrer Geschichten. Ein Großprojekt, das von seiner Vollendung noch weit entfernt war. Weil ich zeitlich verfügbar war und irgendwie „was mit Schreiben" gelernt hatte, wurde ich dafür gefragt. Die Co-Autorenschaft wurde mir in Aussicht gestellt, das würde sich toll im Lebenslauf machen, wenn man die mittlerweile schon klaffenden Leerstellen mit der Arbeit an einem Buch schließen könnte. Eine „Win-Win-Situation", an die ich damals sogar so halb glaubte. Ich steckte viele Stunden und Arbeit hinein, habe einige wenige Kapitel des Buchs selbst geschrieben und weitere ganze Kapitel gemeinsam mit der Hauptautorin aus ihren handschriftlichen Notizen heraus formuliert und zu virtuellem Papier gebracht. Sie hatte bereits einiges vorgeschrieben. Dabei kamen meine „Redakteur"-Qualitäten zum Einsatz, wenn ich mir andere Formulierungen überlegte, wir diese gemeinsam versuchten umzusetzen. Irgendwann waren wir soweit fertig. Das Buch hatte eine Struktur, eine Gliederung, viele vollendete Kapitel. Es hatte noch einige, wenige Leerstellen, die die Autorin selbst ausfüllen wollte. Aber meine Arbeit war getan. Nicht über dieses Buch, sondern aus anderen Gründen, entschlossen wir uns irgendwann den Kontakt zu genannter Person abzubrechen, da es für niemanden eine gewinnbringende Beziehung darstellte. Jahre später wurde das Buch fertiggestellt und schließlich veröffentlicht. Im fertigen Werk las ich meinen Namen unter einem speziellen „Danke", das den gemeinsamen „Anfang" erwähnte. Irgendwie war ich also schon mal ein halber „Ghostwriter" für ein Buch. Um es mit den Worten von einigen Unternehmern zu sagen, die gerne unbezahlte Praktikanten einstellen und dann über deren Arbeitsmoral meckern: „Erfahrung ist eben unbezahlbar".

In der Retrospektive ist es tatsächlich etwas verrückt, dass ich bei den in der Vorgeschichte beschriebenen Symptomen so lange dachte, es sei alles normal. Vor allem (vielleicht kennen Sie das von sich selbst) war ich echt gut darin mir selbst etwas vorzulügen. Mir die Dinge zu bauen, wie sie mir gefielen. Kopfschmerzen? – Zu wenig getrunken. Bauschmerzen? – Das ist bestimmt nur Hunger. Gliederschmerzen? – Muskelkater! Augenprobleme? – Ist mir bestimmt was reingeflogen. Die Liste ist endlos und häufig genug bei Menschen tatsächlich zielführend und ausreichend. Man muss schließlich nicht wegen jeder Kleinigkeit zum Arzt rennen. Bei mir waren diese Erklärungsansätze aber nie ausreichend und ich blicke darauf jetzt als verschenkte Zeit zurück. Aber das konkludiert die Vorgeschichte und nun geht es mit voller Kraft voraus in den Hauptteil, den Start meiner Ärztereise.

Kapitel 3: Der Beginn der Ärzte-Odyssee: Augenprobleme ab 2016

Wenn plötzlich die Augen nicht mehr richtig funktionieren

Auch wenn andere Symptome bei der Mastzellerkrankung häufiger sind als die Augenprobleme, gehören diese mittlerweile fest zum Symptom-Repertoire dazu. Weil sie der klare Beginn meiner MCAS-Symptome waren und weil ich viel aus den zahlreichen Kontakten mit den Ärzten lernte, möchte ich zunächst meine Ärztereise im Bereich der Augen präsentieren. Somit starten wir endlich in meinen medizinischen Werdegang ab 2016 mit offenem Ende. Die Abläufe und Gespräche habe ich aus bestmöglicher Erinnerung immer zeitnah nach den jeweiligen Arztbesuchen festgehalten und nun ausformuliert. Man kann es sich so vorstellen, wie das „Gedächtnisprotokoll" im Journalismus. Teilweise werden Sie sich wohl ungläubig an den Kopf fassen, vielleicht manchmal mit mir sympathisieren, vielleicht manchmal mit meinem jeweiligen Arzt und dessen Einschätzung. Ich habe sicherlich auch nicht immer perfekt gehandelt und mir sind Fehler unterlaufen, das möchte und werde ich klar herausstellen.

Zunächst ein kleines Gedankenexperiment. Unvermittelt schauen Sie morgens aus dem Fenster. Irgendetwas ist anders, aber Sie können es zunächst nicht einordnen, nicht greifen. Der Baum in der Ferne vor dem Fenster sah gestern doch noch viel schärfer aus. Das Kennzeichen der parkenden Autos auf der Straße konnten Sie gestern noch gut lesen. Sie schauen auf den Bildschirm direkt vor Ihnen, hmm, sieht doch alles normal aus. Doch dann wieder der Blick hinaus. Irgendwie dauert das viel länger bis ihre Augen das gewünschte Objekt scharf stellen können, wenn es überhaupt gelingt. Ist das vielleicht eine beginnende Migräne? Nein, der Kopfschmerz fehlt. Haben Sie vielleicht etwas im Auge? Augentropfen schaffen keine Abhilfe. Also ignorieren Sie das zunächst und widmen sich Arbeit oder anderem an Ihrem PC. Auf einmal landen Sie auf einer Website, die einen „Dark-Mode" nutzt. Alles ist weiß auf schwarzem Grund geschrieben. Sie werden fast verrückt. Die Buchstaben wabern vor Ihnen umher, wirken leicht beweglich, alles ist verschwommen. Nur unter großer Anstrengung bekommen Sie einzelne Wörter scharfgestellt mit Ihren Augen. Vielleicht hilft etwas Ruhe, erstmal alles ausschalten und sich ins Bett legen, an die Decke starren? Auf einmal bemerken Sie Schlieren, kleine schwarze Punkte in Ihrem Sichtfeld, gerade wenn Sie weiße Untergründe anschauen. Es erinnert an Bildstörungen, wie man sie von alten Filmen auf Filmrolle kennt. Das ist alles komisch, aber erstmal ignorieren Sie das. Vielleicht geht es morgen wieder weg.

Abends sind Sie noch unterwegs und denken erneut Sie wären in einem Film: Auf einmal bilden die Ampeln, die Straßenlaternen „Lens Flares", sogenannte Blendenflecke.[24] Dabei bilden sich unangenehm blendende Strukturen um die Lichtquelle, beispielsweise erstrecken sich auffällig lange Linien entfernt von der Lichtquelle in der Dunkelheit. Doch das hier ist kein JJ Abrams Film, sondern Ihre neue Realität. Die Scheinwerfer der anderen Autos erscheinen Ihnen mittlerweile außerirdisch hell, warum haben Sie die Sonnenbrille daheim gelassen? Hell angestrahlte Straßenschilder? Keine Ahnung mehr, was darauf steht. Als ob das noch nicht alles genug wäre, wollen Sie sich am Abend einen Film ansehen. Heute soll es vielleicht ein Geheimtipp aus dem Ausland sein oder es handelt sich um einen noch nicht auf Deutsch synchronisierten Film. Sie schauen daher mit Untertiteln. Doch das geht nicht lange gut. Weiße Schrift auf schwarzem Grund ist eine Katastrophe. Es wirkt alles verschwommen. Sie müssen den Film abbrechen. Das kann doch alles nicht normal sein, oder? Ich würde zum Arzt gehen.

So spielte sich das auf einmal und unvermittelt im Juni 2016 bei mir ab. Ich kann für die Problematik erneut keinen klaren Auslöser nennen. Ich habe nicht in eine Sonnenfinsternis geblickt oder mir einen Nagel ins Auge gestochen. Vielleicht hat jemand Voodoo durchgeführt, aber das werde ich wohl nie erfahren. Von heute auf morgen bemerkte ich eine nachhaltige Verschlechterung meiner Sicht. Zunächst hielt ich das für etwas Temporäres, vielleicht waren die Augen besonders müde, besonders angestrengt oder ich hatte etwas auf der Linse? Eine leichte Augenproblematik wäre mir nicht neu gewesen, wie die Vorgeschichte zeigte. Aber das hier war anders, denn

---

[24] Wikipedia: Lens Flare (Abrufdatum 30.05.2024)

es hatte speziell etwas mit einer klaren Verschlechterung der Sicht zu tun. Innerhalb der Familie war ich immer für meine guten Augen – im Sinne von guter Sehkraft – bekannt, war ich doch der Einzige der bislang ohne Brille durchs Leben gehen konnte. Meine Mutter hatte schon ewig eine, mein Bruder fürs Autofahren und nahe Sehen, ganz ähnlich zu meinem Vater. Daher ging ich zunächst von einem klassischen Problem aus, dass man eventuell mit einer Brille lösen könnte. Augen werden eben schlechter ohne besonderen Grund, das wissen viele von Ihnen besser als ich. Allerdings waren meine Symptome etwas seltsam und nicht unbedingt typisch. Daher hatte ich den Verdacht, dass dahinter mehr stecken könnte, aber ich ahnte noch nicht wohin mich diese Reise führen sollte. Ganz hilfreich erscheint mir meine damalige stichpunktartige Auflistung der Symptome, womit alles begann:

Seit Juni 2016:

- schlechtere Sicht vor allem beim Blick in die Ferne (verschwommen, eventuell leicht doppelt, indirekt) bei 100% Sehkraft. Bei Texten vor allem bei weißer Schrift auf schwarzem Grund.
- Helligkeitsempfindlichkeit (sowohl bei Bildschirmen als auch bei Straßenlaternen bei Nacht, Sonne)
- Probleme bei der Fixierung von nah und fern (dauert länger als zuvor)
- Besonders weiße Umgebung (Wände) führen zu kleinen schwarzen Punkten/Schlieren auf der Linse

Mit den Augensymptomen zum Hausarzt

Ich fasste den Entschluss, dass ich mit meiner Augenproblematik erstmal zu meiner Ärztin gehen sollte um mein Problem zu schildern und abzuklären, was es sein könnte und wie ich damit weiter vorgehen sollte. Parallel vereinbarten wir einen Termin bei einem Augenarzt.

Zunächst ging ich zur gemeinsamen Hausärztin meiner Mutter und mir. Das war nicht der erste Besuch in dieser Praxis, ich war dauerhafter Patient wegen meiner Asthma-Vorsorge. Diverse Krankenkassen bezahlen dafür, dass man in regelmäßigen Abständen die Lungenfunktion überprüfen lässt. Dafür bekommt man ein Gerät in die Hand gedrückt, muss vorher ordentlich Luft holen, dann kräftig hineinpusten und wieder kräftig einatmen, während man das Gerät weiterhin mit dem Mund umschließt. Keine Sorge, die Aufsätze für den Mund werden für jeden Patienten gewechselt. Die Ärztin war mir gegenüber im Gespräch immer sehr „direkt" und nicht um klare Worte verlegen. Sie beschwerte sich fortwährend bei mir über meine schlechten Werte beim Abschneiden der Lungenfunktionstests. Sie behauptete, dass ich mich nicht ordentlich angestrengt hätte und die Werte deshalb so schlecht seien. Auch wenn ich das leugnete, änderte das nichts an ihrer Einschätzung. Generell verwendete sie bei diesem Termin, als ich zum ersten Mal meine Augenproblematik schilderte, mehr Zeit auf ihre eigene fachfremde Erzählung als auf das Zuhören. Sie echauffierte sich gerne über andere Patienten und beschwerte sich wie stressig alles sei. Irgendwann kam sie zu dem Entschluss, dass man bei mir ein kleines Blutbild machen könnte und ich ansonsten einen Augenarzt aufsuchen sollte.

Das Blutabzapfen gestaltete sich etwas schwierig, weil sie keine Ahnung hatte, wo die Nadeln innerhalb der Praxis waren. Sie verließ den Raum, fragte sich durch, letztlich fand sie „oben" in irgendwelchen Kartons noch Spritzen. Schön. Ich legte mich in der Vorbereitung auf eine Liege, zu diesem Zeitpunkt war ich noch stärkerer Spritzen-Phobiker (wobei man da nie ganz herauswächst) und die lange Wartezeit vor dem „Pieks" beruhigte mich nicht wirklich. Letztlich konnte ich aber starr in die andere Richtung blicken und sah die Einstichnadel nie. Zusätzlich versuchte die Ärztin mich mit Fragen zu meinen Jobaussichten – ein wiederkehrendes Element der Besuche – abzulenken. Warum auch immer sie der Meinung war, dass sie das etwas anging. Gerade zu diesem Zeitpunkt fühlte ich mich ohnehin schlecht deswegen und wollte damit nicht ständig konfrontiert werden. Nach der Blutabnahme brauchte ich damals noch ein paar Minuten, „damit sich der Kreislauf wieder stabilisiert". Das nutzte die Ärztin für einen ihrer typischen „Rants", eine schimpfende Tirade, über andere Patienten, dass es so viele Hypochonder geben würde, alle nichts hätten, sie nur der Kummerkasten für die Leute sei und nicht die Ärztin. Das Schlimmste seien „diese jungen Leute, die immer alles selbst bei Wikipedia googlen", statt dem Arzt zu trauen. „Bei Wikipedia googlen" habe ich danach versucht zu einem geflügelten Wort zu machen, was mir leider nicht gelungen ist, aber es ist dennoch Kunst. Mich beschlich seinerzeit schon leicht das Gefühl, dass sie mit den Hypochondern nur anteilig andere Patienten meinte, sondern viel mehr mich. Aber das bleibt Interpretationssache und damals verstand ich das noch nicht vollständig.

Das Problem mit den Hypochondern ist allerdings ein reales, was letztlich sowohl für die Ärzte als auch für andere Patienten, die tatsächlich etwas haben, ärgerlich ist. Bei Ärzten findet die Abwägung zwischen Simulanten, physischen Problemen und tatsächlichen medizinischen Problemen sofort bei der Anamnese statt. Das beeinflusst wiederum wirklich kranke Patienten, die erst diesen Test der Ärzte (unausgesprochen) bestehen müssen. Weiterhin bekommt man natürlich auch schlechter zeitnahe Termine durch das höhere Patientenaufkommen. Einige Ärzte berichteten mir im Laufe der Zeit von diesen Problemen und letztlich ist es eine Dunkelziffer, wie sehr Hypochonder eine Praxis belasten.

Learning 1 (ganzheitlich): Es ist mir zu Beginn wichtig einen Appell zu formulieren. Ein respektvoller beidseitiger Umgang miteinander ist das Wichtigste im Arzt-Patienten-Verhältnis und das möchte ich einfordern. Jegliche Form der Aggressivität hat in einer Arztpraxis nichts zu suchen. Das signifikante Problem von Patienten mit unklaren Krankheiten und schwierigem Diagnoseweg, sind andere Patienten, die im Befehlston versuchen die Ärzte herumzukommandieren, weil sie mal etwas auf einer Quatsch-Website gelesen haben. Ebenso sind bewusste Simulanten und Menschen, die einfach nur ihre Frustrationen aus dem Privatleben an ihrem Arzt auslassen, problematisch. Das geht nicht, aber ist Alltag vieler Ärzte. Wir müssen zurück zu einem ganzheitlich ruhigen, sachlichen, respektvollen und höflichen Verhalten. Ich hoffe, dass die Menschen dazu noch fähig sind. Aber man sollte sich nie gegenseitig als Feinde oder mit großem Argwohn betrachten.

Natürlich sollte vor jedem Arzt-Patientengespräch der „Reset-Knopf" gedrückt werden, aber wir sind alle nur Menschen, das gelingt nicht immer. Ärzte haben aufgrund ihrer negativen Erfahrungen mit anderen Patienten mittlerweile eine Art Filter eingebaut, Prozesse, die nebenbei bei der Erstvorstellung eines Patienten mitlaufen. Das ist nicht gut, aber leider nur folgerichtig, weil sie aus ihren eigenen Erfahrungen entstanden sind. Ich kann das bestens nachvollziehen, bei mir lief dieses Scannen auf fachliche und persönliche Kompetenz bei neuen Ärzten auch beiläufig nebenher ab. Das ist sicherlich nicht richtig, aber folgerichtig. Beispielsweise schrillen bei Ärzten schnell die Alarmglocken, wenn der Patient sich selber über die Krankheit informiert hat. Das ist aber kein persönlicher Angriff, sondern lediglich eine Hilfe für den Patienten selbst – ich lebe damit, also sollte ich auch etwas darüber wissen – und der Versuch einer Hilfestellung. Dennoch sollte sich der Patient im Gespräch weitgehend auf die eigenen Symptome beziehen, den Arzt zunächst darauf reagieren lassen. Im Folgenden kann man als Patient sanft Vorschläge machen, aber auch akzeptieren, wenn man Fehlinformationen oder unsinnige Ideen aufgeschnappt hat. Im besten Fall gelingt ein enges Zusammenspiel mit dem eigenen Hausarzt, der hier als zentrale Sammelstelle von Diagnosen und Ausgangspunkt von Überweisungen zu anderen Fachärzten fungieren kann.

Learning 2.1 (fachlich): Falls Sie Probleme mit Blutabnahmen haben oder generell zum Thema ein paar Tipps benötigen, möchte ich das sofort zu Beginn erledigen. Kommen Sie generell nüchtern und vor einer bestimmten Uhrzeit („Laborzeiten", schauen sie bei der jeweiligen Praxis) zur Blutabnahme. Diese Nüchternheit ist fachlich nicht immer notwendig, wird aber gerne als Voraussetzung in der Praxis verwendet. Da lohnt sich auch kein Argumentieren, halten Sie sich einfach daran. Was bedeutet „nüchtern" genau? Die Interpretation ist von Arzt zu Arzt unterschiedlich. Ich empfehle kein Essen, keinen Kaffee. Ein bisschen Wasser ist in Ordnung. Falls Sie Medikamente nehmen und diese auch erst nach dem Arztbesuch einnehmen können, lohnt sich ein morgendlicher Verzicht, damit manche Bluttests aussagekräftiger sind. Den Medikamententeil sollten Sie aber vor der Blutuntersuchung mit Ihrem Arzt besprechen. Generell gilt: Lieber einmal nachfragen, was „nüchtern" genau bedeutet in der jeweiligen Praxis, als es letztlich falsch zu machen.

Learning 2.2 (fachlich/persönlich): Zum Thema Angst vor Spritzen und Angst vor der Blutabnahme. Ich verstehe das sehr gut. Anfangs half es mir mich dabei hinzulegen, später ging es auch im Sitzen. Die Grundregeln bleiben aber: Nicht hinschauen, weder auf die Spritze, noch später die gefüllten Blutröhrchen bestaunen. Schauen Sie schon frühzeitig betont und bewusst in eine andere Ecke. Die meisten Blutabnehmenden verstehen diesen Wink mit dem Zaunpfahl, kümmern sich etwas mehr um einen und sind vorsichtiger. Ansonsten ist meine Methode um sich zu beruhigen immer sehr tiefes Einatmen durch die Nase und ein Ausatmen durch den Mund. Gerne wiederholend. Zudem fixiere ich eine bestimmte Stelle im Raum und bleibe starr in meinem Blick für die Dauer des gesamten Prozederes. Für die meisten sicherlich keine Neuigkeiten, aber vielleicht kann das helfen. Falls ihre Venen nicht ordentlich leuchtend zu sehen sind, hörte ich auch davon, dass man den Arm vorher unter warmes Wasser halten könnte. Das sind aber nur Erfahrungen aus zweiter Hand, damit hatte ich bei meiner blassen Haut nie Probleme.

Learning 3 (allgemein): Trotz der Hypochonder-Debatte würde ich nie jemandem mit deutlichen Symptomen raten auf einen Arztbesuch zu verzichten. Ich weiß aus eigener Erfahrung meines persönlichen Umfelds, dass das schlimmstenfalls den Tod zur Folge haben kann. Vielleicht gehen Sie nicht bei jedem Zwicken im Ellbogen zum Arzt, aber bitte bei starken, klaren oder auch unklaren längeren Symptomen. Treten Sie dort selbstbewusst für sich ein.

Lasern oder nicht lasern, das ist hier die Frage

Als Nächstes stand eine Augenärztin auf dem Programm. Bereits an der Rezeption, wo man auch seine Krankenkassenkarte hinterlegt, wurde mir ein Informations-Zettel in die Hand gedrückt. Dieser empfahl mir eine genaue Brillenuntersuchung für 20€ beim Augenarzt und erklärte, dass diese einer Untersuchung beim Optiker weit überlegen sei. Man kannte also offensichtlich seine Kunden und trat sofort bei der Begrüßung in aggressive Konkurrenz zum Optiker. Spannend, dass das passierte bevor überhaupt irgendeine Untersuchung stattgefunden hatte. Im ersten Behandlungsraum wurde ich mit dem klassischen Zahlen Lesetest konfrontiert, den noch eine Assistenz und keine Ärztin durchführte. Sie kennen ihn vielleicht selbst. Man setzt sich auf einen Stuhl und soll Zahlen (manchmal auch Buchstaben) vorlesen, die in einem bestimmten Abstand an der Wand in einer Art Schaubild schwarz auf weiß angebracht sind. Pyramidenförmig, oben noch sehr groß, nach unten hin immer kleiner werdend. Das ist ein immer noch gebräuchlicher Standardtest um eine erste Einschätzung über die Sehkraft zu geben, abwechselnd mit jeweils einem Auge. Dass man sich die Zahlen auch beim Hereinkommen aus näherer Entfernung merken könnte oder dann vom Wechsel des einen Auges auf das andere, geschenkt. Das sollte man nicht tun um sich selbst nicht zu sabotieren. Ich bestand diesen mit „100% links, 100% rechts". Ich erklärte dennoch, dass es für mich in den unteren Bereichen schwieriger wurde und ich die Zahlen doppelt sah. Wer doppelt sieht, kann mit Anstrengung dennoch zum richtigen Ergebnis kommen. Ich bekam nur die Antwort, dass doch scheinbar alles gut sei und ich meine Beobachtungen bei der Ärztin erwähnen sollte.

Danach wurde ich wieder ins Wartezimmer gebeten und bekam die Augentropfen des Teufels eingeflößt. Meine Pupillen müssen sich erweitert haben wie in den Drogen-Sequenzen des Films „Requiem for a Dream" (Filmtipp). Ich hatte mit starker Lichtempfindlichkeit (recht normal) und starkem Brennen (nicht normal) zu kämpfen. Damals hielt ich das natürlich alles für normal und diese Behandlungsart gehörte zum Standardrepertoire. Sie sagt schon viel über die Ausstattung des jeweiligen Augenarztes aus. Überraschung: Hier war sie nicht gut. Irgendwann wurde ich in den zweiten Behandlungsraum geführt. Ich weiß nicht, ob es an einer leichten Sprachbarriere lag oder an ihrer Stimmung an diesem Tag, aber die Ärztin hatte nicht so recht Lust sich meine Symptome anzuhören. Ich begann mit der Schilderung – sehr ähnlich zu den Stichpunkten von oben – doch sehr schnell unterbrach sie mich mit Nachfragen. Zunächst nach meinem Alter, dann was mein Beruf sei. Ich antwortete mit „abgeschlossenes Studium zum Online-Redakteur", es gab mehrmaliges Nachfragen: „Online-Direktor?", die ich immer wieder korrigierte. Es war leicht surreal, wie ich es mir in der Sprachschule oder auf Babbel.com vorstelle. Letztlich wollte ich diesen Teil beenden mit:

Ich: „Online-Redakteur, Journalismus, aber das ist auch nicht wichtig, ich würde gerne nochmal was zu meinen Symptomen sagen."

Augenärztin 1: **„Wir schauen in die Augen, dann wissen wir alles, sie müssen nicht mehr reden."**

So stellt man sich eine gelungene Anamnese vor… Sie schaute mir danach mit Hilfe der viel zu hellen Beleuchtung in einem ansonsten dunklen Raum in die Augen und erkannte tatsächlich etwas. Jedoch wollte sie mir nicht genau sagen was, ihre Handlungsempfehlung war nur „Lasern rechtes Auge oben". Das erfuhr ich allerdings nur von der Überweisung, die ich bekam um einen anderen Augenarzt aufzusuchen, der auch laserte. Das erklärt vielleicht die aggressive Brillenwerbung direkt zu Beginn, denn viel mehr als eine Brillenuntersuchung konnte die Augenärztin mit ihrem Equipment gar nicht liefern.

In der direkten Folge ging ich zu einem besser ausgestatteten Augenarzt. Die etwas größere Praxis mit integrierter Sehschule (normalerweise etwas für Kinder, die mit Schielen Probleme haben) und einigen technischen Geräten erschien eine geeignete Anlaufstelle. Es wirkte deutlich fortschrittlicher und frischer als in der vorherigen Praxis. Nach dem „manuellen" Netzhautscan zuvor verwendete man hier einen Netzhautscanner, den „Optomap" (rein maschinell), wofür ich glücklicherweise nicht getropft werden musste. Dieser Scan war im Wesentlichen ohne Befund, vor allem beim „rechten Auge oben" wurde nichts erkannt. Die Grundlage für das Lasern bestand demnach nicht mehr. Der Augenarzt verschrieb mir Augentropfen, die ich fortan bei Bedarf nahm. Aufgrund dieser Untersuchung ohne Befund kam die Idee auf, dass es sich bei mir vielleicht eher um ein neurologisches Problem (also etwas mit dem Kopf) handeln könnte. Ich sollte das wiederum mit meinem Hausarzt besprechen und auf dem anderen Pfad weitersuchen. Es erschien mir damals sehr sinnvoll meine Zelte im Augenbereich erstmal abzubrechen. Dabei zeigte sich schon hier eine klassische Methode von Ärzten, wenn sie nichts finden: Solange die Probleme auch auf andere Spezialgebiete passen, wird man gerne weitergeleitet. Denn viele Ärzte wollen keine schwierigen Fälle, wo man nachforschen muss, sondern viele einfache Patienten, die einmal mit einem Problem kommen und es sofort oder beim zweiten Mal behoben werden kann.

Learning 1 (fachlich): Achten Sie bereits beim Aussuchen des Augenarztes darauf, dass genügend und vernünftiges Equipment vorhanden ist, beispielsweise so etwas wie ein maschineller Netzhautscanner (Optomap) oder weitere Maschinen und Methoden. Die gewählte Praxis sollte nicht schlecht ausgestattet sein, es ist meist ein schlechtes Zeichen, wenn Augentropfen standardmäßig einem Anamnesegespräch vorgeschaltet sind. Zwar braucht man die Tropfen für große Teile der Diagnostik, aber gut ausgestattete Ärzte haben auch andere Methoden und entscheiden erst nach einem Anamnesegespräch darüber. Auch Werbezettel sind kein gutes Indiz. Durch eine gute Praxisauswahl erspart man sich einen unnötigen Schritt, der sogar möglicherweise Fehldiagnosen beinhalten könnte, wie in meinem Fall.

Learning 2 (persönlich): Denken Sie sich einen Beruf aus, bei dem es keinerlei Rückfragepotenziale oder Verständnisprobleme geben könnte. Es wird niemand auf Korrektheit überprüfen. Nur sagen Sie vielleicht besser nicht „Bundeskanzler“.

Learning 3 (fachlich): Lassen Sie sich nicht so schnell abwimmeln und weiterleiten. Der Arzt nannte mir die Neurologie als Möglichkeit, ich bin direkt gewechselt und habe nicht nach weiteren Augenuntersuchungen verlangt.

Mir wäre natürlich damals am liebsten gewesen, wenn es ein schnell zu lösendes Problem mit den Augen gewesen wäre. Einmal lasern, alles wieder gut, alles wieder so wie früher. Aber aufgrund des untypischen Symptombildes erschien das von Beginn an nicht plausibel. Ich erwartete, dass mehr dahintersteckte.

Die ersten Simulations-Vorwürfe

Der Folgebesuch bei meiner Hausärztin diente vor allem der Besprechung der Ergebnisse des kleinen Blutbildes. Danach ging es um einen Plan zum weiteren Vorgehen, nach den dünnen Ergebnissen der Augenuntersuchungen. Bei meinem Blutbild wurde ein Mangel an Folsäure und Vitamin D festgestellt. Gerade Vitamin D ist heutzutage (und vielleicht auch bereits damals) ein gerne gesehener Wert im niedrigen Bereich, der vor allem mit der Sonne in Verbindung gebracht wird. Mittels Sonneneinstrahlung auf der Haut (nicht UV, sondern dem Rest) bildet der Körper selbst Vitamin D. Von daher ist es nicht ungewöhnlich, dass ich mit meiner „Sonnenallergie“ und dem kompletten Verzicht aufs Sonnenbaden einen niedrigeren Vitamin D-Wert hatte. Die urteilende Einschätzung meiner Ärztin dazu kam sofort: „Das ist eben das Problem von jungen Leuten, die gehen alle nicht mehr vor die Tür.“ Ich stellte dann die leicht ketzerische Nachfrage, wie der Vitamin D-Wert denn bei ihr aussehen würde. „Meinen eigenen Wert habe ich mich noch nicht getraut zu messen.“

Na gut. Wir kamen allerdings überein, dass weder der Folsäure- noch der Vitamin D-Mangel für meine Symptome sorgen konnte. Dennoch schrieb sie mir ein paar Präparate auf.

Außerdem ergab das Blutbild einen zu hohen TSH-basal Wert. Dabei handelt es sich um die Schilddrüse. Ist der Wert oberhalb des Normbereichs, dann spricht man von einer Schilddrüsenunterfunktion, liegt er niedriger, von einer Schilddrüsenüberfunktion. Leicht verwirrend, weil man es vielleicht andersherum erwarten sollte, aber so ist es nun mal. Bei mir lag der Wert bei 4,66 µIU/ml (Mikrointernationale Einheiten pro Milliliter), die obere Normgrenze dieses Labors lag bei 4,2 µIU/ml. Das ist aber von Labor zu Labor unterschiedlich. Warum es unterschiedliche Grenzwerte gibt? Da gibt es wohl viele Faktoren, aber das ist nicht mein Spezialgebiet. Für den Außenstehenden ist es allerdings absurd und kaum nachvollziehbar. Meine Ärztin ging zunächst gar nicht auf diesen Wert ein und meinte lediglich: „Der ist zu hoch, aber so wenig, das interessiert uns nicht." Soweit so ungut. Danach besprachen wir, dass der vorherige Augenarzt das Problem eher im Bereich der Neurologie sah und eine Überweisung zu Neurologen und MRT empfahl. Diese stellte mir die Ärztin problemlos aus.

Learning 1 (fachlich): Lassen Sie sich immer die Ergebnisse Ihrer Untersuchungen aushändigen. Auch wenn Ihr Blutbild angeblich „vollkommen okay" ist, lassen Sie es sich ausdrucken. Selbst wenn eine Untersuchung ohne Befund ist, ist dies dennoch relevant. Für die Akten. Bestenfalls brauchen Sie es nie, wenn man aber noch weiterforscht, sind solche „Vorbefunde" sehr wertvoll. Außerdem ist es einfacher sofort alle Befunde einzusammeln, als im Nachhinein, Jahre später, danach zu fragen. Einige Ärzte verlangen diese und auf einer Reise, wie der meinigen, ist es absolut üblich und sinnvoll eine Patienten-Akte zu führen. Besonders bedeutend ist es im Bereich der Ausschlussdiagnostik. Wenn beispielsweise bereits ein bestimmter Blutwert überprüft wurde und der Befund negativ war, kann man ein weiteres Themenfeld ausschließen. Genauso verhält es sich mit Biopsien oder Ähnlichem. Kurz und knapp: Auch ein „negativer" Befund kann ein Puzzlestück sein.

Learning 2 (fachlich): Falls ein Wert außerhalb des Normbereichs liegt und ihn die behandelnde Person nicht zufriedenstellend erklären kann oder möchte und dazu passende Symptome bei Ihnen bestehen, dann bitten Sie um weitere Nachuntersuchungen zu dem Thema. Ich hätte hier bereits handeln müssen aufgrund meines Schilddrüsen-Wertes.

Im Zeitraum nach diesem Gespräch mit meiner Hausärztin, hatte meine Mutter einen Routine-Termin bei der Ärztin. Sie erinnern sich, wir haben zu diesem Zeitpunkt dieselbe Hausärztin, wovon ich bereits in der Vorgeschichte abgeraten habe. Jetzt kommt der prägende Hauptgrund für meine Handlungsempfehlung. Nicht jeder Arzt trennt leider die Patienten und hält sich an eine gewisse Verschwiegenheit. Im Fall von meiner Mutter und mir ist das in der Theorie keinerlei Problem. Wir teilen ohnehin den Inhalt unserer Arztgespräche. Aber stellen Sie sich vor Sie haben keinerlei Kontakt mehr (ich vermute aus gutem Grund) zu Ihren Geschwistern, Ihrer Mutter oder einem anderen Verwandten. Dann erzählt der Arzt (ohne Vorwissen über die zerstrittene Familie) einem Familienmitglied über Ihre Leiden. Das geht einfach nicht. Hoffentlich macht das Ihr Arzt nicht, aber haben Sie das hundert prozentige Vertrauen? Falls nicht, sollten Sie etwas an der Situation ändern.

Auch in meinem, auf den ersten Blick unproblematischen Fall, wurde es zum massiven Problem. Den Inhalt des Gesprächs behielt meine Mutter eine Zeit lang für sich und teilte ihn zunächst nicht mit mir. Im Verlauf des Textes werde ich nochmal auf den Zeitpunkt eingehen, wann ich dann von dem Gespräch wusste. Für alle anderen, möchte ich es aber jetzt bereits einmal präsentieren: Ob von meiner Mutter aus oder von meiner Hausärztin – ich weiß es nicht – kam es dazu, dass sie über mich und meine Krankheit sprachen. Theoretisch schon ein No-Go, fanden das alle Anwesenden vollkommen in Ordnung. Die Ärztin wollte mit meiner Mutter „Tacheles" über mich reden, was sich wie folgt äußerte: „Da ist gar nichts" und „Der simuliert, das ist Einbildung, der erzählt das nur" waren der Tenor des Gesprächs. Meine Mutter war sehr verblüfft von dieser Einschätzung und fragte mal nach:

Meine Mutter: „Sie meinen, er soll zum Psychiater oder was wollen Sie mir jetzt damit sagen?"

Hausärztin 1: **„Nein, nicht er soll zum Psychiater, sondern Sie!"**

Meine Mutter, sonst sehr selten sprachlos, war von diesen Aussagen ziemlich erschüttert. Die Ärztin unterstellte damit nicht nur mir, dass ich alles simulierte oder mir ausdachte, sie gab auch noch die Schuld daran meiner Mutter. Weil sie durch ihre Unterstützung mich bestärkte und Symptome dadurch wahr werden ließ. Vielleicht auch im Sinne einer leichten Form des Münchhausen Stellvertreter Syndroms?[25] Genaueres bleibt unklar und es lohnt sich auch gar nicht weiter auf diese falschen Verdächtigungen der Ärztin einzugehen. Zweifelsfrei war das aber harter Tobak, den sie sich herausnahm. Es passte natürlich ins Bild ihrer vorherigen Hypochonder und Simulations-Aussagen, ihr „Simulanten-Sonar" war bei mir wohl fälschlicherweise ausgeschlagen. Gemäß meiner Erfahrung mit ihr als Ärztin, würde ich behaupten, dass nicht nur kurzfristig die Batterien gewechselt werden mussten, es sich um einen Einzelfall handelte, sondern dass ihr Sonar nachhaltig beschädigt war. Das bleibt natürlich pure Spekulation. Meine Mutter erzählte mir von diesem Gespräch erst verspätet, nicht gerne und hatte daran zu knabbern. Sie sah auch voraus, dass mich das ziemlich aufregen und das Vertrauensverhältnis mit der Ärztin zerstören würde. Eine Untertreibung. War doch die Unterstellung der Simulation ein wunder Punkt bei mir. Leser der Vorgeschichte erinnern sich an den Placebo-Trick.

Sachlich gesehen – wenn das nach solch persönlichen Angriffen überhaupt möglich ist – bin ich immer wieder verwirrt über solche Anschuldigungen. Wie soll mein Hirn es schaffen sich ein kohärentes Krankheitsbild, wo alles zueinander passt, auszudenken, ohne irgendwelche Vorbildung im medizinischen Bereich? Ich müsste ein Genie sein oder mein Hirn vollkommen Banane. Trifft leider beides nicht zu. Das wahre Hirngespinst lebt eben in den Köpfen der Menschen, die jemandem Simulation unterstellen, wenn sie mit ihrem Latein am Ende sind und sich das nicht eingestehen möchten.

---

[25] National Library of Medicine: Münchhausen Syndrom und Münchhausen-by-proxy (Abrufdatum 30.05.2024)

Der Start der neurologischen Untersuchungen. Mit Aids als Gaststar.

Mit der Überweisung meiner Hausärztin begab ich mich zunächst in ein Krankenhaus um dort ein MRT (Magnetresonanztomographie, auch Kernspintomographie genannt) durchführen zu lassen. Ich beschreibe kurz die MRT-Erfahrung für Uneingeweihte, auch wenn es sich hier um nichts Schlimmes handelt und man davor wirklich keine Angst haben muss. Außer man hat Platzangst. Zuvor muss man sich eventuell etwas entkleiden, vor allem die metallenen Gegenstände müssen draußen bleiben. Dafür wird man in eine kleine Kabine gebeten, die den Untersuchungsräumen vorgeschaltet ist. Danach kommt man ins Behandlungszimmer hinein und erhält Kopfhörer. Denn ein MRT ist ganz schön laut und auch in seinen Tonfrequenzen nicht sehr angenehm. Es wäre natürlich schön, wenn man dann vernünftige Noise-Cancelling Kopfhörer bekommen würde, aber machen wir uns nichts vor. Es ist immer noch das Gesundheitssystem, das hat nicht die neueste Technik. Bei mir haben die vorhandenen Kopfhörer leider nur ziemlich wenig geholfen, andere werden hoffentlich mehr Glück haben. Dann wird man dort für grob 20 Minuten in diese recht enge Röhre eingepfercht. Zu Klangwelten, die fast ein wenig außerirdisch klingen, und einen sicherlich nicht beruhigend in den Schlaf wiegen könnten, sondern eher Unbehagen hervorrufen. So wie Lieder von Rolf Zuckowski. Außerdem bekommt man noch einen Gummi-Notfallknopf in die Hand um sich bei Problemen bemerkbar zu machen. Leider birgt dieser seine eigenen Probleme, weil er sich beim Reinfahren in die Röhre gerne mal verdreht und an die Röhre stößt. In Folge dieser Prozedur kann man in manchen Praxen oder Krankenhäusern mit einem Arzt vor Ort nach einiger Wartezeit sprechen. Das war hier leider nicht vorgesehen. Stattdessen bekam ich eine CD mit, die ich meiner Hausärztin für den Folgebesuch mitbringen sollte, außerdem wurde ein Bericht verfasst.

Meine Hausärztin las beim nächsten Besuch den Befund und bezeichnete ihn als „weitgehend unauffällig". Ich fragte nach, was ein paar der Aussagen im Bericht genau bedeuten, weil ich die Fachtermini der Medizin – damals wie heute – nicht vollumfänglich verstand. Daraufhin begann sie tatsächlich vor mir diverse Begriffe so halb unauffällig zu googlen. So viel zum Thema, diese schlimmen Patienten, die alles „bei Wikipedia googlen". Mir war damit klar, dass ich mich auf ihre Expertise in diesem Bereich nur schwerlich verlassen konnte. Da traf es sich gut, dass mein erster Neurologen-Termin bereits am Horizont erschien.

Learning (fachlich): Lassen Sie die MRT-Ergebnisse immer sofort von Experten (Neurologen) bewerten und bitten Sie diese um Erklärung bei möglichen Nachfragen. Einige Allgemeinmediziner werden damit überfordert sein.

Der Termin beim Neurologen war mit etwas längerer Wartezeit verbunden als die bisherigen Arztbesuche. Beim Hausarzt kommt man natürlich schnell unter, ich kam auch bei ländlichen Augenärzten immer recht schnell zu Terminen. Fürs MRT muss man etwas Zeit einkalkulieren und dann noch mehr für einen Gesprächstermin beim Neurologen. Vor allem als gesetzlich versicherter Patient.

In so einer Wartezeit kann sich eine gewisse Anspannung oder sogar so etwas wie Vorfreude aufbauen. Klingt verrückt und man sollte diese Gefühle gar nicht erst aufkommen lassen. Aber ich war wirklich sehr hoffnungsvoll im Vorlauf des Termins beim Neurologen. Ich dachte mir: Mein Blut ist soweit in Ordnung, an den Augen scheint nichts zu sein. Also werden wir bei einem gut ausgestatteten, laut Google sehr fähigen, Arzt schon an der richtigen Adresse sein. Mindestens per Ausschlussdiagnostik müssten wir dort eigentlich etwas finden. Grundsätzlich wäre etwas leicht zu Korrigierendes an den Augen natürlich schöner gewesen, aber auch hier war ich optimistisch, dass sich etwas finden lassen würde, dass man relativ leicht beheben könnte. Im MRT wurde schließlich nichts Gravierendes entdeckt, daher war es vielleicht etwas Kleineres, mutmaßlich zu beheben durch einen kleinen Werkstattbesuch. Ich glaubte an eine Diagnose und daran wieder vollständig gesund werden zu können. Dementsprechend groß war die Erwartungshaltung. Ein Fehler.

In der Praxis füllte ich zunächst bei sehr freundlichem und hilfsbereitem Personal einige Bögen aus. Ein paar mit persönlichen Daten, Familienstand, Beruf, man kennt es. Meine Lieblingsthemen. Außerdem den viel wichtigeren Anamnesebogen, wo ich meine Symptome aufzählte, speziell meine Augenproblematik. Ich verblieb einige Zeit im Wartezimmer, mutmaßlich während mein Anamnesebogen an einen Arzt weitergeleitet wurde, damit dann die korrekten Untersuchungen bei mir durchgeführt werden konnten. Zunächst wurde ich zu einer EEG (Elektroenzephalographie)-Untersuchung abgeholt. Hierbei werden die Hirnströme gemessen um Nervenerkrankungen wie Epilepsie oder Hirnschädigungen zu erkennen. Dafür wird man viel verkabelt und schön „eingeliert“ (ein Wort, was es scheinbar nicht gibt, mit geleeartiger Masse bestrichen) am Kopf und an den Ohrläppchen. Daraufhin musste ich bei geschlossenen Augen drei Minuten lang stark atmen. Das war es dann. Ohne mich darüber zuvor zu informieren oder nachzufragen, wurde direkt noch eine zweite Untersuchung durchgeführt. Ein VEP (Visuell evozierte Potentiale), eine Untersuchung des Sehnervs. Klingt tatsächlich sehr sinnvoll, allerdings hätte ich gerne mehr als eine Vorwarnung von zwei Sekunden gehabt, denn plötzlich hörte ich nur: „Ich stecke die Nadel hier jetzt gleich rein, könnte kurz weh tun.“ Ohne große Zeit zu antworten, hatte ich bereits zwei Nadeln im Kopf stecken. Rückblickend vielleicht ganz gut, weil ich sonst mehr Schiss davor gehabt hätte, aber professionell kann ich das leider nicht nennen. Nachdem diese Untersuchungen vorüber waren, durfte ich wieder im Wartezimmer Platz nehmen. Mir war etwas schwummriger als sonst, diese ganze Nadelgeschichte war mir nicht ganz geheuer. Aber das sollte nicht meine letzte Überraschung an diesem Tage bleiben. Ich wurde dann endlich zum Arzt hineingebeten. Als ich die Tür durchschritt, nett grüßte und noch bevor ich saß, kam es zu folgendem Gespräch:

Neurologe 1: **„Guten Tag. Haben Sie Aids?“**

Ich (verwirrt): „Nicht, dass ich wüsste.“

Neurologe 1: **„Ich meine nur, Sie sehen so aus.“**

Ich (zögernd, mit Verspätung): „Was?“

Neurologe 1: **„Sie wissen schon was ich meine, vom anderen *(Pause)*, egal.“**

Ich konnte es zumindest interpretieren. Wollte er mich fälschlicherweise outen? Hielt er mich für homosexuell und wollte ein paar 80er Jahre Klischees aufwärmen? Ging es doch nur um mein blasses äußeres Erscheinungsbild? Das ist sicherlich als mindestens misslungene

Einstiegsfrage zu bewerten. Ich empfinde das nicht als beleidigend, weil ich LGBTQ+ vollständig unterstütze. Aber ich war dennoch wie vor den Kopf gestoßen und leicht fassungslos. Später im Gesprächsverlauf meinte er, dass ich recht hager und blass sei. Betrachtete er mein Äußeres als so „Aids-typisch", ohne irgendwelche Gedanken über Sexualität? Beispielsweise die blasse Haut, mein leichtes Untergewicht, vielleicht auch anhand meines Anamnesebogens? Das ist auf jeden Fall sein Rettungsanker und in meinen guten Momenten will ich das einfach glauben. Vielleicht erwähnte er diese Idee auch nur im späteren Verlauf des Gesprächs um seine Einstiegsfrage etwas abzumildern, weil er selbst verstand, dass die nicht clever gewählt war. Ich kann nur hoffen, dass es eine Misskommunikation seinerseits war.

In Folge dieses für mich schwer zu verstehenden Einstiegs, begann ich vollumfänglich von meinen Symptomen zu erzählen. Im Gegensatz zu anderen Ärzten, wurde ich hier nicht unterbrochen, stattdessen schrieb er ohne weitere Regung mit. An einigen Stellen stellte er kluge Fragen, bei denen es mir zunächst schwer fiel sie genau zu beantworten. Beispielsweise die Frage danach, wie genau das verschwommene Sehen sei. Das gab mir das Gefühl, dass er wirklich etwas herausfinden wollte, er wirkte analytisch. Irgendwann nuschelte er mir dann unvermittelt etwas zu, was ich nicht verstand und nochmal nachfragte: „Komm mit!" sagte er dann laut im Befehlston, begann aufzustehen, ich folgte ihm in ein anderes Behandlungszimmer. Ich sollte mich auf eine Liege setzen und seinem Finger mit meinen Augen folgen. Währenddessen herrschte Stille im Raum, abgesehen von ein paar Anweisungen seinerseits. Später durfte ich diesen Test noch mehrmals durchlaufen und als „Stifttest" kennenlernen. Nach der Rückkehr ins vorherige Arztzimmer, schaute er nochmal auf die Befunde und kam dann zu seinem Ergebnis. Alle durchgeführten Tests seien unauffällig verlaufen. Ich sah zwar im Hintergrund auf einem Bildschirm, eine rote Kurve in einem EEG, was offensichtlich zu hoch ausschlug, aber ich weiß nicht mal, ob das meine EEG-Untersuchung war. Um das zu erkennen, waren meine Augen zum damaligen Zeitpunkt schon zu schlecht. Sein Fazit lautete dann: „Ich vermute wirklich, dass sie entweder Aids, Syphilis oder Muskelübertragungsschwächen haben. Lassen Sie das besser mal schnell testen."

Learning 1 (für Ärzte): „Haben Sie Aids?“ ist keine gelungene Einstiegsfrage. Essenziell wichtig ist das Zuhören bei der Schilderung der Symptome des Patienten. Das ist unendlich viel relevanter als Nachfragen zu Beruf oder Sonstigem.

Learning 2 (fachlich): Fragen Sie zu Beginn der jeweiligen Untersuchungen nach, was gerade untersucht wird und was noch untersucht werden soll. Erstens um sich zu bilden und zu verstehen, warum diverse Dinge getestet werden und zweitens um überraschende Nadeln im Kopf zu verhindern.

Im direkten Kontext dieses Besuchs war ich zwar vom Vorgehen des Arztes schockiert, aber ich hatte dennoch das Gefühl, dass er fachlich vernünftig war. Unter anderem half er mir durch seine genauen Nachfragen bei der Präzisierung meiner Symptome. Ich lernte beispielsweise – auch weil die Symptome schlimmer wurden – durch das Gespräch mit ihm, dass es sich bei meinem verschwommenen Sehen eigentlich um Doppelbilder handelte. Besonders schlimm war (und ist) dies bei weißer Schrift auf schwarzem Grund, beispielsweise bei Untertiteln. Dabei sehe ich die Schrift sehr klar doppelt, im Abstand von einigen Milli- oder Zentimetern voneinander entfernt, vor allem nach oben und unten versetzt, manchmal auch ganz leicht seitlich. Diese Doppelbilder nehme ich im Alltag nicht wirklich wahr, wenn ich einen Baum ansehe, der 13 Meter von mir entfernt steht. Das erkenne ich nur als verschwommene Sicht. Insofern war mein Besuch bei ihm produktiv und ich wollte seine Ideen per Bluttests abklären lassen, auch wenn ich mir weder Aids noch Syphilis vorstellen konnte. Die Muskelübertragungsschwächen schon eher. Die Erzählung meiner Erfahrungen dieses Besuchs führten zu ordentlich Gelächter und Fassungslosigkeit in den unterschiedlichsten Runden. Darin zeigt sich auch ein Charakterzug von mir: In meinen guten Momenten versuche ich die fiesen persönlichen Erfahrungen mit einer gewissen Form von Humor aufzuladen und sie damit zu entschärfen. Die Logik der Tragikomödie für den eigenen Geist und das eigene Denken. Umso besser, wenn daraus auch noch eine gute, amüsante Geschichte zum Erzählen entsteht.

Nach kurzer Rücksprache mit meiner Hausärztin, bei der ich ihr von den Ideen des Neurologen erzählte, durfte ich nochmal zur Blutabnahme vorbeikommen. Die Ergebnisse von Aids, Syphilis und Co. waren aber

„unauffällig", die Erkrankungen damit ausgeschlossen. Sicherlich eine gute Nachricht, aber letztlich blieb ich weiterhin ohne Diagnose mit meinen Augensymptomen zurück. Daher entschieden wir uns für einen neuen Anlauf bei Augenärzten im Gepäck mit den neurologischen Erkenntnissen und dem größeren Fokus auf den Doppelbildern. Zunächst erhoffte ich mir aber noch neue Ideen von einem weiteren Neurologen-Termin.

„Keine Ahnung" - die Show

Ich versuchte es in der Folge bei einem weiteren gut ausgestatteten Neurologen. Zu meinen bisherigen Augensymptomen, vor allem den schlimmer werdenden Doppelbildern, gesellten sich mittlerweile auch noch recht seltsame Muskelzuckungen. Völlig unkontrolliert begannen einige Muskeln unter der Haut zu zucken, damals vor allem im Bereich der Unterschenkel-Innenseiten. Ich konnte das weder steuern, noch verstand ich zu diesem Zeitpunkt, wann das auftrat. Es schmerzte nicht und war daher eigentlich zu vernachlässigen. Außerdem hatte ich gelegentlich Krämpfe, mir wurde häufiger „Schwarz vor Augen", meine Gliedmaßen kribbelten und „schliefen ein". Diese neuen Symptome empfand ich es als sinnvolle Indizien für einen Neurologen.

In einer modern wirkenden Praxis wurde ich zunächst erneut darum gebeten einige Bögen zur Datenerfassung und zur Anamnese auszufüllen, was ich wie immer gewissenhaft ausführte. Zu dieser Zeit hatte ich, gut vorbereitet, auch ab und an einen eigenen Stift dabei. In der auffallend leeren Praxis wurde ich schon früh in einem der Besprechungsräume alleine platziert um auf einen Arzt zu warten. Ich nutzte die locker über 30-minütige Wartezeit um mich ein wenig im Zimmer umzuschauen, manchmal hängen an den Wänden von Ärzten auch mehr oder minder interessante Poster. Zudem fiel mir noch eine Kiste ins Auge, auf der etwas von Akupunktur stand. Nicht mein Fall, freiwillig Nadeln in den Körper? Nein, danke. Als der Arzt endlich eintraf, begann ich wie immer meine Symptome zu schildern. Dabei wurde ich sehr häufig unterbrochen, weil der Arzt mich nicht richtig verstand (Sprachbarriere) und mich bat einige Dinge zu wiederholen. Mehr als ein „Mhm", hörte ich aber erstmal nicht von ihm. Ich fragte dann nach, ob ich ihm zu dem Thema meiner Neuentdeckung, den

Muskelkontraktionen, ein selbstaufgenommenes Handyvideo zeigen dürfte. Er bejahte dies nach fast schon unangenehm langer Pause, so dass ich mich neben ihn hockte und wir gemeinsam auf mein Smartphone blickten. Danach war ich fertig mit meinem Vortrag – Folien hätten besser sein können, aber ich hatte immerhin mit dem Video etwas Interaktives – und ich hörte erstmal Stille auf der anderen Seite. Ich fragte dann, ob er eine Idee hätte. Zunächst kam nur „Keine Ahnung". Ok, cool. Das ist deutlich weniger als beim vorherigen Neurologen. Auf meine erneute Nachfrage kam wieder die gleiche Antwort. Auf meine Frage, wie ich weitermachen sollte – Sie werden es erraten – die altbekannte Antwort:

Neurologe 2: **„Keine Ahnung".**

Frustrierend. Ich begab mich schon gedanklich auf den Heimweg, doch dann passierte doch noch etwas! Er setzte von sich zum Reden an. Nur um meine Lieblingsfrage zu stellen: „Haben Sie Stress?" Ich hasse diese Frage, weil sie einfach auf jeden Menschen zutrifft. Klar hat man mal Stress, manche mehr, manche weniger. Klar, Stress kann ein Trigger für einige Symptome sein, das weiß ich selber nur zu gut, aber er ist nicht der alleinige Grund und Auslöser für alle Probleme. Ob gesundheitlicher, charakterlicher oder privater Natur. Einfach nein. Es ist der einfache Ausweg für jeden Arzt, der letzte Strohhalm und sonst nichts. Dennoch ist das Ansprechen dessen durch den Arzt grundsätzlich kein Fehler. Den meisten Menschen sollte man den Hinweis zur Stressminderung mitgeben. Wenn man sich den Stress selbst macht, umso besser, dann kann man daran arbeiten. Aber in meinem Fall gibt es da nur ein klares „Nein." Beim besten Willen nicht. Stress löste nicht mein Potpourri an Symptomen aus. Ich antwortete:

Ich: „Wer hat keinen Stress? Meine jetzige gesundheitliche Lage ist natürlich irgendwo stressig, ich habe eine ungeklärte Krankheit und bisher kann mir keiner (...)"

Neurologe 2: **„Ich meine mit der Schule oder so."**

Er grätschte mir per Blutgrätsche in meine Aussage rein, wie ich es sonst nur aus dem Fußball kannte. Ich grinste nur ungläubig und verneinte seine Anmerkung, aus der Schule war ich schon einige Jahre heraus. Für mich war die Nummer an der Stelle gelaufen, hier konnte ich keine Hilfe finden. Daher blieb ich noch kurz sitzen und fragte dann, ob es das nun gewesen sei für unser Gespräch. Dann fiel ihm auf einmal ein, dass ich der richtige Patient für Akupunktur sei. Ich hatte schon fast darauf gewartet, der Karton zu Beginn hatte nicht gelogen. Ich stand auf und meinte nur kurz „Ich überlegs mir", reichte ihm die Hand und verschwand geschwind nach draußen. Nein, ich war wirklich nicht der Typ für Akupunktur und schon gar nicht bei einem Arzt, der so wenig Ideen hatte und keinerlei Hilfestellung für mich sein konnte. Ein verbaler Schlag ins Gesicht.

Ich erinnere mich noch gut daran, wie ich nach diesem Gespräch gelaunt war. Ich war wütend, wie nach keinem vorherigen Arztbesuch. Ich wurde hier nicht beleidigt, aber ich begann langsam die Hoffnung zu verlieren. Man wartet ewig auf einen solchen Termin, lädt ihn mit viel Hoffnung auf und „Keine Ahnung" ist noch das Sinnvollste, was man von der anderen Seite hört. Einige Monologe des Frusts, des Hasses, der Wut erstreckten sich über die gesamte Heimfahrt, meine Mutter war – wie so häufig – die Leidtragende des kleinen Vulkanausbruchs. Aus mir sprach viel Verzweiflung, als ich vor allem die Ethik und den hippokratischen Eid eines manchen Arztes hinterfragte. Nicht fair, aber ich fühlte mich auch massiv ungerecht behandelt. Der große Unterschied zu vorherigen Arztbesuchen war, dass ich bei anderen mit einer gewissen Idee, einem Plan zum Abarbeiten, generell Hoffnung, herausgekommen war. Hier herrschte gähnende Leere. Das ließ mich in ein tiefes Loch fallen. Ich empfand ein neurologisches Problem von Beginn an als wahrscheinlicher und hier schien ich nun in einer Sackgasse angelangt. Sollte ich einfach immer weiter neue Neurologen aufsuchen? Wofür? Es wurde scheinbar schon alle relevanten Tests durchgeführt. Also warum nochmal alles durchgehen? Für erneute Hoffnung nur um dann wieder in den Boden gestampft zu werden? Ich hatte wirklich keine Lust mehr. Aber, wie schon Freddy wusste: „The show must go on".

Learning 1 (fachlich): Lassen Sie sich nicht mit „haben Sie Stress" abspeisen. Analysieren Sie gerne Ihre eigene Stresssituation und verbessern sie diese, wenn möglich. Aber seien Sie bitte nicht naiv und glauben dadurch würde sich der Großteil Ihrer Probleme in Luft auflösen.

Learning 2 (persönlich): Gehen Sie nicht mit zu hoher Erwartungshaltung oder Optimismus zum Arzt. Glauben Sie nie, dass das der Termin sein muss, bei dem Ihnen ein klarer Weg zur Rehabilitation aufgezeigt wird. Falls es passiert, super, falls nicht, ist es kein Weltuntergang. Ich empfehle Arztbesuche emotional nicht zu sehr aufzuladen.

Learning 3 (für Ärzte und persönlich): „Keine Ahnung" ist tatsächlich keine schlechte Antwort eines Arztes. Wenn man nichts weiß zu einem Thema, dann sollte man nicht irgendetwas aus der Luft greifen, sondern dass auch klar benennen dürfen. Die perfekte Handlung eines Arztes wäre wohl zu sagen: „Ich informiere mich zu dem Thema nochmal und komme dann auf Sie zurück". Das ist aber natürlich utopisch, so viel Zeit haben viele Ärzte nicht. Für den Patienten ist das schwer zu verdauen, gerade wenn der Besuch mit vielen Hoffnungen verbunden ist, es ist aber dennoch eine valide Antwort. Aus diesem Gespräch habe ich auch gelernt, dass großes weiteres Nachfragen nach einem „Keine Ahnung" selten zielführend ist. Danach kamen nur noch Stress und Akupunktur, worüber ich mich im Nachhinein noch mehr aufgeregte. Das hätte ich mir und dem Arzt ersparen können. Man muss das als Patient schnell abhaken und es an anderer Stelle versuchen. Der Fehlschlag lag eben nicht nur beim Arzt, sondern vielleicht auch an einer vorherigen schlechteren Recherche, dass man sich die Praxis online nicht gut genug angesehen hatte oder die Schwerpunkte falsch einschätzte. Oder der Arzt hatte an dem Tag einfach keinen Bock und Sie trifft keine Schuld, das ist natürlich auch möglich, aber eben nicht zu ändern. Sparen Sie sich die Mühe bei aussichtsloser Lage bei einem Arzt.

Vom Umgang mit der Krankheit, niederschmetternden Arztbesuchen und der Familie

Man sollte nicht unterschätzen, wie kraftraubend eine Ärztereise, die sich nun immer mehr nach einem Ärzte-Labyrinth anfühlte, sein kann. Natürlich hat man die eigenen Symptome, die weiterhin und permanent bestehen und für Probleme sorgen. Dann kommt allerdings der psychologische Aspekt hinzu. Ich lud die frühen Arztbesuche und die lange Wartezeit davor mit Hoffnung auf und wollte, dass dort etwas gefunden wird. Immer mit dem Hauptgedanken, dass man tatsächlich wieder gesund wird, eine gute Lebensqualität erreicht werden kann. Bestenfalls durch einen – wie auch immer gelagerten – kleineren Eingriff, oder eine kurzzeitige Medikation. Als zweitbestes durch eine Langzeitmedikation. Aber die Hoffnung zu Beginn einer solchen Reise ist noch sehr ausgeprägt, man sollte sie auch bewahren, auch gegen den mit der Zeit möglicherweise stärker werdenden Drang aufgeben zu wollen. Denn die Hoffnung ist die Antriebsfeder, dass man weitersucht und neue Ärzte aufsucht. Tiefschläge, wie die letztlich ergebnislose Suche bei den Neurologen, waren dennoch für mich nicht einfach wegzustecken.

Generell besprach ich meine Termine mit meiner Mutter bereits auf der Heimreise. Danach ging ich aber schnell in den Verdrängungsmodus über. Es gab zu diesem Zeitpunkt keine innere Akzeptanz, sondern nur Wartezeiten auf eine neue Chance. Ich befand mich in einer aussichtslosen Lage in der Mitte einer nicht enden wollenden Suche nach irgendjemandem, der mir helfen konnte. Dennoch brauchte ich für mein Leben einen gewissen Abstand, ich wollte eine Distanz zu diesen frustrierenden Arzterfahrungen aufbauen. Ich wollte nicht die ganze Zeit weitersuchen und mich online dumm und dusselig lesen an schlechten, laienhaften Informationen. Ich wollte nicht mit jedem meine Symptome besprechen und darüber jammern, das war und ist nie mein Ziel gewesen. Mein ganzes „Mindset" sollte nicht die Krankheit sein und deswegen war meine Methode die Verdrängung.

Dementsprechend war diese Krankheit während meiner ersten Augen-Diagnosesuche in meinem Freundeskreis nicht häufig Thema. Jetzt fragen Sie sich natürlich wie es mit dem Rest der Familie aussah. Generell wussten sowohl mein Bruder als auch mein Vater nicht zwingend im Vorhinein von meinen Arztterminen. Wenn überhaupt erfuhren sie das per Flüsterpost meiner Mutter. Gelegentlich hatten sie von Terminen erfahren und fragten nach. Dass ich damit nicht gut umging, muss ich auf meine eigene Kappe nehmen. Aber ich habe es gerade erklärt, daheim war irgendwie meine „Safe Zone", die ich nicht ständig mit Arztgeschichten belasten wollte und wenn dann nur zu meinen Konditionen. Deswegen blieb ich bei diesen Nachfragen immer recht kurz angebunden und etwas vage, reagierte manchmal gereizt. Ich habe eben keine Lust dieselbe Geschichte am Tag mehrfach zu erzählen, gerade wenn das eine Geschichte ist, die mich deprimiert. Selbst bei amüsanten Stories bin ich nicht der Typ, der diese 15-mal erzählt, aber im lustigen Bereich ergibt das immerhin Sinn. Wenn man stattdessen ständig unangenehme Erfahrungen rezitieren soll, dann lehne ich gerne ab. Ich möchte mich nicht im (Selbst-) Mitleids Pool suhlen. Soll ich an einem Tag zuerst das beschissene Erlebnis selbst erleben, dann meiner Mutter im Auto davon erzählen, danach nochmal meinem Bruder und später meinem Vater? Das wollte ich wirklich nicht, daher habe ich das immer kurz abgehandelt. Das war nicht nett, aber man versteht vielleicht wieso ich so handelte.

Mir hallt leider immer noch ein Satz nach, den mein Bruder nach einem Arztbesuch sagte. „Bist du jetzt zufrieden?" fragte mein Bruder nach einem Termin, der keine Befunde lieferte und mich wütend und deprimiert zurückließ. Vielleicht war die Frage irgendwie nett gedacht, aber komplett vorbei an meiner Lebensrealität. Ich interpretierte damals sicherlich auch zu viel in diese Worte hinein und war aufgebracht: „Zufrieden? Wie soll ich zufrieden sein? Meine Symptome sind nicht weniger und ich habe weiterhin keine Ahnung, wo sie herkommen." Ich wusste, so gut wie kein anderer, dass meine Probleme real waren und sich nicht durch eine Diagnose „ohne Befund" in Luft auflösen könnten. Ich sah mich komplett missverstanden, zweifelte daran, ob mein Bruder mir überhaupt glauben würde. Sicherlich war das wieder massiv überinterpretiert und er wusste einfach nicht genau, wie er nachfragen sollte. Wir fanden keine gemeinsame Sprache. Dass ich bei sowas in die Luft gegangen bin, war natürlich absolut falsch. Ruhig jemanden etwas zu erklären und auch erklären, was einen daran verletzt, ist immer sinnvoller als meine damalige Reaktion. Aus heutiger Sicht und nach

Gesprächen mit meinem Bruder verstehe ich auch vollends, dass diese Situationen durch Misskommunikation ausgelöst wurden – zu der ich einiges beigetragen habe – und nie bewusst verletzend gedacht waren. Dennoch führten diese Momente dazu, dass ich medizinisch lange Zeit lang mit ihm über nichts reden wollte. In anderen, fröhlicheren Lebensbereichen hatten wir aber ein gutes Verhältnis. Ob mein Vater mir jemals geglaubt hat, ist schwierig nachzuvollziehen. Er würde das sicherlich bejahen, ich spürte aber leider keine Unterstützung von ihm, er signalisierte eher Desinteresse. Bis auf ein paar wenige Momente, bei denen er selbst etwas in die Hand nehmen wollte, aber dazu komme ich später noch. Mit der erweiterten Familie sprach ich ohnehin nicht über sowas. Das hat sich erst später gebessert, als ich mit meiner Cousine sehr gut und offen über meine Krankheit und meine Psyche sprechen konnte, was glücklicherweise beidseitig funktioniert.

Jetzt fragen Sie sich natürlich: Was hat der faule Sack denn den ganzen Tag lang gemacht? Nur im Bett rumgelegen? Nein, das war nie mein Stil. Ich habe viel gelesen, nicht über meine Krankheit oder wertvolle literarische Werke, sondern im Bereich der Nachrichten, tiefgreifenden Reportagen zu bestimmten Themen, ich war top informiert. Was wiederum eine gewisse Form des Weltschmerzes auslöste. Einige von Ihnen kennen das vielleicht. Die negative Wirkung aufs eigene Gemüt, wenn man sich tagtäglich detailliert den ganzen schrecklichen Geschichten auf der Welt widmet und diese genau verfolgt. Das ist für die wenigsten Menschen empfehlenswert. Mir half es bei einer gewissen Kategorisierung meiner eigenen Beschwerden. Natürlich war meine Situation anstrengend und beschissen, aber im globalen Vergleich ging es mir immer noch verdammt gut. Zweifellos stand mein Leben, meine Ideen von der Zukunft, still und meine Augen verursachten Beschwerden. Dazu sollte bald noch mit großer Macht die Magen/Darmproblematik kommen, die schon unter der Oberfläche schwelte. Aber ich hatte eine Krankenversorgung, durchlebte keinen Krieg in meiner Heimat, weswegen ich flüchten musste. Im Vergleich gings mir doch eigentlich ganz gut. Ich finde diesen „reality-check“, dieses auf den Boden der Tatsachen zurückholen, tatsächlich sehr bedeutsam um sich selbst nicht zu wichtig zu nehmen und nicht ständig im Selbstmitleid zu versinken.

Neben diesem halbsinnvollen Konsum von Nachrichten, bin ich tief in die Unterhaltungsbranche abgetaucht. Anfänglich vorrangig in Videospiele. Weil meine „Karriere“ nach dem Studium ohnehin schon lange an einem Stoppschild hielt und der Lebenslauf bereits versaut war, schielte ich damals – komplett träumerisch und nie wirklich ernst – auf einen zweiten Karriereweg. Schon seit Kindertagen spielte ich das bekannte Fußball-Videospiel von EA Sports, damals noch unter dem Titel „Fifa“ vertrieben. Tatsächlich war ich in vielen der verschiedenen Teile recht gut. Ich habe online an einigen größeren Turnieren teilgenommen, war immer in den höchstmöglichen Ligen der Spielmodi im Spiel, habe an Veranstaltungen der virtuellen Bundesliga teilgenommen. Bei Fifa 14 habe ich einmal die Gruppenphase bei einem Turnier in Leverkusen überstanden und bin dann im Achtelfinale ausgeschieden, auch bei späteren Fifa-Teilen war ich nochmal vor Ort auf Turnieren unterwegs und nie chancenlos. Um auf dieses Level zu kommen, spielte ich sehr viel Fifa. Was in der Theorie nach einem schönen Eskapismus klingt, aber Fifa-Spieler wissen es: Es kann auch verdammt frustrierend sein und einen weiter runterziehen. Denn man gewinnt vielleicht acht Spiele am Stück, aber das eine, das man verliert, das schmerzt dann richtig. Vor allem wenn man sich ungerecht behandelt fühlt. Bis nach ganz oben hat bei mir doch noch ein gutes Stück gefehlt. Das akzeptierte ich aber sogar noch später als meine Krankheit. Zuvor spielte ich auch noch Rocket League auf recht hohem Niveau, das musste ich dann aber in Folge meiner Augenprobleme nach und nach einstellen. Die grellen orangen und blauen Farben des Spiels waren auf Dauer zu anstrengend für mich.

Generell sind Videospiele aber weiterhin mein „Go-To Eskapismus“ und eine große Hilfe bei der Verdrängung. Bei Story-basierten Spielen, egal ob Indie oder Blockbuster, wird man immersiv in diese Welt hineingesogen, vergisst darüber Ängste und Sorgen. In Rätsel-lastigen Spielen wird die Hirnkapazität dafür komplett beansprucht. In vielen Spielen meines Lieblingsherstellers Nintendo verdrängt der Spaß schnell die dunklen Gedanken und Gefühle. Oder es ist ein gutes Training für den Umgang mit Wut. Denn wer bei Mario Kart ruhig bleiben kann, der kann es auch bei Ärzten.

Allgemein kann ich Videospiele empfehlen als Ablenkung und um tolle, positive, spaßige, emotionale Erfahrungen zu erleben, fernab der eigenen Realität. Mir ist auch klar, dass das keine allgemeingültige Strategie für alle sein kann und ich aufgrund meiner Kindheit und Jugend ohnehin schon große Berührungspunkte mit Videospielen hatte, aber dennoch: Probieren Sie es gerne mal aus. Ein bisschen mit Mario hüpfen, sich einnehmen lassen von kleineren Storygames wie „What remains of Edith Finch?", sich von der Grafikpower und top Erzählung eines God of War oder GTAs weghauen lassen. Egal, lassen Sie sich entführen in andere Welten. Man ist nie zu alt um neue Dinge zu entdecken. Mir hat es in meiner depressiven Phase nach dem zweiten Neurologentermin auf jeden Fall geholfen. Das war ein kleiner Einblick in meine Seelenwelt zu dieser Zeit, jetzt geht es weiter mit knallharten Arztgeschichten und meinen Symptomen.

Passiv aggressiv bei der Hausärztin

Ich bemerkte wie im November 2016 meine Augen erneut schlechter wurden und ergänzte meinen Symptomzettel noch vor meinem nächsten Besuch bei der Hausärztin wie folgt:

Seit November 2016:

- Doppeltes Sehen, vor allem bei Text (bei hellem Text auf dunklem Grund oder Dingen, die hell angestrahlt werden, z.B. Schilder im Straßenverkehr bei Nacht)
- Doppeltes Sehen auch mit jeweils einem Auge (beim rechten Auge deutlicher als beim linken, „monokulare Diplopie")
- Verschiedene Winkel auf Text (mal geradeaus, mal von links, mal von rechts) führen zu Doppelbildern an verschiedenen Stellen (hauptsächlich vertikal), beseitigen diese aber nicht
- Unterliegt starken Schwankungen, teilweise deutliche Doppelbilder, teilweise nur Konturen -> kein klares Schema in Schwankungen. Teilweise morgens schlimmer, teilweise abends
- Sich dadurch ergebene Anstrengung der Augen führt zu dauerhaftem Augenbrennen und teilweise Augentränen. Augentropfen lindern Brennen, verstärken aber in Dauernutzung die Doppelbilder

- Tendenziell bei Tageslicht schwächere Doppelbilder
- Sport/Anstrengung führt (immer) zur Verschlechterung währenddessen

Sie erinnern sich vielleicht an das oben bereits erwähnte Gespräch der Hausärztin mit meiner Mutter, bei dem ihr das Aufsuchen eines Psychiaters empfohlen wurde. Mittlerweile wusste ich von diesem Gespräch. Jetzt werden Sie korrekterweise sagen: Warum gehst du Vollpfosten denn noch dahin? Du weißt doch, dass das nichts mehr werden kann! Das ist absolut korrekt, das Vertrauensverhältnis war natürlich nachhaltig und irreparabel zerstört. Dennoch wollte ich zunächst bleiben bis das Themenfeld meiner Augen abgeschlossen war. Ich hatte erstens kein Interesse mich auf eine möglicherweise langwierigere Hausarzt-Suche zu begeben – nicht alle Ärzte in der Umgebung nahmen überhaupt noch neue Patienten auf. Zweitens war meine Hausärztin gut im Thema, konnte und sollte theoretisch die koordinierende Person sein, die die Befunde der verschiedenen Spezialrichtungen verstand und einordnen konnte, sie ganzheitlich betrachtete. An ihrer fachlichen Qualität hatte ich nämlich keine wirklichen Zweifel und das stand für mich im Vordergrund. Da konnte ich solche Animositäten wegschieben, etwas was ich generell empfehle. Für mich war dennoch klar, dass ich über kurz oder lang einen neuen Hausarzt benötigte, aber ich entschied mich die Augen- und Neurologenthematik bei ihr zu Ende zu bringen. Vor allem um nicht noch ein neues Fass aufzumachen. Das galt zumindest so lang, wie sie mir nicht offen feindselig gegenübertrat oder meine Wünsche nicht erfüllte.

Aufgrund einer neuen Routine Asthma-Kontrolle hatte ich mal wieder einen Termin bei meiner Hausärztin und informierte sie über neue Erkenntnisse. Mein Verhalten ihr gegenüber war nun etwas anders, ich war kürzer angebunden und betrachtete sie vor allem als Dienstleisterin, im Wesentlichen für Überweisungen und möglicherweise Bluttests. Als ich ihr von meinen Erlebnissen und Erfahrungen der letzten Neurologen-Besuche erzählte, mündete das schnell in einer längeren Unmutsbekundung ihrerseits. Ihr Thema waren die Ärzte mit Spezialgebieten. Von denen bekäme sie keine Unterlagen und Berichte, es gäbe keine Kommunikation untereinander, niemand betrachte Krankheiten ganzheitlich, man schiebe sich nur die Patienten zu. Da konnte ich ihr ausnahmsweise vollumfänglich zustimmen. Das ist definitiv ein Problem des breitgefächerten Gesundheitssystems mit all seinen Spezialisierungen. Von den Hausärzten wird verlangt alles zu verstehen, einzuordnen und die richtigen Entscheidungen zu treffen. Das ist definitiv keine dankbare Aufgabe. Einen kleinen Seitenhieb mir gegenüber konnte sie sich nicht ganz verkneifen. Sie erklärte, dass die gerade vorgetragenen Probleme des Systems natürlich bei Menschen mit „wirklich schweren Krankheiten" auch gefährlich seien. Dabei konnte sie sich einen eindringlichen Blick in meine Augen nicht sparen. Vielleicht interpretierte ich auch zu viel hinein, aber die Situation war etwas angespannt. Sie fragte dann nach, wie es zu den letzten Bluttests über Aids und Co. überhaupt kam und ich erzählte kurz meine Begegnung beim ersten Neurologen und seiner Aids-Frage. Ihre Antwort darauf war: „Da müssten Sie eigentlich die Ärzte Kammer einschalten, das geht gar nicht." Ich wollte mich damals aber nicht in irgendwelche Kämpfe gegen Windmühlen verstricken, ich hatte schließlich eigene Probleme. Vielleicht war es auch nur ein Missverständnis oder eine Misskommunikation. Dafür wollte ich einen fachlich guten Arzt nicht anschwärzen. Meine Hausärztin und ich waren uns zum Ende des Gesprächs dennoch einig, dass ich zunächst wieder einen Augenarzt aufsuchen sollte.

Learning (fachlich/menschlich): Auch in diesem speziellen Fall gilt weiterhin: Seien Sie nett zu Ihren Ärzten, bleiben Sie immer höflich und vernünftig. Das gilt umso mehr, wenn Sie die Ärzte noch für etwas brauchen. Seien es Bluttests, Überweisungen oder auch fachliche Einschätzungen. Das eigene Ego hat in der Praxis nichts zu suchen.

Quatschideen aus der Sehschule

Mein nächster Augenarzt Termin führte mich erneut in die bekannte, gut ausgestattete Praxis, wo ich genauer untersucht werden sollte und nicht nur als Folgepatient. Überraschenderweise bekam ich dieses Mal vor dem Arztgespräch keine Augentropfen verabreicht. Sehr schön. Im Behandlungszimmer schilderte ich zunächst erneut möglichst genau meine Augensymptome, war es doch so etwas wie die Erstvorstellung bei diesem Arzt. Weil ich immer mit ganzheitlichen Informationen aufwarten wollte, damit die jeweilige behandelnde Person ein möglichst umfassendes Bild von mir hatte, erwähnte ich auch, dass ich als Kind deutlich schielte. Diese Info war leider für meinen weiteren Weg nicht sinnvoll, da sie ablenkte. Mein Fokus lag natürlich vor allem auf den Doppelbildern, die eigentlich ein guter Ansatzpunkt für die Ursachenforschung waren. Diese Einschätzung teilte zunächst auch der Augenarzt. Er war sich schnell recht sicher, dass meine Probleme nichts mit dem Schielen der Kindheit zu tun haben konnten.

Zunächst durfte ich wieder den klassischen Zahlen-Lesetest absolvieren. Diesmal mit dem Ergebnis 120% Sehkraft links, 95% Sehkraft rechts. So schnell kann es gehen. Dann griff er zurück auf die bereits vorliegenden Ergebnisse des Netzhautscans, blickte mir oberflächlich in die Augen und er kam zu einem klaren Ergebnis: „Da ist nichts." Ich fragte nochmal explizit nach, ob er im rechten Auge oben etwas erkennen könnte, war das doch die Stelle, die meine erste Augenärztin fürs Lasern vorgeschlagen hatte. Er schaute nochmal, konnte aber wirklich nichts erkennen. Leicht verwirrend für mich, da ich mich fragte, wie es sein könnte, dass die beiden Diagnosen so weit auseinanderlagen. Er ordnete das folgendermaßen ein:

Augenarzt 2: **„Weil die eine Dorfärztin ist, wir sind hier viel weiter."**

Ich: „Aber Sie arbeiten doch mit ihr zusammen?"

Augenarzt 2: **„Ja, für mehr Patienten."**

Ich: „Aber auf ihre Laseraussage soll ich nichts geben?

Augenarzt 2: **„Besser nicht."**

Soweit so gut. Pragmatisch der Mann, wenn auch nicht sonderlich nett, so abschätzig einer Kollegin gegenüber. Er war selbst auch nicht in der Großstadt beheimatet, weswegen ich seine Arroganz noch weniger fühlte, aber egal. Ich glaubte ihm erstmal, auch wenn es mich leicht verblüffte. Als Folgeuntersuchungen empfahl er die hausinterne „Sehschule" und ordnete einen Test zur Sichtfeldanalyse an.

An einem speziellen Tag unter der Woche kam eine Expertin der Sehschule dafür in die Praxis. Man konnte den Eindruck haben, ich hätte nicht den Tag der Sehschule, sondern den Kindertag erwischt, vielleicht einen Wandertag der Schule. Das Wartezimmer war gut gefüllt mit Kleinkindern, teilweise mit abgeklebten Augen, verbunden mit einem recht hohen Laustärke-Pegel.

Das störte mich nicht wirklich, aber ich merkte schnell, dass ich aus der Reihe fiel. Für alle denen eine Sehschule nichts sagt: Im Wesentlichen geht es um die Behandlung von Sehstörungen, wie Schielen, Augenbewegungsstörungen und Weiteres. Durch Tests und Training sollen diese genau erkannt und behoben werden, möglichst ohne größere invasive Eingriffe (ohne Operationen). Das passiert vor allem im Kindesalter, aber auch erwachsene Patienten sind vor solchen plötzlichen Veränderungen am Auge nicht geschützt.

Als ich zur Expertin der Sehschule eintrat, war diese sichtlich überrascht über mein Alter. Ich erklärte ihr meine Augen-Problematik und erwähnte auch, dass ich als Kind schielte. In der Folge durfte ich mich endlich wieder komplett wie ein Kind fühlen: Tests, wo man aus schimmernden Karten die Umrisse und damit das richtige Tier erkennen muss. Der Stifttest, bei dem ich mit meinen Augen dem Krokodil an der Spitze des Stifts folgen sollte. Dabei wurde mein leichtes Schielen beim Blick nach rechts deutlich, worauf sie mich sofort ansprach. Ich erklärte, dass diese Problematik bereits seit meiner Kindheit bestand und es daher nicht für meine aktuellen Symptome verantwortlich sein konnte. Sie fragte mich dann allen Ernstes nach meinen Symptomen. Genau nach denen, die ich ihr nur wenige Minuten zuvor schilderte. Ich hatte einen leicht ungläubigen Blick, grinste etwas und startete dann erneut, ganz ruhig bleibend:

Ich: „Die Doppelbilder auch auf einem Auge, besonders stark bei weißer Schrift auf schwarzem Grund, Helligkeitsempfindlichkeit."

Sehschule-Expertin 1: **„Sie meinen schwarz auf weiß?"**

Ich: „Nein, weiß auf schwarz". Ein Fehler, der fast jedem Arzt während der Anamnese unterlief. Sehr häufig versuchten sie mich zu korrigieren, nur damit ich dann nochmal verdeutlichte: „Weiß auf Schwarz". Anstrengend, aber nicht weiter schlimm. Dann wurde es absurd.

Sehschule-Expertin 1: **„Ihre Symptome können eigentlich nichts mit dem Schielen zu tun haben. Aber vielleicht. Schauen Sie häufig auf Bildschirme? Bei ihrer Generation ist das ja häufig, dass die nur noch auf Bildschirme starren, Handy hier, Handy dort, dann noch das iPad in der**

Hand, nicht mehr draußen sein, seine Umwelt gar nicht mehr wahrnehmen."

Ich: „Okay, ja, ich schau schon häufig auf Bildschirme."

Sehschule-Expertin 1: **„Verzichten Sie mal eine Woche lang auf Bildschirme jeder Art und schauen, ob sich etwas bessert."**

Ich fragte etwas ungläubig nach, für welche Erkrankung oder Problematik eine Verbesserung sprechen würde. „Mal schauen", war alles was ich als Antwort bekam. Das klang alles nicht sonderlich sinnvoll, aber ich war damals ziemlich verzweifelt. Wenn eine Expertin diese Idee hatte, dann probierte ich das auch aus. Ich wollte mir selbst nichts vorwerfen lassen und vermutlich noch mehr, dass mir niemand anderes etwas vorwerfen konnte. Das ist keine sonderlich gesunde Einstellung, es dauerte aber noch eine Weile, bis ich Schwachsinns-Ideen sofort als solche erkannte und gnadenlos abschmetterte. Ich verzichtete wirklich einige Tage auf jegliche Bildschirme. Wie Sie bereits im Abschnitt mit meinem Eskapismus bemerkt haben, blieb ohne nicht mehr so wahnsinnig viel meiner Hobbys übrig, gerade im Winter. Es war viel dunkel, kalt, nass, ich hatte eine richtig depressive Phase. Ich konnte mich nicht zu Sport oder Sonstigem animieren. Immerhin ging ich etwas häufiger spazieren, aber noch häufiger lag ich einfach nur da und war mit meinen Gedanken alleine, die wiederum nur negativ waren. Ich versuchte es mit Hörbüchern, namentlich – als großer Fußballfan so halb interessant für mich – an einer Biografie des Fußballtrainers Carlo Ancelotti, in der er erzählt, wie man Menschen führt. Was für ein Quatsch, aber so gewinnt man wohl mehrfach die Champions League. Den Augen geholfen, hat der ganze Spaß natürlich nicht. Aber es hatte doch noch eine positive Komponente: Ich installierte einen Farbfilter auf meinen Bildschirmen, der das Blaulicht der Bildschirme herausfiltert und stattdessen leicht gelblich „warme" Farben abstrahlt. Das ist deutlich besser für die Augen und das kann ich nur empfehlen, ob sie Augenprobleme haben oder nicht.

Learning 1 (fachlich): Nutzen Sie frühzeitig bei Dunkelheit den mittlerweile meist mitgelieferten „Nachtmodus" auf Ihren Geräten. Dabei wird das schädliche blaue Licht herausgefiltert und Ihre Augen müssen sich nicht so anstrengen. Grundsätzlich empfehle ich aufgrund der besseren Lesbarkeit deswegen auch keine „Darkmodes", bei denen häufig ein dunkler

Hintergrund und eine hellere Schrift verwendet wird. Aber hier sind die Vor- und Nachteile ambivalenter. Das Herausfiltern des blauen Lichts ist immer gut. Außer Sie werden von der Polizei angehalten.

Learning 2 (fachlich/persönlich): Quälen Sie sich nicht, in dem Sie völlig schwachsinnige Ideen von der Resterampe der Ärzte oder Experten penibel umsetzen. Hinterfragen Sie es bestenfalls sofort oder nach dem jeweiligen Gespräch. Vor allem in diesem Fall hätte mir ihre Agenda mit dem seltsamen Rant über „die jungen Leute" eigentlich klar sein müssen.

Learning 3 (für Ärzte): Liefern Sie nicht Ihre Kollegen ans Messer um sich selbst auf eine höhere Stufe zu stellen. Das wirkt lediglich unsympathisch.

Nach der Sehschule und der Sichtfeldanalyse fand ich mich erneut zum Gespräch mit dem Augenarzt ein. Die Sichtfeldanalyse war unauffällig, wenn auch eigentlich ganz spaßig. In einem schwarzen Feld, ähnlich des Alls, muss man immer einen Knopf drücken, wenn irgendwo ein roter Punkt erscheint. Ich berichtete ihm kurz von der Sehschule und ihren Anti-Bildschirm-Ideen, die leider ohne Erfolgen blieben.

Augenarzt 2: **„Das wundert mich nicht, klang jetzt auch nicht sinnvoll."**

Ich (sarkastisch): „Ok, dann ist es ja wunderbar, dass ich das ausprobiert habe."

Er wollte wissen, was er denn überhaupt noch für mich tun könnte, wir hätten doch schon alles ausprobiert, das in seiner Praxis möglich war. Ich hatte aus den Erkenntnissen und Unterschieden von Augenärztin Nr.1 und Augenarzt Nr.2 gelernt und dachte mir, dass ich zu einem anderen Standort müsste, wo es noch mehr, noch bessere Geräte gäbe.

Ich: „Meine Probleme bleiben, Sie wissen nicht warum, ich würde sagen ich muss weiterforschen an anderer Stelle mit mehr Möglichkeiten."

Augenarzt 2: **„Aber, Sie haben doch dieses Schielen, das haben wir doch herausgefunden."**

Ich bemerkte, dass ich ihn wohl etwas brüskiert hatte mit meiner Unterstellung, dass er etwas nicht wusste und eventuell aufgrund der Ausstattung auch nicht weiterverfolgen könnte. Ich dachte das wäre okay, weil er selbst die technischen Limits seiner Praxis zuvor ins Spiel brachte, aber scheinbar wertete er das als Angriff meinerseits. Das war nicht sonderlich clever von mir, aber auch nicht meine Idee dahinter. Eigentlich wollte ich eine Information von ihm erhalten, welche Augenklinik er mir empfehlen könnte, aber das hatte er wohl ganz anders verstanden. Ich antwortete dann noch, dass wir bereits alle (die Sehschule, er, ich) übereingekommen waren, dass mein Kindheitsschielen nicht auf einmal 20 Jahre später diese Symptome aus dem Nichts hervorrufen konnte. Er schien nicht mehr sonderlich an einer Kooperation interessiert und sagte nur noch sehr wenig. Daher streckte ich meine symbolische Hand aus in der Hoffnung ihn zu besänftigen und aus der Schusslinie zu nehmen – vielleicht brauchte ich seine Hilfe nochmal. Ich fragte ihn, ob er meine Probleme eher im neurologischen Bereich ansiedeln würde, was er ganz energisch bejahte.

Learning 1 (fachlich): Wenig überraschend, aber lassen Sie den Sarkasmus besser stecken. Genauso wie irgendwelche Kommentare, die jemand als Angriff wahrnehmen könnte. Ein Spießrutenlauf.

In der Folge dieses Termins begab ich mich selbst auf eine gründliche Informationssuche im Web. Etwas wovon ich zuvor meist abgesehen hatte, wovor mich auch diverse Ärzte gewarnt hatten. Aber nach diesen ganzen Fehlschlägen und Erlebnissen, konnte ich nicht mehr der dumme, unwissende Patient sein, der zum Spielball von wenig fundierten Ideen der Ärzte wurde. Deswegen begann ich mich zu meinen Symptomen zu belesen. Dabei fand ich einige Fachworte und deren Bedeutung heraus. Unter anderem die sogenannte „monokulare Diplopie". Das bedeutet, dass man auch mit einem Auge Doppelbilder sieht und nicht nur mit beiden. Während die allgemeine Diplopie vermehrt ein neurologisches Problem darstellt, ist die monokulare Diplopie eher eine Sache für den Augenarzt. Das waren Informationen, die ich gerne in der Sehschule oder von einem der Augenärzte gehört hätte, aber gut, dem Krokodilstift folgen war auch sehr spannend und wertvoll für mein weiteres Leben. Im Endeffekt kam ich gerade aus einer umfassenden Augenarztbehandlung und hatte aus guten medizinischen Onlinequellen in kürzerer Zeit viel bessere Erkenntnisse gezogen. Das war massiv frustrierend.

Learning 2 (fachlich): Informieren Sie sich auf renommierten, vernünftigen, medizinisch-fundierten Websites oder in Büchern über Ihre Symptome und was diese bedeuten könnten. Überlesen Sie in den meisten Fällen die super schlimmen Krankheiten und konzentrieren sich auf die wahrscheinlicheren Ursachen. Das ist ein Tipp, der nicht für alle Menschen geeignet ist. Manche steigern sich bei der Suche so sehr in die schlimmsten, tödlichsten Möglichkeiten hinein, dass ich davon doch abraten muss. Aber Sie werden am besten wissen, ob Sie das ruhig und sachlich angehen können oder dafür zu emotional sind. Generell empfehle ich, dass man sich einen Wissensschatz zu den eigenen Symptomen aneignet. Nicht um dies dem Arzt sofort ins Gesicht zu drücken und Forderungen zu stellen, unter keinen Umständen, sondern um im Arztgespräch sinnvoll nachfragen zu können, das Gespräch auf eine qualitativ bessere Ebene zu heben und um offensichtliche Quatschideen sofort als solche zu entlarven. Im Übrigen eignet sich nur sehr selten die Rückwärtssuche. Googlen Sie nicht „Krebs" und schauen, welche der Symptome auf sie passen könnten. Außer Sie wollen mehr über die Tiere erfahren, das sei Ihnen natürlich gegönnt.

Hausärzte und der große Knall beim Augenarzt

Nach dem Augenarzt war vor dem nächsten Hausarzttermin. Denn von dort müssen bekanntermaßen die wichtigen Überweisungen ausgestellt werden. Zum Augenarzt kann man noch ohne gehen, zum Neurologen allerdings nicht. Ich entschied mich damals zweigleisig zu fahren. Zunächst traute ich meiner Lektüre über die monokulare Diplopie noch nicht vollständig, ich hatte schließlich noch nie mit einem Arzt oder Experten darüber sprechen können. Andererseits wollte ich das mit den Augen durchexerzieren, bis zum bitteren Ende. Bestenfalls in einer Klinik, die in Sachen Testmöglichkeiten keine Wünsche offenließ.

Dafür schaute ich erneut bei meiner Hausärztin vorbei. Zunächst argumentiere ich mit den Aussagen des Augenarztes, dass es sich bei meinem Problem mit hoher Wahrscheinlichkeit um ein neurologisches handeln musste. Obwohl meine Hausärztin davon nicht überzeugt war – wie sollte sie das auch sein mit ihrer Einschätzung von mir als Simulanten – stellte sie mir die Überweisung letztlich fast widerwillig aus. Ich bestand auch wirklich nachdrücklich darauf. Wie gesagt, das waren meine letzten Besuche dort, ich saß auf gepackten Koffern. Im Laufe der Zeit hatte ich sehr gut gelernt, dass alle Überweisungen vom Hausarzt ausgestellt werden müssen. Oder doch nicht? Meistens schon, aber für meine Nachfrage nach einer Überweisung in eine Augen-Klinik bekam ich leider kein Foto und auch keinen Wisch ausgestellt. Das könnte wiederum nur ein Augenarzt erledigen. Was für eine tolle Nachricht, kam ich doch gerade erst von dort.

Für die Überweisung in eine Augenklinik musste ich daher wieder zum vorherigen Augenarzt. Ich wollte das kurz mit dem Arzt besprechen, in der Hoffnung, dass das problemlos ablaufen könnte. Als ich eintrat, schien er mich zunächst nicht zu erkennen und fragte, was er für mich tun könne. Ich äußerte, dass ich neue Erkenntnisse und eine Bitte hätte. Dann fiel ihm ein, dass ich bereits zuvor vor Ort war und fragte mich nach meinem Namen. Sie werden jetzt denken, okay, nicht jeder Arzt muss sich an jeden Patienten erinnern. Und ich stimme absolut zu. Aber zwischen den Terminen lag nicht mal eine Woche, ich war ein wiederkehrender Patient. Dennoch empfand ich das gar nicht als schlechtes Zeichen. Das letzte Treffen lief nicht gerade harmonisch ab und deswegen störte es mich zunächst nicht zwingend, dass seine Erinnerung ihm einen Streich spielte. Doch nachdem er meinen Namen in seinen PC eingab und einige Zeit lang nachlas, kippte die Stimmung schnell:

Augenarzt 2: **„Was wollen Sie denn schon wieder hier? Wir hatten doch alles für sie getan. Neurologie jetzt. Sie haben das Schielen an den Augen, wo Sie behaupten, dass Sie das schon seit der Kindheit haben und das wars."**

Ich war etwas verblüfft von dieser Aussage und deren aggressiver Schärfe. Vor allem, dass er mir jetzt unterstellte, dass mein Kindheitsschielen eine neuere Erkenntnis sei, ich das nur „behauptete" seit der Kindheit zu haben, fand ich erschreckend. Unterstellungen dieser Art lasse ich nicht gerne auf mir sitzen, ich blieb aber zunächst ruhig. Ich wollte noch die These der monokularen Diplopie mit ihm besprechen.

Ich: „Ich habe mich ein wenig ins Thema eingelesen und dabei habe ich bemerkt, dass die Doppelbilder auf einem Auge nur selten neurologisch bedingt sind, sondern eher was mit den Augen zu tun haben."

Augenarzt 2: **„Gut, dann muss ich ja nichts mehr tun. Sie haben es ja nachgeschaut, also wissen Sie ja jetzt alles."**

So langsam dämmerte es mir, ich hatte Majestätsbeleidigung begangen, mutmaßlich ohne Chance auf Begnadigung. Sehr enttäuschend für mich, dass das passierte, als ich eine fachliche Nachfrage stellte, aber so war es nun mal. In mir köchelte so langsam die Wut, allerdings noch auf niedriger Stufe – wie eine gute Bolognese – da meine Augen auf das Ziel gerichtet waren: Die Überweisung. Daher entschied ich darauf nichts zu erwidern und ihn direkt danach zu fragen, ob er eine gute Augenklinik kennen würde, die noch mehr Möglichkeiten hätte als er vor Ort. Er grätschte:

Augenarzt 2: **„Sie brauchen das nicht mehr, wir haben alles gefunden."**

Okay, so kam ich nicht weiter. Ich änderte meine Strategie und wurde kurzzeitig zu einem der Patienten, vor denen ich die ganze Zeit warne und die ich selbst verabscheue. Ich erhob etwas meine Stimme und setzte an, wohlwissend um den folgenden Schlagabtausch:

Ich: „Hören Sie mal, ich bin es der mit den Symptomen leben muss und deswegen möchte ich, dass alles Mögliche untersucht wird. Und wenn die Wahrscheinlichkeit sagt, dass es mutmaßlich an den Augen liegt, Sie das hier aber nicht leisten können, muss ich mich ander-"

Augenarzt 2: **„Sie verschwenden ihre Zeit."**

Ich: „Okay, ich wünsche Ihnen, dass Sie niemals eine undurchsichtige Krankheit kriegen, eine Chance auf Heilung hätten Sie nicht, da sie offenbar immer sofort aufgeben würden. Aber ich helfe Ihnen unsere Zeit nicht weiter zu verschwenden. Schreiben Sie mir eine Überweisung an die Uniklinik und das war es dann auch mit uns beiden."

Er schien etwas überrascht von meinem leichten Ausbruch, sagte aber erst mal nichts darauf zurück. Irgendwann grummelte er: „Ich überlegs mir". Dann trennten sich unsere Wege nach einem freundlichen, heuchlerischen Händedruck.

Das lief so gar nicht wie geplant. Ich verließ die Praxis erstmal ohne Überweisung. Im Auto erzählte ich meiner Mutter von meinem Termin, sie war sehr überrascht mich so schnell wieder zu sehen. Ich war wohl nur drei

Minuten in der Praxis. Ich konnte direkt durchgehen und dann war unser „Gespräch" leider nicht sonderlich ertragreich. Wir wussten nicht genau, wie wir mit dem Schlusssatz des Doktors weiter vorgehen sollten. Aber meine Mutter, versicherte mir, dass sie das schon hinkriegen würde. In den kommenden Tagen sprach sie ruhig und besonnen mehrfach mit den medizinischen Fachangestellten, so dass diese schließlich die Überweisung ausstellten. Dafür bekamen sie in Form von Süßigkeiten und Obst auch eine kleine Bestechung. Ich hatte meine Überweisung zur Uniklinik, wo wir zeitnah einen Termin vereinbarten. Allerdings hatte der Augenarzt doch noch einen letzten Fallstrick eingebaut. Er schrieb die Überweisung für die Sehschule und nicht für den Augenarzt-Bereich dort. Ein Fehler, vielleicht unbewusst, vielleicht bewusst. Unsere Idee war aber, dass wir innerhalb der Uniklinik weitergeschickt werden könnten, falls es nötig werden sollte. Hauptsache erstmal „reinkommen". Eine Fehlinterpretation.

Learning 1 (für Ärzte): Reagieren Sie bitte nicht allergisch darauf, wenn sich ein Patient etwas ins Thema eingelesen hat. Ich verstehe, dass es auch Patienten gibt, die in den pseudowissenschaftlichen Ecken des Webs unterwegs sind und mit großen, verrückten Ideen aufwarten, aber das rechtfertigt dennoch nicht eine solche Reaktion auf meine Recherchen. Das ist niemals als Beleidigung in irgendeiner Form gemeint, sondern soll der erhöhten Gesprächsqualität dienen. Wenn ich schon Vorwissen habe, dann können wir auf einem höheren Niveau miteinander sprechen. Sie müssen nicht alles kleinteilig erklären und wir kommen schneller zu Erkenntnissen, Ergebnissen und Ideen.

Learning 2 (fachlich): Gehen Sie nach dem Einlesen ins Thema behutsamer vor. Man muss wirklich bei manchen Ärzten ein bisschen darum herumtanzen um sie nicht zu triggern. Und beim besten Willen: Bleiben Sie zielorientiert und vergraulen keine Ärzte. Machen Sie es nicht wie ich hier. Ich konnte mich danach bei diesem Arzt nicht mehr blicken lassen.

Learning 3 (fachlich): „Bestechung" der Arzthelferinnen in Form von Süßigkeiten, Obst, generell kleinen Aufmerksamkeiten, ist sinnvoll. Erstens haben die einen harten Job und verdienen dies und zweitens erinnern sie sich eher an Patienten und sind eher bereit den Patienten in seinen Anliegen zu unterstützen. Denn wir wissen alle, sie sind ein elementar-wichtiger

Bestandteil der Praxis, mit Einfluss. So sollte man sie auch betrachten. Aber bitte nicht falsch verstehen. Sie sind kein Spielball, sie sind Menschen, denen derselbe Respekt wie den Ärzten entgegen zu bringen ist. Gegen Freundlichkeit ist überhaupt nichts einzuwenden. Glücklicherweise übernahm meine Mutter immer diese Sachen, sie machte das aber auch gerne und ohne große vorherige Hintergedanken. Es haben genügend Arztassistenzen in Praxen etwas bekommen, ohne dass wir davon jemals Vorteile gehabt hätten. Ich bin dennoch nicht zwingend der Typ dafür, ich mag es lieber „clean“, nach Vorschrift. Aber wenn man ehrlich ist: An genannter Vorgehensweise ist erstmal überhaupt nichts falsch. Und es ist doch auch schon etwas wert, wenn man den Tag der medizinischen Fachangestellten versüßen kann.

Am Horizont hatte ich nun den Termin bei der Uniklinik, wovon ich mir wieder vergleichsweise viel versprach, obwohl ich bereits gelernt hatte die Erwartungshaltung möglichst niedrig zu halten. Gleichermaßen sahen wir uns nach einem neuen „normalen“ Augenarzt um. Denn es war ziemlich schnell klar, dass bei meiner Rückkehr zum vorherigen Augenarzt nach unserem Disput nicht zwingend Spalier gestanden werden würde. Oder anders: Ich hatte es versaut. Aber auch ohne meinen Ausbruch wäre ich wohl zu einem ähnlichen Ergebnis gekommen. Außerdem begab ich mich langsam auf die Suche nach einer neuen Hausärztin. Dabei wurde mir eine „sehr gute“ empfohlen, bei ihr war zwar nicht klar, ob sie überhaupt noch Patienten aufnehmen würde, aber ich sollte es versuchen.

In Folge dessen änderte ich etwas an meiner Vorbereitung. So langsam dämmerte mir, dass meine Arztbesuche nicht abrupt vorbei sein werden, sondern noch einige vor mir stehen könnten. Bei den bisherigen Ärzten bemerkte ich häufiger, dass sie entweder sehr viel mitschrieben bei meiner Schilderung der Symptome (dann aber zum Teil Dinge überhörten) oder vermeintlich aufmerksam zuhörten (dann aber später alles erneut erfragten). Ich überlegte mir, wie ich dieses Dilemma umgehen könnte um es den Ärzten zu vereinfachen. Deswegen nahm ich den Stichpunktzettel mit meinen Symptomen in der Folge mit zu den Besuchen. Das sollte den Ärzten helfen besser zuzuhören, damit sie nicht mehr mitschreiben müssen oder als Gedächtnisstütze dienen, quasi wie ein Handout bei einem Referat.

Mit dem sinnvollen Nebeneffekt des Merkzettels für mich selbst, was gerade später relevant wurde als meine Symptome mehr wurden.

Natürlich lag zwischen Terminvereinbarung und dem eigentlichen Termin in der Uniklinik eine ordentliche Wartezeit, deswegen besuchte ich zunächst die mögliche neuen Hausärztin.

Beim Eintreten in die Praxis fiel mir zunächst ein wahnsinnig überfülltes Wartezimmer auf. Ich hatte trotz Termin eine ziemlich lange Wartezeit, aber so etwas stört mich nicht. Es gibt beim Arztbesuch sehr viele wichtigere Sachen. Wenn man nur für einige wenige Stunden von der Arbeit freigestellt ist für den Praxisbesuch und schnell wieder zurückmuss, dann verstehe ich den Unmut einiger Patienten darüber natürlich. Häufig sind diese langen Wartezeiten – gerade, wenn wir uns am Morgen befinden und es noch nicht so viele Termine gegeben haben kann – ein Anzeichen von keiner guten Praxisorganisation. Natürlich abzüglich der möglichen Notfälle oder der Menschen, die ohne Termin vorbeikommen. Damit haben Hausärzte naturgemäß mehr zu kämpfen als Spezialisten. Ich würde das aber nicht grundsätzlich als negativ wahrnehmen, häufig bedeutet es auch, dass den einzelnen Patienten viel Zeit eingeräumt wird. Das ist für mich immer viel wertvoller gewesen als eine kurze Wartezeit. Man kann auch das „best of both worlds" haben, aber das ist selten. Bisher habe ich das nur erlebt bei meinem aktuellen Hausarzt.

Ich trat diesmal ins Behandlungszimmer mit meinem Symptomzettel ein, den ich der Ärztin überreichte. Ich frage dann immer kurz, ob ich dennoch erzählen sollte oder der jeweilige Arzt einfach erstmal nur lesen möchte. Die meisten wollen, dass man dazu erzählt. Sie schrieb mit und hörte aufmerksam zu. Ich erklärte ihr, dass ich die Sehschule nicht als den richtigen Weg für mich sah und stattdessen mehr Untersuchungen im eigentlichen Augenbereich anstrebte. Sie hatte keine neuen Ideen für mich, war aber sehr engagiert. Sie verließ kurz den Raum und bei ihrer Rückkehr kam sie mit handfesten Ergebnissen. In der Sehschule einer Uniklinik (einer anderen als der genannten) könnte sie mir einen Termin machen, der sei allerdings erst 15 Monaten später. Da wir aber auch gemeinsam übereinkamen, dass die Sehschule mutmaßlich nicht der richtige Ort für mich sei, verwarfen wir dies wieder. Dann fiel ihr ein, dass ein alter

Studienkollege, ein Augenarzt, in der Umgebung praktizierte. Sie versuchte auch diesen zu kontaktieren, aber bekam ihn leider nicht ans Telefon. Sie versprach mir allerdings, dass sie meine Symptome mit ihm erörtern und um Rat fragen würde. In der Folge würde sie sich dann telefonisch bei mir melden und über die Ergebnisse berichten.

Wow, so eine Form der Eigeninitiative hatte ich selten erlebt. Jetzt werden Sie vielleicht denken: Oh nein, was geht jetzt wieder schief? Aber es lief alles sehr gut. Sie meldete sich tatsächlich einige Tage später. Zunächst mit der schlechteren Nachricht, dass ihr ehemalige Studienkollege leider nicht der richtige für meine Symptome sei, da er „keine Doppelbilder macht" (wie auch immer das als Augenarzt möglich ist), aber er hatte eine Empfehlung für eine renommierte Augen-Spezialklinik, zu der er seine schweren Fälle schickte mit meist guten Erfolgen. Obwohl sie mir medizinisch nicht weiterhelfen konnte, war sie sehr eifrig und verwies mich letztlich an die richtige Stelle. Für so einen Service nehme ich gerne längere Wartezeiten in Kauf. Wirklich bemerkenswert, gerade auch, dass es den versprochenen Anruf wirklich gab. Falls Sie Zweifel gehabt haben sollten, ob ich überhaupt fähig dazu bin Ärzte zu loben: Absolut. Jederzeit. Gerne. Ich kriege nur leider nicht so häufig die Gelegenheit dazu.

Learning 1 (fachlich): Lange Wartezeiten sind zwar nervig, aber häufig kein schlechtes Zeichen für die Qualität eines Arztes. Es kann beispielsweise bedeuten, dass sich der Arzt sehr viel Zeit für die einzelnen Patienten nimmt, wie in diesem Fall. Dann sollte man nur besser etwas an der Terminierung ändern.

Learning 2 (für Ärzte): Das ist Engagement. Direkt Telefonanrufe für den Erstpatienten tätigen, Kontakte vermitteln zu spezialisierten Ärzten. Ihr persönlicher Kontakt zu einem befreundeten Augenarzt war Gold wert. Auch wenn er mich nicht direkt behandeln konnte, stammte daher der hervorragende Tipp zu der Augen-Spezialklinik.

Falsch abgebogen vor dem Finale: Eine Brille und weitere Irrfahrten

Nach einiger Wartezeit stand endlich der Besuch der Uniklinik an. Meine Mutter und ich reisten mit der Bahn an und wurden mit einem großen Komplex konfrontiert, bei dem die Wegfindung und das Finden des Ziels sich nicht als trivial herausstellte. Vor allem wenn man nicht gut sehen kann. Nach einigem Herumirren und Durchfragen, landeten wir letztlich an der richtigen Stelle.

Im Behandlungsraum angekommen, verteilte ich zunächst meinen Symptomzettel und Befundzettel mit den vorherigen Untersuchungen von anderen Augenärzten sowie den Neurologen. Es war meine Hoffnung, dass sie aus dieser Fülle der Befunde ein ganzheitliches Bild puzzeln konnten. Sie nahmen sich viel Zeit für mich, hörten aufmerksam zu. Meinen mitgebrachten Vorergebnissen schenkten sie allerdings nur wenig Beachtung. Stattdessen – Sie können es schon erraten – der klassische Zahlen-Lesetest. Juhu! Diesmal wieder beide Augen bei 100%. Ein Träumchen. Ich bekam noch einige weitere Tests, einige wie ich sie bereits aus der Sehschule kannte (lustige Tiermuster), andere die ich vorher nicht kannte. Leider fragte ich nicht nach, wie die genau hießen und wofür die gut waren, weswegen ich sie nicht mehr ordentlich zusammenkriege. Letztlich kulminierte es aber darin, dass sie mich mit meinen Symptomen nicht in der Sehschule sahen. Sie vermuteten eher, dass ich ein Fall für die „richtige" Augenarztabteilung sei. Jetzt könnte man vermuten, dass diese direkt nebenan ist und die beiden Abteilungen vielleicht sogar gut und vernünftig zusammenarbeiten. Leider nicht. Meine Frage, ob sie mich dahin nicht einfach überstellen könnten, wurde abgetan, als sei es nicht mal dieselbe Institution.

Letztlich hatten sie aber doch noch den Rettungsanker für mich: Eine Brille! Endlich konnte ich diese Schmach in der Familie beseitigen, endlich sollte ich auch eine erhalten. Wie schön. Ich bekam dann wieder denselben Zahlen-Lesetest vorgesetzt, aber es gab einen Unterschied. Mir wurden nun verschiedene Brillengläser vor meine Augen gehalten – mittels einer Maschine, die mich in der Geräuschkulisse leicht an einen Diaprojektor erinnerte. Nach jedem Wechsel sollte ich genau hinsehen und mit „Besser oder schlechter" antworten. Leider war das für mich maximal uneindeutig, was ich auch ausdrückte. Für mich waren die Veränderungen so minimal, dass ich nicht einschätzen konnte, ob überhaupt etwas half. Möglicherweise gab ich sogar widersprüchliche Antworten, habe dieselbe Linse nicht immer gleich bewertet. Ich bekundete allerdings mehrfach meine Zweifel an diesem Auswahlprozess. „Ich kann es kaum sagen. Wenn überhaupt dann ein Ticken besser." Das war bei einem sogenannten Prismenglas der Fall, speziell fürs Schielen entwickelt. Dies hatte den angenehmen Nebeneffekt, dass es die Sicht etwas abdunkelte, was jemandem mit einer Helligkeitsempfindlichkeit natürlich ein klein wenig weiterhilft. Das kann aber auch eine Sonnenbrille... Einfacher tat ich mich, wenn sie mir Gläser vorhielten, die eine deutlich schlechtere Sicht bedeuteten. Es war ein langwieriger, schwieriger Auswahlprozess, weil ich eine Besserung nicht wirklich sah. Ich weiß nicht, ob das auf die Ärztinnen vor Ort den Eindruck machte, dass ich simulierte. Der richtige Schluss daraus wäre gewesen, dass die Brillen-Idee nicht korrekt war. Das wusste ich zu diesem Zeitpunkt allerdings noch nicht, so dass ich mich erstmal zum Optiker begab. Ihn bat ich die Brille mit den von der Uniklinik aufgeschriebenen Konfigurationen zu erstellen.

Learning 1 (menschlich): Auch in Unikliniken befinden sich nur Menschen. Natürlich haben sie mutmaßlich bessere Ausrüstung, aber laden Sie die Besuche dort dennoch nicht mit großen Erwartungen auf.

Learning 2 (fachlich & für Ärzte): Eine Brille ist nicht immer die Lösung. Aber sie kurbelt natürlich die Wirtschaft an, denn billig sind Brillen nicht gerade. Vor allem mit Sonderwünschen wie dem Prismenglas.

Quizfrage: Sie kommen zum Optiker mit einem Bescheid der Uniklinik für eine Brille mit den genauen Werten (Prismengläser, links ohne Änderung, rechts Sphäre 0,5+, Zylinder -0,75, Achse 80°). Was passiert als Nächstes? A: Der Optiker handelt nach den Anweisungen und widmet sich der Auswahl der Gestelle. B: Der Optiker schickt Sie raus, weil Sie ihm zu elitär erscheinen. C: Er besteht auf den klassischen Zahlen-Lesetest, während der betont, dass er dabei genauer als Ärzte ist. Ding ding ding. Es ist C. Diesmal übrigens das Ergebnis rechts 90%, links 110% Sehkraft. Spannende Schwankungen.

Das Bestellen der Gläser kostete alleine 300€. Es handelte sich um eine „Prismenbrille", wie es der Optiker nannte. Diese soll speziell dem Schielen entgegenwirken, und filtert leicht den Blaustich aus dem Licht heraus. Dadurch wirkt sie fast etwas gelblich, sepiafarben. Endlich mit Instagram-Filter das ganze Leben durchschreiten. Wobei zum Sepia-Farbton vielleicht besser ein Monokel passen würde. Nach der schnellen Auswahl der Gläser ging es an die Gestell-Auswahl. Ich wollte mich zunächst selbst umsehen – ich bin grundsätzlich niemand der Beratungen in Geschäften mag – aber das wurde nur etwa 15 Sekunden lang akzeptiert. Danach wählte die Mitarbeiterin Gestelle aus und gab sie mir zum Anprobieren. Sie fragte mich in welche Richtung es gehen sollte, worauf ich nur antwortete: „Keine Hipsterbrille." Daraufhin gab sie mir – aus meiner Sicht – Hipsterbrillen mit massiv eckigem Gestell in die Hand, so dass ich meine Einschränkungen erweitern musste: „Kein eckiges Gestell, bitte." Ich hörte stets ein, „setzen Sie die doch mal auf, die steht Ihnen so gut" und Ähnliches. Ich entschied mich letztlich möglichst schnell für das geringste Übel. Ich mag so etwas wirklich nicht.

Grundsätzlich fühlte ich mich zu Beginn sehr unwohl mit der Brille. Ich hatte immer gute Augen und jetzt sollte es das sein? Dazu kam, dass man eine Brille nicht mehr verstecken kann, wenn man sie ständig tragen muss. Somit musste ich meine Augenproblemen auch etwas öffentlicher besprechen. Selbstredend ist eine Brille nichts Weltbewegendes, wo es auch „meine Augen sind schlechter geworden" getan hätte, aber das wäre bei mir eben eine Lüge gewesen oder hätte zumindest zu kurz gegriffen. Deswegen erzählte ich jetzt mehreren Leuten, wenn sie mich überrascht auf die Brille ansprachen, von meinen Doppelbildern. Das gefiel mir alles nicht, aber ich zog es natürlich dennoch durch und trug die Brille gewissenhaft. Obwohl ich nie davon überzeugt war. In der Theorie und meiner Logik nach – das wissen Brillenträger sicher besser – müsste ich beim Aufsetzen der Brille eben auch einen spürbaren Besserungseffekt bzw. eine Verschlechterung beim Absetzen bemerken. Aber das war nur in so einem Minimalbereich der Fall, wenn überhaupt, dass ich das nur als enttäuschend empfand. Ich trug drei Monate lang ständig eine Brille, das reichte mir um zum fundierten Ergebnis zu kommen: Bringt nichts. Und so legte ich das Brillen-Kapitel danach zu den Akten.

Während der Wartezeit auf den Termin in der Augen-Spezialklinik, gab es noch zwei weitere Termine bei Augenärzten. Zum einen um einen neuen „Standard-Augenarzt" zu finden, falls man irgendwo weiterbehandelt werden müsste, zum anderen, weil es sich dabei um persönliche Empfehlungen handelte, die meiner Mutter zugetragen wurden. Zunächst stand eine Augenarztpraxis auf dem Terminplan, die ich schnell abhandeln möchte. Wir standen in einem großen, hohen Foyer-artigen Raum, wo auch die Rezeption und das Wartezimmer beheimatet waren. Es gab dort viel und hohen Pflanzenwuchs, keinerlei Privatsphäre, so wie man es als Set in einem dystopischen deutschen Film erwarten würde. Rund um diesen großen Raum, befanden sich einige Türen, die in ziemlich klassische Behandlungsräume verwiesen. Komischer Mix. Zunächst landete ich wieder in der Sehschule, die mich dann an die Augenärztin im selben Hause weiter verwies. Die Wartezeit darauf betrug satte drei Stunden. Noch bevor ich saß, warf die Ärztin mir entgegen: „Sie waren doch schon in der Uniklinik, was sollen wir da noch tun?" Ich versuchte ihr zu erklären, dass ich dort in der Sehschule war und nicht augenärztlich behandelt wurde. Aber diese Unterscheidung war ihr völlig egal. Ich sah schnell ein, dass ich hier nicht weiterkommen würde und war innerhalb von zwei Minuten wieder heraus aus dem Behandlungsraum. Na wenn sich dafür die Wartezeit nicht mal massiv gelohnt hatte...

Der nächste Arzt auf der Liste war etwas Besonderes, eine persönliche Empfehlung aus dem erweiterten Familienkreis. Wie schön. Eines Tages rief eine Person aus der entfernteren Verwandtschaft bei uns auf dem Haustelefon an und sprach mit meiner Mutter. Warum auch immer, kam meine Mutter auf die Idee mit ihr über meine Krankheit, meine Augensymptome zu sprechen. Das hatte noch eine längere Diskussion zwischen meiner Mutter und mir zur Folge, in der ich sie inständig darum bat, meine Krankheitsgeschichten nicht jedem auf die Nase zu binden. Dass man das teilt mit Menschen, denen man vertraut, damit hatte ich kein Problem. Aber es sollte nicht jedem erzählt werden mit dem man irgendwie bekannt war. Weil ich selbst meine Krankheit spärlich teilte, bat ich meine Mutter es mir gleich zu tun. Das funktionierte in der Folge auch gut. Besonders bei besagter Person war das ein größeres Problem. Wenn man ihr etwas erzählte, erzählte sie es der gesamten erweiterten Familie, oder zumindest denen, die noch den Hörer abnahmen. Ich brauchte es wirklich nicht, dass meine Symptome zum Klatschthema der Familie wurden, mit denen ich lieber nichts zu tun haben wollte. Doch so war es nun mal geschehen. Überraschenderweise hätte das Gespräch sogar positive Folgen haben können. Denn die Person hatte einen ihr persönlich bekannten Augenarzt an der Hand. Laut ihren Erzählungen der allerbeste Augenarzt der ganzen Welt, sicherlich ohne irgendwelche Übertreibungen. Tja, was soll ich sagen. Das klingt schon nicht gut, aber wir haben dort einen Termin gemacht. Immer aus einem falschen Pflichtgefühl heraus. Damit einem niemand etwas vorwerfen konnte. Das ist keine gute Einstellung. Außerdem kann man hier gut ablesen, wie verzweifelt meine Mutter und ich waren, wenn wir sogar bereit waren, nach solchen Strohhalmen zu greifen, obwohl wir beide nicht davon überzeugt waren.

Vor Ort sah es erneut so aus, wie bei meinem allerersten Augenarzterlebnis. Klein, altmodisch, „Dorfarzt" eben. Zu meinem großen „Glück" wurde ich bereits vor dem ersten Gespräch mit dem Augenarzt getropft. Ich zeigte dieselbe schlechte Reaktion darauf, es wird wohl eine allergische Reaktion meinerseits gewesen sein, wie ich heute weiß. Alle vorherigen Arztbesuche dieser Rubrik nahm ich natürlich alleine wahr, war immer als einzelne Person im Behandlungszimmer, meine Mutter wartete normalerweise nicht im Wartezimmer der Praxis, sondern außerhalb. Ich war lange erwachsen und kognitiv war alles soweit in Ordnung, dass ich alles aufnehmen konnte, alles mitbekam und es später zu Papier bringen konnte. Aufgrund der familiären Bande wollte meine Mutter diesmal von unserer gelernten Routine abweichen. Sie wollte mit in die Praxis, auch in den Behandlungsraum. Nach einigem Widerstand, gab ich nach, obwohl mir das alles nicht gefiel. Generell mag ich keine vermeintliche Besserbehandlung auf Basis von „Vitamin B". Ich weiß nicht, ob Sie den Ausspruch kennen. Im Wesentlichen geht es um Bevorteilungen aufgrund persönlicher Bekanntschaften. Mag ich nicht, mochte ich nie. Wir wagten dennoch dieses eine Experiment. Drinnen schaute der Augenarzt mir einmal in die Augen und wendete sich dann komplett von mir ab, sprach stattdessen nur noch mit meiner Mutter. Ich dachte mir irgendwann während des Gesprächs, dass ich eigentlich auch rausgehen könnte, es war entmündigend. Aber das war unsere eigene Schuld. Der Inhalt des Gesprächs war wenig erbaulich.

Augenarzt 3: **„Er hat nichts."**

Meine Mutter: „Wie kann er nichts haben?"

Augenarzt 3: **Wenn die Uniklinik nichts findet, wie soll ich etwas finden?"**

Meine Mutter: „Aber Sie wurden aus der Familie so gelobt und uns empfohlen."

Jetzt veränderte sich tatsächlich etwas in seiner Körpersprache und er wechselte den Modus. Von kompletter Abweisung zum Überlegemodus, klischeehaft mit der geballten Faust unter dem Kinn.

Augenarzt 3: **„Er hat wohl eine Hornhautverkrümmung."**

Meine Mutter: Also nicht nichts?"

Augenarzt 3: „**Eine Hornhautverkrümmung vom Typ 5, dagegen kann man nichts tun."**

Wie passend. Ich wollte nicht mehr, aber meine Mutter konnte diese Niederlage noch nicht eingestehen, ich kannte das Prozedere hingegen bereits von so vielen Ärzten.

Meine Mutter: „Er ist jetzt 25 und muss einfach damit leben?"

Augenarzt 3: „Ja."

Bevor dieser zutiefst unangenehme Termin noch weiter in die Länge gezogen wurde, stand ich auf, reichte dem Arzt meine Hand und ging heraus, meine Mutter folgte mir.

Sie war ziemlich niedergeschlagen und verblüfft vom Auftritt des Arztes. Sie hatte in diese familiären Verbindungen wohl mehr Hoffnungen gesetzt, sah sich auch ein bisschen dafür verantwortlich mich in diesen Arztbesuch überhaupt hereingequatscht zu haben. Und dann war das alles so unnötig gewesen. Bitter, aber für sie diesmal sicherlich härter als für mich. Selbstverständlich hatte dieser Besuch noch eine weitere Konsequenz: Das war für alle Zeiten das letzte gemeinsame Eintreten bei einem Arzt, das verdeutlichte ich sehr stark und meine Mutter war damit auch schnell einverstanden.

Learning 1 (fachlich/persönlich): Gehen Sie niemals mit einer weiteren Person ins Behandlungszimmer, wenn Sie ernst genommen werden wollen. Wenn das aus kognitiven Gründen (beispielsweise im Alter) nicht anders geht, dann ist diese Regel natürlich aufzuweichen. Ansonsten ist sie eisern, wenn Sie nicht vor Ihren Augen entmündigt werden wollen. Der Arzt sprach nicht mehr mit mir, meine Anwesenheit im Raum war unnötig. Das war maximal unangenehm. Also, bereiten Sie sich gut vor, besprechen sich auch gerne mit Angehörigen und Vertrauten zuvor, aber gehen den Weg letztlich allein. Es sei denn Sie brauchen einen Zeugen – für was auch immer.

Learning 2 (persönlich): Persönliche Verbindungen bringen zwar im Kleinen etwas, aber man sollte sich vorher fragen, ob man so etwas wirklich in Anspruch nehmen möchte. Das ist eine Charakterfrage.

Learning 3 (fachlich): Lassen Sie Ihre Befunde von der Uniklinik oder ähnlich gestellten Kliniken/Ärzten daheim. Sobald diese jemand sieht, ist das ein Freifahrtschein die Arbeit einzustellen. Dass es den Unterschied zwischen Sehschule und Augenarzt gibt, interessiert niemanden, wenn der Briefkopf stimmt.

Das Augen-Finale

Nach diesen beiden Fehlschlägen kommen wir nun endlich zum großen Finale meiner Augenthematik. Sie empfanden den Weg und die Erzählung bis hier hin vielleicht auch schon als zu lang, für mich hat es damals die gesamte zweite Hälfte des Jahres 2016 und gute Teile der ersten Hälfte von 2017 gedauert. Aber hier sind wir nun. Im Mai 2017, fast ein Jahr nach dem Beginn meiner Augenproblematik. Ein 8 Uhr Termin in der Augen-Spezialklinik.

Ich landete zunächst in einem gut gefüllten Wartebereich, die Anmutung war eher die eines Krankenhauses. Nach einiger Wartezeit wurde ich durch einen langen Gang in ein Behandlungszimmer geführt. Dort hatte ich beim Gespräch mit der Augenärztin das erste Mal ein gutes Gefühl. Sie strotzte vor Expertise und großem Selbstvertrauen. Auch einer gewissen Arroganz, aber das war in diesem Fall sogar positiv für mich. Denn Sie war die erste Ärztin im Augenbereich, die darin zwar einen „schwierigen Fall" sah, aber daraus andere Schlüsse zog. Sie wollte mich deswegen nicht sofort loswerden, stattdessen zeigte sie enormes Interesse, fühlte sich herausgefordert dieses „Mysterium" zu lösen. Ich spürte ein paar Angela Lansbury in „Mord ist ihr Hobby"-Vibes, falls Sie das noch kennen. Die Ärztin betrachtete mit Interesse meine mitgebrachten Vorbefunde und las sich aufmerksam mein „Handout" der Symptome durch. Den Symptomzettel empfand sie interessanter als mir in die Augen zu schauen, oder mich den guten alten Zahlen-Lesetest durchführen zu lassen. Ja genau, Sie lesen richtig. Den gab es hier – in der Spezialklinik – nicht. Sie war nun meine behandelnde Ärztin. Eine offenbar sehr fachkundige Ärztin, andere Kolleginnen lernten bei ihr. So rief sie ihre Kollegin nach einiger Zeit hinzu und versorgte sie erstmal mit den Hauptinformationen:

Augenärztin 4: **„Monokulare Diplopie hat er, aber setzen Sie sich erstmal."** ***Sie beginnt zu lachen und zu schnauben.*** **„Und offenbar ist er ein Autist, schauen Sie mal was er hier mitgebracht hat."**

Die Ärztin überreichte ihr meinen Symptomzettel und beide lachten (mich aus). WTF? Wo war ich hier gelandet?

Ich: „Wow, ist das wirklich so ungewöhnlich?"

Augenärztin 4: **„Das hat hier bisher noch keiner gemacht."**

Ich (rechtfertigend): „Ich bin eben vorbereitet, ich schleppe die Krankheit schon eine ganze Weile mit mir rum und nicht jeder Arzt hat Lust einem zuzuhören. Aber wenn es hilft, bin ich auch gerne autistisch."

Augenärztin 4: **„Ist ja auch nichts Schlechtes."**

Da stimme ich immerhin zu. Wow, manche Menschen brauchen jahrelang, bis sie die Diagnose Autismus bekommen und ich bekomme sie ungefragt, weil ich einen Zettel mit meinen Symptomen dabeihatte. Aber vielleicht war es auch Comedy und ich hätte den Kontakt zu Kaya Yanar herstellen sollen. Fun Fact: Während meines Studiums habe ich bei der Sendung „Kayas Woche", die bei RTL lief, als Online Redakteur gearbeitet. Ein paar der „Stars" und „Komiker" der deutschen Szene kennengelernt. Aber ich weiß gar nicht mehr, ob ich ein NDA (Non Disclosure Agreement,

Verschwiegenheitsvertrag) unterschrieben habe, das mir untersagt darüber zu reden. Passt auch nicht hierhin, deswegen lasse ich das.

Im Folgenden durchlief ich einige Tests. Einige bekannte, einige unbekannte, ich kann mich leider nicht mehr an Namen und Funktion von jedem erinnern. Besonderheit war auf jeden Fall, dass ich mit verschiedenen Kopfstellungen herausfinden sollte, ob und wie sich die Doppelbilder veränderten. Irgendwann hatte die erfahrene Ärztin alles durchgetestet und kam zur Ergebnisverkündung: Natürlich bemerkte sie auch mein Schielen, aber war mehr auf die Doppelbilder konzentriert. Sie diagnostizierte eine Augenmuskelparese[26], vor allem im rechten Auge. Die Uniklinik Aachen erklärt das wie folgt: „Bei Augenmuskelparesen handelt es sich meist um erworbene Störungen, die mit der Wahrnehmung akuter Doppelbilder einhergehen." Sie konnte das sogar präzisieren und diagnostizierte mir das sogenannte „Duane-Syndrom Typ I". Das DocCheck Flexikon hält hierzu fest, dass es sich um eine sehr seltene angeborene Augenmuskellähmung handelt, die etwa 1% der „Schielerkrankungen" ausmacht. Ursächlich dafür ist wohl eine Fehlfunktion des 6. Hirnnervs, des „Nervus abducens".[27] Dies beinhaltet Probleme beim Blicken zur Nase (Adduktion) und auch beim Blicken zur Schläfe (Abduktion). Gerade die Abduktion fällt bei mir sehr ins Gewicht. Dazu kommt beim Geradeausblicken ein leichtes Schielen, was in schlimmeren Fällen zu einer „Kopfzwanghaltung" führt. Man überstreckt den Kopf und schaut dann „von oben herab". Allerdings rein medizinisch gedacht und nicht arrogant. Diese Kopfzwanghaltung ist bei mir nicht ausgeprägt und die Einschränkungen in der Abduktion sind für mich unproblematisch. Es erklärte allerdings zum ersten Mal die Doppelbilder. Warum das bei mir allerdings plötzlich auftrat, bei einer doch theoretisch angeborenen Erkrankung, blieb und bleibt unklar. Leider konnte mir die sehr fähige Ärztin dies auch nicht beantworten. Sie verwies darauf, dass am Duane-Syndrom noch geforscht würde und nicht alles bekannt und eindeutig sei. Vielleicht gingen bei mir auch das Duane-Syndrom und eine anders gelagerte (2016) erworbene Augenmuskelparese (durch internistische oder neurologische Störungen) Hand in Hand in den

[26] Uniklinik Aachen: Augenmuskelparese (Abrufdatum 30.05.2024)
[27] DocCheck Flexikon: Duane Syndrom (Abrufdatum 30.05.2024)

Sonnenuntergang. Danach verabschiedete sie sich vorerst, meinte aber noch, dass ich mit dem Chefarzt sprechen sollte. Sie wollte ihm ihre Diagnose und ihren Weg dorthin vorlegen und er sollte sich auch damit befassen und in der Folge nochmal mit mir sprechen.

Ich war somit etwa gegen 12 Uhr fertig mit Tests und hatte meine Diagnose, aber ich sollte noch warten. Dafür musste ich nicht mehr zurück ins überfüllte Wartezimmer vorn, sondern durfte Platz nehmen im exquisiten Wartezimmer, eigentlich dem für Privat-Versicherte, wie ich später herausfand. Ich sage Ihnen, der Unterschied ist klischeehaft stimmig, ein Wahnsinn. Vorne kahle Wände und ungemütliche Sitzreihen. Hier Sessel, fast gemütliche Lounge-Ecken. Es ist ruhig, man hat viel Platz. Zum Lesen liegen dort der Spiegel, der Stern oder auch eine Chronik der Stadt. Ich hatte genügend Zeit mir dies anzusehen und streifte viel über den Flur, immer mal wieder nachfragend, wann ich den Chefarzt denn sprechen könnte. Irgendwann mittags traf ich ihn kurz auf dem Flur, da war er aber auf dem Weg zum Mittagessen und hatte sich noch nicht damit beschäftigt, versprach es danach zu erledigen. Irgendwann gegen 17 Uhr hatte ich das Chefarztgespräch. Er lobte seine Kollegin, meine vorherige behandelnde Ärztin, über den grünen Klee. Sie sei einer der allerbesten, wenn sie etwas diagnostizierte, konnte man sich darauf verlassen. Er war mit ihren Schlussfolgerungen daher völlig einverstanden. Und somit hatte ich eine vernünftige Diagnose. Leider keine Heilbarkeit, aber ich kannte nun ein paar Tricks und wusste, was ich vermeiden sollte.

Learning 1 (für Ärzte): Betrachten Sie schwierige Fälle bitte wie diese Ärztin. Seien Sie interessiert, versuchen Sie alle Symptome miteinander in Verbindung zu bringen und fühlen sich wie ein Ermittler. Vielleicht so wie die im Tatort, wenn Sie das gerne mögen. Verlieren Sie Ihre Neugier nicht.

Learning 2 (für Ärzte): Vielleicht sollten Sie den Patienten einfach nicht als autistisch bezeichnen, weil er ein Handout mitbringt. Aber das wäre Ihnen vermutlich ohne das Lesen meiner Erfahrungen auch nicht in den Sinn gekommen.

Learning 3 (fachlich): Setzen Sie als Patient auf Klasse statt Masse. Es ist nicht einfach per Recherche diese Klasse zu finden, aber hören Sie gut zu bei Empfehlungen anderer Ärzte. Ich hätte mir so einige unliebsame

Augenarztbesuche sparen können, wenn ich vorher in der Augenklinik gewesen wäre.

Learning 4 (persönlich): Wenn man eine schlüssige Diagnose von einer renommierten Fachärztin erhält, die nur vor Expertise strotzt, und die Symptome vernünftig erklären kann, dann sollte man es auch dabei belassen. Zumindest in diesem Themengebiet.

Was ich nochmal erwähnen möchte: Im Endeffekt lag mein vorheriger, etwas angriffslustiger, Augenarzt nicht weit entfernt mit seiner Einschätzung. In der Augenklinik wurde deutlich mehr in die Tiefe gegangen, es wurde fundierter festgestellt und mir wurden Handlungsempfehlungen mit auf den Weg gegeben. Das Kind bekam mit „Duane-Syndrom" auch einen Namen. Der Besuch in der Augen-Spezialklinik war sicherlich keine Zeitverschwendung. Hätte ich aber nicht weitergesucht, wäre es letztlich ein ähnliches Ergebnis gewesen. Ich hätte nur ein deutlich schlechteres Gefühl gehabt, weil ich mit der Unsicherheit hätte leben müssen. Deshalb möchte ich eine kleine Entschuldigung aussprechen, zumindest auf fachlicher Ebene. Nicht auf menschlicher.

Die sehr gute Arztqualität und vernünftige Diagnose brachten mich letzten Endes dazu hinter die Augen einen grünen Haken zu setzen. Die Feststellung, dass es unheilbar war, man damit leben muss, war allerdings keine einfach zu schluckende Pille. Wie in Matrix. Es war deprimierend, aber ich hatte nicht lange Zeit mich darauf auszuruhen oder in Erdlöchern zu versinken. Grund dafür war, dass schon ein neuer Big Player am Horizont erschien, den es zu bekämpfen galt. Der Durchfall! Meine schon länger schwelenden Probleme waren mittlerweile nicht mehr zu ignorieren. Die anhaltenden Bauchschmerzen, die Darmprobleme, aber vor allem der Durchfall, der gerne morgens zwei bis fünfmal zuschlug und sich häufig nach dem Essen zurückmeldete, brauchten Aufmerksamkeit. Der Vulkanausbruch dessen fand im April/Mai 2017 statt, also relativ kurz vor meinem Termin in der Augenklinik. Tolles Timing.

Was glauben Sie? Könnte die Magen/Darm-Thematik vielleicht sogar am Ende mit den Augenproblemen zusammenhängen? Bleiben Sie dran! Spoiler: Ja!

An dieser Stelle bin ich Ihnen eine Einordnung ins große Ganze schuldig, da ich es zu Beginn des Kapitels nur andeutete: Warum ist das hier überhaupt Teil des Buches? Erstens weil mich diese einjährige Arztreise nachhaltig geprägt hat mit ihren ganzen überwiegend schlechten Erfahrungen. Ich habe viel gelernt, ich habe viel versucht davon mitzunehmen und für spätere Termine zu nutzen. Wie Sie schon bemerkt haben, ging dies mit sehr viel Frustration einher. Mein persönlicher Blick auf das Gesundheitssystem hatte sich nachhaltig verschlechtert. Die ganzen ewigen Wartezeiten für Termine bei spezialisierten Ärzten, das seltsame Überweisungssystem mit dem Hausarzt als „Hauptzentrale", die alles verwalten soll, aber vom Rest der Ärzte nicht ordentlich beliefert oder teilweise nicht ernst genommen wird; Hausärzte, die leider auch nicht zwingend die Expertise mitbringen um das Geforderte leisten zu können, was ich ausdrücklich nicht als Kritik äußere. Hausärzte stehen am Anfang der Kette (falls es denn eine Kette an Untersuchungen und eine Suche nach der Diagnose braucht), wie sollen sie die Expertise von all ihren spezialisierten Kollegen haben und dies vernünftig einordnen können? Da muss man wirklich nachsichtiger sein. Im Endeffekt ist es so wie in vielen Teilbereichen des Lebens. Wenn man sich damit eindringlich beschäftigt, dann fallen einem erst die ganzen Probleme auf, die hinter der Fassade liegen. Mir war das alles vorher nicht so bewusst, aber wenn man einmal Teil der Mühle ist und einen Einblick ins Innenleben bekommt, mit vielen Menschen spricht, dann wird es erschreckend deutlich. Zudem habe ich natürlich meine eigenen negativen Erfahrungen gemacht, einige Erlebnisse waren für mich regelrecht erschreckend, mein Blick auf die gesammelte Gemeinschaft der Ärzte hatte sich nicht gerade verbessert. Obwohl es glücklicherweise ein paar wenige positive Ausnahmen gab. Das wird zu häufig vergessen. Man fokussiert sich meist nur auf das Negative, die schlechten Erlebnisse, aber es gab auch ein paar vernünftige Ärzte, wo zumindest das Menschliche und/oder das Fachliche passte. Natürlich ist mein Text schuldig im Sinne der gerade selbst erhobenen Anklage.

Die Wahrheit ist aber, dass die negativen Erlebnisse klar überwogen haben und das einschneidende Erlebnisse waren, die mich psychisch stark belasteten. Auf meinem Weg habe ich aber auch die Kehrseite kennengelernt. Die große Unzufriedenheit und Verärgerungen der unterschiedlichen Ärzte über das System und über diverse Patienten, die das

Leben aller Beteiligten an diesem Prozess verschlechtern. Es ist eine große Kugel der Frustration und Enttäuschung, vor der die Entscheider und die Politik lieber nur weglaufen, clever und gekonnt wie Indiana Jones persönlich. Eine desillusionierende Angelegenheit.

Sie erinnern sich kaum noch ans „Erstens“, aber jetzt kommt Zweitens: Mit sehr hoher Wahrscheinlichkeit waren die Augenprobleme mein erstes großes MCAS-Symptom, dass mit voller Macht an die Oberfläche getreten war. Das Duane-Syndrom liegt – in geringer Ausprägung – sicherlich vor. Aber die Doppelbilder, das verschwommene Sehen, die Helligkeitsempfindlichkeit und der ganze Rest, der 2016 auf einmal erschien, ist mutmaßlich eher auf die Mastzellerkrankung zurückzuführen. Denn mittlerweile sind Augenprobleme ein klares Symptom solcher MCAD-Erkrankungen. Natürlich gab es den Flush und die Allergien, die aber wohl eher das MCAS auslösten und nicht umgekehrt. Außerdem waren selbstverständlich Bauchprobleme schwelend. Dennoch waren die Augen das erste große, unerklärliche Symptom, das ich nicht mehr ignorieren konnte und deswegen zur Arztreise aufbrach. Es ist damit der Beginn meiner Suche nach der ganzheitlichen Diagnose gewesen, ohne dass ich das damals schon wusste. Ich möchte und muss im Übrigen festhalten: Natürlich erhebe ich keinerlei Vorwürfe gegen irgendeinen der Augenärzte, dass niemals das Wort „Mastzelle“ auch nur gefallen ist. Das konnte niemand wissen, gerade nicht zu diesem Zeitpunkt. Generell ist diese Mastzellaktivierungserkrankung so unbekannt, dass sie der Großteil der Ärzte, egal aus welchem Fachbereich, überhaupt nicht kennt, nie davon hörte.

Ausdrücklich muss ich aber in dem Fall die Augenärzte aus der Schusslinie nehmen. Die konnten das nicht erkennen. Vor allem, weil ich mich natürlich auf die Augensymptome konzentrierte und diese isoliert vom Rest betrachtete, die anderen Symptome auch nicht erwähnte, weil ich keine Verbindung sah. MCAS ist notorisch dafür eine Erkrankung zu sein, die eben nicht nur ein Körperteil beeinträchtigt. Dennoch möchte ich eine möglicherweise steile These wagen, die überhaupt nicht wissenschaftlich fundiert ist: Auch heute kennt fast kein Augenarzt Mastzellaktivierungserkrankungen und weiß, dass diese auch für Augenprobleme verantwortlich sein können. Die Augen sind ein eher untergeordnetes Symptom im Krankheitsbild der MCAD, ein neueres. Manchmal witzele ich darüber, dass die verschwommene Sicht erst zu den Symptomlisten[28] hinzugefügt wurde, nachdem ich in 2020 auch meine MCAS-Diagnose hatte, ich der Grund dafür war. Das ist natürlich vollkommener Schwachsinn, ich bin nicht größenwahnsinnig. Aber selbst im Gespräch mit MCAS-Kennern wurde meine Augenproblematik anfangs noch als zweitrangig betrachtet oder unter den Tisch gekehrt. Ich selbst wusste lange Zeit nicht, dass das zusammenhängt. Doch die neuesten Erkenntnisse lügen nicht: Es gehört wohl zusammen.

Ich werfe keinem Augenarzt vor, dass damals nicht mal ein Gedanke an eine Mastzellerkrankung aufkam, das war zu diesem Zeitpunkt noch kein klares Symptom. Es wäre schön, wenn auch Augenärzte einen ganzheitlicheren Ansatz hätten und neben den Verweisen auf Sehschule und Neurologen bei sehr schwierigen, undurchsichtigen Fällen die Mastzellerkrankung immerhin im Hinterkopf hätten. Das würde ich mir wünschen, das ist mein Ziel. Dass vor allem Ärzte, egal welcher Spezialisierung oder eben auch Hausärzte, die Grundzüge der Krankheit kennen und Patienten nicht zunächst so viele falsche Stellen abklappern müssen, bis sie an der richtigen Adresse landen. Sofern sie nicht vorher aufgegeben haben.

Learning (speziell für Augenärzte, aber auch andere Ärzte): Haben Sie bitte das MCAS auch bei Augenproblematiken (vor allem dem Jucken & Brennen, aber auch verschwommenen Sehen, Doppelbildern) auf dem Schirm. Natürlich sind so viele andere Erkrankungen bei diesen Symptomen wahrscheinlicher und sollten zuvor gewissenhaft überprüft werden. Bevor man letztlich beim „Keine Ahnung“ landet, könnte man dem Patienten auf den Weg geben sich die Symptomliste des MCAS anzuschauen und zu überprüfen, ob das passt. Genau das ist ohnehin mein großer Wunsch, dass möglichst viele Ärzte von Mastzellerkrankungen wissen und die Patienten in die richtige Richtung anstupsen können. Viel schneller als es bei mir der Fall war.

---

[28] Mastozytose e.V.: Symptomliste MCAS (Abrufdatum: 30.05.2024)

Eine erschöpft wirkende Neurologin

Stärker beginnend zu Beginn des Jahres 2017 gesellten sich Kopfschmerzen zu meiner Symptom-Melange. Ich entschied gerade diese Symptome vor dem neuerlichen Neurologie-Termin meinen Augensymptomen hinzuzufügen und diese nun etwas für diesen Termin zu priorisieren. Meine Augen-Diagnose hatte ich mittlerweile. So sah mein Kopfschmerz-Symptom-Zettel damals aus (die Augensymptome wiederhole ich nicht):

- Häufige Kopfschmerzen, vor allem auf der Stirn und über den Augen
- Migräne-Attacken, die mit starken Sichteinschränkungen beginnen
- Konstante Müdigkeit, Erschöpfung, Schwäche
- Unkontrollierbare Muskelzuckungen an den Beinen
- Sport/Anstrengung führt immer zur Verschlechterung der Symptome nach der Anstrengung – im Speziellen starke Kurzatmigkeit und Kopfschmerzen
- Nesselsucht (starkes Hautjucken) seit dem 14. Lebensjahr
- Ab und an auftretende Schwindelgefühle, vor allem bei schnellen Drehungen oder Kopfbewegungen, grundsätzlich schlechtes Gleichgewicht
- Anfang 2016 Lagerungsschwindel, der durch Übungen weitgehend beseitigt werden konnte

Bevor ich auf den ausstehender Neurologie-Termin eingehe, möchte zuvor kurz die Migräne beleuchten, weil es im Termin zu Sprache kam und eine doch recht heftige Erkrankung sein kann. Es wird Sie kaum wundern, aber Migräne ist mir auch nicht unbekannt. Ich bin etwas engstirnig, als „Gatekeeper" unterwegs, was den Begriff betrifft. Aus meiner Sicht ist dieser enorm verwässert. Er wird häufig genutzt, wenn Menschen etwas stärkere Kopfschmerzen haben. Es wird gerne mal als Ausrede verwendet um Termine abzusagen. Daher ist meine erste Frage, wenn jemand von Migräne spricht, wahlweise: „So eine richtige Attacke?" oder „Mit Aura oder ohne?" An den Reaktionen merkt man schnell, ob es falsch im Sinne von Kopfschmerzen verwendet wird oder richtig im Sinne von Migräne-Attacken. Die Attacken sind nämlich eine ganz andere Hausnummer. Aber nicht falsch verstehen, ich korrigiere die Menschen dann nicht und drücke

Ihnen ins Gesicht, dass das keine richtige Migräne ist. Dennoch sollte ich etwas lockerer werden und auch verstehen, dass nicht jede Migräne so aussehen muss, wie meine eigene. „Gatekeeping“ ist ohnehin bescheuert, aber noch bescheuerter bei einer Krankheit. Aber mein Appell bleibt bestehen: Reden Sie nicht bei bloßen Kopfschmerzen von Migräne. Das relativiert und verniedlicht die Migräne und gibt ihr ein falsches Image in der Gesellschaft.

Ich schildere kurz meine Migräne-Attacken, die fast immer mit Aura ablaufen. Meine erste Migräne müsste etwa 2011 oder 2012 gewesen sein, meine zweite dann 2016 während des Europa League Finals zwischen dem FC Sevilla und FC Liverpool, woran ich mich seltsamerweise noch gut erinnern kann. Also nicht an das Spiel, das ich dann nicht verfolgen konnte, aber an den Tag. Bei mir beginnt eine Migräne mit starken, bohrenden, tiefgehenden Kopfschmerzen auf der rechten oder linken Kopfseite, direkt über dem Auge (nie beidseitig). Daraufhin folgt schon bald die sogenannte „Aura“. Das sind Sehstörungen verschiedenster Art, die nicht zwingend bei einer Migräne vorliegen müssen. Meine Aura beginnt meist mit einem sehr verschwommenen Fleck in der Mitte meiner Sicht, der sich weiter und weiter ausdehnt. Dazu kommen ein paar Lichtblitze und eine große Helligkeitsempfindlichkeit, ich muss mich unter eine Bettdecke zurückziehen oder gar das Zimmer abdunkeln und teilweise auch Erbrechen. Das Erbrechen konnte ich bisher auf meine erste Migräne beschränken, damals hing ich über der Schüssel, vergraben unter einer Bettdecke um es zu verdunkeln. Ein absurdes Bild und riecht auch nicht so lecker. Nach etwa einer Stunde Ruhe und Schmerzen, ist der Hauptteil dann meistens vorbei. Der Kopfschmerz bleibt mir aber mindestens noch zwei bis drei Tage im Kopf hängen. Mittlerweile nehme ich – wenn ich den Beginn spüre – entweder eine Ibu 600 oder Sumatriptan, verdunkle alles und lege mich ruhig hin. So kann ich die eigentliche Attacke mit diesen starken Auswirkungen eindämmen und habe stattdessen an diesem Tag und dem nächsten nur mehr Kopfschmerzen. Doch warum erzähle ich davon? Erstens hat es vielleicht auch irgendwas mit dem MCAS zu tun, wobei es keines der offiziellen Symptome darstellt, zweitens war meine folgende Neurologin eine Migräne-Expertin.

Ich entschied mich dazu, die gesammelten vorherigen neurologischen Befunde, mitsamt MRT-Ergebnis zu ihr mitzubringen. Mittlerweile handhabte ich das so, dass ich an der Rezeption fragte, ob sie diese Befunde einscannen wollten oder ich sie nur zur Vorlage beim jeweiligen Arzt mit ins Behandlungszimmer nehmen sollte. Die Engagierten entschieden sich für das Einscannen. Ich tat das um ein möglichst gründliches Bild von mir abzugeben, so dass die Ärzte darauf aufbauen konnten. Als Basis für neuerliche Tests oder um direkt zur Diagnose überzugehen. In diesem Fall war es selbstredend auch um zu vermeiden wieder Nadeln in den Kopf gestochen zu bekommen. Dennoch erhielt ich vor dem Gespräch mit der Ärztin erneut ein EEG. Mein Hinweis auf ein vorheriges lief ins Leere. „Das machen wir hier so." Ok, kein Problem, ein bisschen Kleister auf dem Kopf hat noch niemandem geschadet.

Danach durfte ich zur Ärztin ins Behandlungszimmer. Sie stellte sich kurz vor – was ich als durchaus ungewöhnlich, aber gut empfand – sie war gerade von der Forschung in diese neurologische Praxis gewechselt. Dort waren ihre Themenschwerpunkte Multiple Sklerose (MS) und Migräne. Ich legte ihr meinen Symptomzettel vor, sie wollte aber lieber, dass ich selbst meine Symptome schilderte und schrieb mit. Ich denke das ist einfach eine Typ-Frage, da gibt es kein richtig oder falsch. Ich glaube weiterhin, dass es gut ist, wenn die Ärzte einen schnellen Überblick durch meinen Zettel erhalten. Aber wie gesagt: Das mögen nicht alle, ich weiß aber gar nicht wo das Problem liegt, wenn ich ehrlich bin. Nach der Anamnese, bat sie mich zu einigen Tests. Zunächst sollte ich mich auf ein Bein stellen, etwas balancieren, wobei ich fast umkippte. Danach ging es weiter zum „Ahhhh"-sagen, also den Mund öffnen und ein paar Reaktionstests. Hammer aufs Knie, sie kennen es vielleicht. All dies geschah ohne eine Konversation, die über ihre Anweisungen hinaus ging. Ich fragte irgendwann nach, was sie mit diesen kleinen Tests nun genau überprüft hatte, fühlte ich mich doch mindestens beim Test des Gleichgewichts nicht so als hätte ich „bestanden". Zu diesem Zeitpunkt war sie allerdings noch nicht daran interessiert mir Dinge zu erklären, die Ärztin war noch in der „Beweisaufnahme". Sie antwortete mit einer Gegenfrage: „Sie hatten schon ein MRT?" Ich deutete auf den Befund, den sie überflog und fragte ob ihrer Einschätzung nach alles okay sei. Denn bisher hatte sich den Befund nur meine Hausärztin angesehen und das wirkte nicht sonderlich fundiert. Ich beschäftigte mich in der Folge noch etwas mit dem Befund, der für Laien maximal schwer verständlich ist. Man bekommt fast den Eindruck, dass es da eine unausgesprochene Partnerschaft zwischen Juristen und Medizinern gibt: Berichte immer so formulieren und mit so vielen Fach- und Fremdwörtern versehen, dass der Betroffene nichts davon versteht. Ich fand dabei aber nur eine harmlose ungewöhnliche Versorgung des Hirns, eine Drüse liegt bei mir wohl an der falschen Seite. Die Neurologin sah in dem Befund auch nichts Relevantes und ging zu weiteren Fragen über:

Neurologin 3: **„Haben Sie Kopfschmerzen oder Migräne? Bestimmt einfach nur Kopfschmerzen, oder? Da haben ja viele Menschen ein falsches Bild und grenzen das nicht voneinander ab"**

Ich: „Migräne mit Aura. Ich kenne den Unterschied und werde auch immer leicht sauer, wenn man es verwechselt."

Ich dachte wir hätten hier eine Gemeinsamkeit gefunden und jetzt würde das Gespräch vielleicht etwas entspannter verlaufen. Zur besseren Einschätzung wollte ich nun kurz von meinen Migräneattacken erzählen, sie unterbrach mich aber schnell, woraus sich ein fließendes Gespräch entwickelte:

Neurologin 3: **„Für Migräne habe ich eine Patientin, die hat ihre perfekte Routine gefunden. Immer wenn sie merkt, dass was kommt, dann geht sie joggen und kriegt das so in den Griff. Generell hilft Sport. Machen Sie Sport?"**

Ich: „Einmal in der Woche Fußball."

Neurologin 3: **„Sie sollten joggen gehen. Oder Radfahren."**

Ich: „Aber wenn ich Sport mache und bei Anstrengungen, dann geht es mir immer signifikant schlechter, ich bekomme starke Kopfschmerzen.

Neurologin 3: **„Warum haben Sie das denn nicht aufgeschrieben?"**

Ich: „Es steht da, der 5. Punkt, wenn ich nicht irre."

Neurologin 3: **„Hmm, ja müssen Sie ausprobieren, was da für Sie geht. Ich habe so wenig geschlafen."**

Ich: „Haben Sie sonst vielleicht noch eine Idee, sehen Sie irgendwelche Zusammenhänge?"

Neurologin 3: **„Ich sehe da wenig, hmm, wissen Sie, MS eher nicht. Aber ich habe viele MS Patienten, denen geht es wirklich schlimm. Die kommen hierhin. Eine, die sitzt gerade draußen, die hat so viel durchgemacht. Wenn die ihre „Anfälle"[29] kriegt und dann hierhin kommt. Das ist echt nicht schön anzusehen. Puh, das ist wirklich anstrengend."**

Sie war so lang im Detektivmodus, aber hatte das mit dem Sport leider nicht mitbekommen. Überhaupt kein Problem, wenn nicht so eine gewisse passive Aggressivität das ganze Gespräch durchzogen hätte. Sie wurde in ihrer Erzählung über die MS-Patientin von einem Telefonanruf unterbrochen, den sie auch wahrnahm. Ich empfand das als etwas unhöflich und war gerade im Prozess zu überlegen ihr anzubieten kurz draußen zu warten, da raunzte sie mich schon an: „Das ist wichtig, Entschuldigung, gehen Sie raus, ich ruf Sie gleich wieder rein." Nach fünf Minuten öffnete sie wieder die Tür mit den Worten: „War wirklich wichtig, ging um eine richtige Krankheit, MS." Das restliche Gespräch war überhaupt nicht zielführend, sie hatte komplett vergessen an welcher Stelle wir waren, empfahl nochmal Sport für die Migräne und hatte sonst keine weitere Idee. Ich bedankte mich dann freundlich und verließ das Behandlungszimmer erneut mit einer gewissen Wut im Bauch.

Was ich wirklich hasse und nicht verstehe: Dieses stete Erwähnen der „richtigen Krankheiten" mit einem abfälligen, eindringlichen Blick von oben herab. Warum passiert das? Ich möchte nicht gegen andere Krankheiten ausgespielt werden. Ich habe großes Mitgefühl mit Patienten, die MS oder andere ausgesprochen schlimme – viel schlimmere Krankheiten als meine, ich denke da beispielsweise an Krebs – Erkrankungen haben, habe riesigen Respekt, wie sie ihr Leben auf die Reihe bekommen und das viel besser meistern als ich selbst. Mir ist stets bewusst, dass ich noch großes Glück habe, dass es bei mir nicht diese Krankheiten sind, die auch eine (erhebliche) Verkürzung der Lebensdauer bedeuten können. Das ist für mich gar keine Frage und ich möchte unter allen Umständen den Eindruck vermeiden, dass

---

[29] Anmerkung: „Schübe" ist der korrekte Fachterminus

ich mich und die MCAS-Erkrankung mit diesen Schwersterkrankungen irgendwie vergleichen möchte, sie auf eine Stufe stellen möchte. Das ist zu 0% mein Begehr.

Ich verstehe dennoch nicht, warum Ärzte das immer so ausdrücklich und verächtlich im Sinne von „sei doch froh" erwähnen müssen. Sie gab mir im Speziellen das deutliche Gefühl, dass ich ihre Zeit verschwendete, denn draußen wartete eine MS-Patientin. So etwas kratzt für mich immer an der Schwelle, dass ich mindestens nicht ernst genommen oder sogar maximal als „Simulant" angesehen werde. Das klingt jetzt kindisch: Aber das ist gemein, ärgerlich, unnötig und überhaupt nicht zielführend für den Patienten. Niemand (es wird ein paar vollkommen verrückte Menschen geben) geht gerne zum Arzt, erzählt immer dieselben Geschichten, lässt Untersuchungen über sich ergehen, denkt sich irgendetwas aus, vor allem nicht jahrelang. Dennoch schwang dieser Verdacht bei vielen Ärzten sofort mit nach einem zehn minütigen Gespräch mit mir. Dass meine Symptome und Probleme real waren, wollten nicht alle meine behandelnden Ärzte akzeptieren. Diese mal ausgesprochenen oder unterschwelligen Anschuldigungen sind schwer zu verarbeiten. Ich begann jedoch nie selbst daran zu zweifeln, dafür haben meine Symptome schon gesorgt.

Vor der Tür im Wartebereich traf ich noch auf meine Mutter und die besagte MS-Patientin. Ich wünschte ihr alles Gute, sie mir auch, eine sehr freundliche Frau, wie meine Mutter auch bestätigte. Die beiden redeten zuvor miteinander und die MS-Patientin lobte die Neurologin über den grünen Klee. Fachlich hatte auch ich keine wirklichen Zweifel an ihr, aber es war sehr deutlich, dass sie auf das Fachgebiet MS fixiert war. In diesem Bereich würde ich sie tatsächlich weiterempfehlen, ihre Tipps im Migränebereich wirkten auch qualifiziert. Für mein Probleme war sie das allerdings leider nicht. Ich hatte jedoch keinerlei Interesse mit ihr zu streiten, zunächst weil ich mittlerweile wusste, dass das keinesfalls zielführend ist. Aber auch, weil sie auf mich so erschöpft und fertig mit der Welt wirkte. Wenn es mir erlaubt ist eine Diagnose zu einer anderen Person zu stellen – natürlich völlig haltlos – ich vermutete, dass sie kurz vor einem Burnout stand. Vielleicht hatte sie auch nur einen schlechten Tag oder ich hatte einen schlechten Zeitpunkt erwischt, denn kompetent wirkte sie, aber hilfreich war sie für mich leider nicht.

Learning 1 (für Ärzte): Setzen Sie Ihre Patienten bitte nicht herab und marginalisieren deren Probleme und Symptome, in dem Sie das Damoklesschwert der unheilbaren, schlimmen Krankheiten, wie MS und Co., über ihnen hängen lassen und stets darauf verweisen. Geben Sie Ihnen nicht durch die Blume zu verstehen, dass Sie sich nicht so anstellen sollen. Lassen Sie den Patienten nicht spüren, dass Sie das alles für Zeitverschwendung halten – oder noch schlimmer – für Simulation.

Learning 2 (für Ärzte): Telefongespräche während des Termins annehmen und dann dem Patienten gegenüber harsch reagieren, wirkt unprofessionell. Ebenso sind offen dargestellte Müdigkeit, Überlastung und Erschöpfung – obwohl ich damit sehr gut sympathisieren kann – sowie eine gewisse Reizbarkeit weder zielführend noch standesgemäß.

Learning 3 (fachlich): Eine gelungene Sportroutine kann tatsächlich bei Migräne helfen. Aber da gibt es verschiedene Ansätze und leider keinen allgemeingültigen Leitfaden. Erarbeiten Sie gerne für sich selbst oder mit einem Experten eine Routine.

Learning 4 (fachlich): An dieser Stelle wird es wohl Zeit den Sinn meines Symptomzettels zu hinterfragen. Das war nicht die erste eher negative Reaktion darauf, daher würde ich das keinesfalls uneingeschränkt zur Nachahmung empfehlen. Ich mache es trotzdem weiter, weil ich es als gelungene Vorbereitung empfinde um den Ärzten das gesamte Bild zu vermitteln.

Mein Ende bei der Hausärztin und eine majestätische Behandlung der Schilddrüse

Mit dieser ganzen Fülle von Befunden, zum Teil sogar richtigen Diagnosen, kehrte ich in der Folge zu meiner Hausärztin zurück. Der Grund dafür war weniger die Besprechung der Ergebnisse, sondern der Wunsch nach neuen Überweisungen. Meine Magen/Darm Beschwerden waren seit Beginn des Jahres 2017 deutlich geworden, weswegen ich eine Überweisung zu einem Gastroenterologen erhalten wollte. Außerdem sah ich mir im Vorfeld des Termins meine vorherigen Blutwerte nochmal genauer an und entschied selbst dazu zu recherchieren. Was bedeutet es, wenn der jeweilige Wert nicht im Normbereich liegt, welche Symptome könnten damit einhergehen? Ich war leider über den Punkt des „Vertrau den Ärzten" lange hinweg und begann selbst nachzuforschen. Ich war dabei immer darauf fokussiert, dass ich auch ordentliche Quellen verwende, wobei mir mein journalistischer Hintergrund natürlich half. Bei dieser Recherche stolperte ich über meinen zu hohen TSH-basal Wert, welcher auf eine Schilddrüsenunterfunktion hindeutete. Das passte gut zu meiner stark vorhandenen (chronischen) Müdigkeit. Vor allem morgens kam ich kaum aus dem Bett und selbst nach dem Aufwachen brauchte ich immer gut 30-45 Minuten um überhaupt reden zu können. Ein klassisches Symptom der Schilddrüsenunterfunktion. Daher wollte ich die Schilddrüsenwerte nochmal überprüfen lassen. Das waren meine zwei Ziele des Gesprächs. Ich sah darin bei meiner Hausärztin die schnellere und bessere Alternative zum Ziel zu gelangen, als einen neuen Hausarzt mit meinen gesammelten Werken zu bombardieren und dort direkt Forderungen zu stellen.

Ich trat in die Praxis ein und berichtete kurz vor meinen Ergebnissen. Sie war offenkundig sehr überrascht davon, fast etwas verwirrt, dass ich tatsächlich mit einer Diagnose zurückkam. Man merkte regelrecht, wie sie das nicht wirklich verarbeiten konnte und sie ließ ihrem Unglauben freien Lauf.

Hausärztin 1: **„Das hätte ich nicht gedacht, dass die was finden."**

Ich: „Das hab ich mir schon gedacht."

Spannung in der Luft war zu spüren, aber ich wollte nichts eskalieren, sondern stattdessen zielorientiert bleiben, den Fokus nicht verlieren. Ich erzählte ihr kurz vom Duane-Syndrom, sie kannte es nicht – was absolut kein Problem bedeutete – aber sie wollte mir auch nicht zuhören bei meiner Erklärung, sondern tippte es sofort bei Google ein, nicht ohne mich zu fragen, wie man „Duane" genau schreibt. Ihr war diese Ironie wohl nicht sofort aufgefallen, aber ich fand das damals sehr lustig. Sie erinnern sich daran, dass die Hausärztin sich in einem früheren Gespräch darüber aufregte, dass die jungen Leute alles googlen statt den Ärzten zuzuhören. Nun wusste ich in einem minimal-kleinen medizinischen Bereich mehr als sie und statt mir Gehör zu schenken, hatte sie sofort Google aufgerufen.

Wundervoll. Ich erklärte ihr meinen Plan die Symptome etwas einzelner angehen zu wollen. Die Magen/Darm-Problematik und die Schilddrüse getrennt voneinander, hinter der Augenproblematik war ein Haken. Immer noch überrumpelt, dass ich Ergebnisse vorlegte, war die Überweisung zum Gastroenterologen kein Problem, sowie auch die erneute Blutabnahme für die Schilddrüse. Mein Ziel war erreicht. Tatsächlich war das unser letzter Kontakt. Ich bedankte mich, schüttelte ihr die Hand. Ich kann tiefgreifende Antipathien meistens gut verstecken und verdrängen. Ich muss da leider alle enttäuschen, die auf einen großen Wrestling-Fight zum Abschluss gehofft hatten. Alles ging gesittet zu.

Die Hausärztin war für mich schnell Geschichte, zwar nicht vergessen, aber aus dem aktiven Bewusstsein verdrängt. Jahre später, nach meiner MCAS-Diagnose, überlegte ich nochmal, ob ich sie damit konfrontieren sollte. Nicht um sie bloßzustellen oder mich über ihr damaliges Verhalten zu beschweren. Auch nicht im Sinne von „sieht so Simulation für Sie aus". Nein, freundlich, vielleicht mit einem Flyer zum Thema Mastzellerkrankungen, damit sie daraus lernen könnte. Letztlich entschied ich mich dagegen, man weiß nie welche Gefühle bei so etwas wieder hochkommen. Ich bin auch kein konfliktfreudiger Mensch, so dass ich diese Idee wieder zu den Akten legte.

Bereits wenige Tage später erfragte ich die Ergebnisse der Blutuntersuchung, bezüglich der Schilddrüse. Der TSH-Wert war weiterhin erhöht, weswegen ich direkt von meiner Hausärztin ein Medikament dagegen verschrieben bekommen wollte. Ich setzte mich sofort, ohne großen Terminvorlauf, in die Praxis. Leider hatte meine Ärztin an diesem Tag keine Sprechstunde und ich kam stattdessen zu einer ihrer Kolleginnen. Ich hatte natürlich ohne Termin etwas mehr Wartezeit als sonst und konnte deswegen im Wartezimmer mehrere Gespräche aufschnappen. Zwei ältere Damen unterhielten sich über meine Ärztin: „Die Frau Doktor, die mag ich nicht, die tut so als wär sie was Besseres" – „Ich höre das auch von allen Leuten. Die ist nicht Mensch genug und lässt keine Meinung zu." Es entlockte mir auf jeden Fall ein schelmisches Grinsen und löste Kopfschütteln aus. Im Behandlungsraum traf ich zum ersten Mal auf die andere Kollegin, sie war noch neu in der Praxis und wirkte sehr schüchtern. Es fehlte an Selbstvertrauen und leider auch an Expertise. Das gab sie allerdings sofort zu, was ich sympathisch fand. Im Endeffekt kamen wir überein, dass sie mir L Thyroxin 25 (die niedrigste Variante) zur Behandlung der Schilddrüsenunterfunktion verschrieb – auch wenn sie das vorher noch mit ihrer Kollegin absprechen musste um keinen Fehler zu begehen. Ich sah die Gelegenheit als günstig an, sie darum zu bitten, dass sich das ein Spezialist ansieht. Somit erhielt ich auch eine Überweisung zu einem Schilddrüsenspezialisten. 2 von 2 möglichen Überweisungen, mission complete.

Learning 1 (fachlich): Schauen Sie sich Ihre Blutwerte selbst genau an und recherchieren im Zweifel zu den von der Norm abweichenden Werten. Das dient als sinnvolle Grundlage fürs Arztgespräch und möglicherweise kriegen Sie so auch Symptome in den Griff.

Learning 2 (persönlich): Manchmal braucht es keine Konfrontation. Wenn man dadurch nichts gewinnt, dann lassen Sie es lieber, sparen Ihre Energie für wichtigere Dinge. „Pick your fights", sage ich immer.

Einen kleinen Nachtrag noch: Einige Monate später rief meine – nun ehemalige – Hausärztin bei uns daheim an. Meine Mutter war am Telefon. Die Ärztin fragte, wo wir denn bleiben würden, sie hätte länger nichts von uns gehört, es stünden wieder Asthma-Kontrollen auf dem Plan. Speziell war sie auch an meinem Verbleib interessiert. „So wie Sie sich Simon gegenüber verhalten haben, ist das ja wohl kein Wunder, dass wir nicht mehr kommen. Damit ist das Gespräch dann auch beendet", erwiderte meine Mutter und knallte den Hörer auf – zumindest metaphorisch, das ist schwierig bei einem schnurlosen Telefon. Für sie war das sehr aufwühlend, ist es teilweise auch heute noch. Ein kleines Fazit meinerseits zu meiner langjährigen Hausärztin: In der Arzt-Patient-Kommunikation katastrophal, fachlich in Ordnung, als Dienstleisterin super. Denn ich habe letztlich immer die Überweisungen und Tests bekommen, die ich wollte. Da muss man auch die positive Seite sehen.

Mit der Überweisung bekam ich überraschend schnell einen Termin bei einem Schilddrüsenspezialisten. Vor Ort wirkte alles sehr modern und hübsch eingerichtet. An der Rezeption hinterließ ich mein Krankenkassenkärtchen und wurde besonders freundlich empfangen. Das soll nicht falsch klingen, zumeist sind die Assistenzen vorne höflich und hilfsbereit. Ich bin weitaus häufiger auf tadellose, aufgeschlossene Arzthelferinnen getroffen als auf Ärzte mit den gleichen positiven Eigenschaften. Dass beides in einer Praxis vorkommt, ist im Übrigen ziemlich selten, vergleichbar mit einem 4-blättrigen Kleeblatt. Aber es gibt es! Und hier erlebte ich eine neue Stufe dessen. Mir wurde sogar vorne ein Kaffee für das Wartezimmer angeboten. Was war denn hier los? Ich fragte mich, ob ich schon im Himmel (wahlweise dem Nirvana oder irgendeiner Zwischenwelt) gelandet war, der 10.000 Kunde war und gleich einen Preis bekommen sollte, oder was los war. Und wo waren meine Luftballons? Die Erklärung folgte auf dem Fuße, als ich eine Frage gestellt bekam:

Medizinische Fachangestellte: **„Sind Sie mit Herrn Professor Mödder verwandt?"**

Ich: „Nicht, dass ich wüsste … aber die Familie ist weit verzweigt", schob ich noch nach.

Medizinische Fachangestellte: **„Aha, okay, denn der ist in unseren Fachkreisen gut bekannt, ich dachte vielleicht hat er Sie hierhin geschickt."**

Das kam sehr unvermittelt und ich empfand es erstmal als spannend. Mit den Überraschungen ging es bei der folgenden Behandlung weiter. Entweder hatte ich vage genug geantwortet oder meine Antwort sprach sich nicht so schnell herum. Denn die weiteren Mitarbeitenden, auf die ich traf, behandelten mich alle nicht wie einen Patienten, sondern wie einen Gast. Kurz war das ein gutes Gefühl, es war auf jeden Fall sehr ungewohnt nicht nur eine Nummer auf einer Liste zu sein. Aber schnell kam die Erkenntnis für mich, warum ich hier top behandelt wurde. Es musste diese – diesmal vermeintliche – persönliche Verbindung sein, das „Vitamin B", damit man gut behandelt wird. Dass man aufgrund seines Namens schlechter behandelt wird, ist sicherlich und extrem traurigerweise für einige Menschen Alltag, – Stichwort Rassismus – dass man extra nett behandelt wird: Einfach nur verwirrend. In diesem Fall traf mich das ganz unvorbereitet. Ich nahm es aber an. Heuchlerisch, ich weiß und es hilft nicht, dass ich mich dabei mies fühlte. Ich nutzte es aus. Ich könnte mich daran klammern, dass die Praxismitarbeiter zu allen Leuten so nett sind und ich keine Sonderbehandlung erfuhr. Ob das realistisch ist, weiß ich nicht. So bekam ich eine der vorsichtigsten und schmerzlosesten Blutabnahmen jemals. Insgesamt wirkte die Praxis allerdings sehr professionell und die eingebaute Radiologie sorgte für eine gewisse Einschüchterung mit ihren Türen auf denen groß die Warnhinweise prangten. Ein klein wenig mulmig wurde mir bei diesem Anblick schon.

Im Behandlungsraum sprach mich der Arzt nochmal auf die Namensthematik an. Ihm sagte ich deutlicher, dass es wohl keine familiären Verbindungen geben würde. Aber es war nicht so, dass sich sein Verhalten danach um 180 Grad drehte. Er war ausgesprochen freundlich und nahm sich Zeit. Ich erzählte ihm, dass es neben dem offensichtlichen Schilddrüsenproblem noch Probleme mit Augen, Kopfschmerzen und dem Magen-Darm-Trakt gab. Er versuchte Schlüsse aus all den Symptomen und vorherigen Befunden zu ziehen, dachte über mögliche Verbindungen nach, stieß aber irgendwann an seine Grenzen. Er hatte jedoch die Idee einer „Nebenschilddrüse“, die laut ihm viele der Symptome abdeckte. Ganz seltsam, aber ich verspürte eine gewisse Form von Hoffnung bei diesen Worten. War das die Nadel im Heuhaufen? Wenn es das jetzt wäre, könnte ich dann meine Odyssee frühzeitig beenden und gemeinsam mit den Sirenen bis zum Ende unserer Tage auf deren Insel leben? Aber zunächst musste ich noch abklären, wie schlimm diese Diagnose überhaupt wäre. Sachlich bleiben, statt Tagträumen.

Ich: „Wäre das denn eine gute Nachricht?“

Endokrinologe: **„Nicht wirklich, aber es wäre behandelbar.“**

Immerhin. Um seine Theorie abzuklären, führte er einen Ultraschall durch bei dem er tatsächlich auch etwas Ungewöhnliches entdeckte. Entweder ein Teil eines Lymphknotens oder die besagte Nebenschilddrüse. Das war zunächst nicht eindeutig. Die erhobenen Blutwerte sprachen allerdings gegen die Extraschilddrüse. Somit blieb zwar der große „Jackpot“ einer Diagnose aus, aber anhand meiner Symptome und meiner chronischen Müdigkeit hob er meine Dosierung des L-Thyroxins von 25 auf 75 an. Das zeigte rasch eine sehr gute Wirkung. Ich war in der Folge weiterhin auch mal erschöpft und abends müde, aber gerade die morgendliche starke Müdigkeit gehörte nach der Dosierungsumstellung der Vergangenheit an. Es war eine neue, ganz wunderbare Erfahrung für mich, dass ich tatsächlich zum Arzt ging, etwas verschrieben bekam und es mir danach spürbar besser ging – wenn auch nur in einem Teilbereich. Das ist ein Glücksgefühl, das viele vielleicht nicht nachempfinden können, aber es ist tatsächlich eine große Freude und Erleichterung.

Nach dem Arztbesuch und meiner Erzählung von den Ergebnissen, war meine Mutter zunächst überzeugt, dass wir zum Thema Nebenschilddrüse eine zweite Meinung einholen sollten. Eben weil der Befund nicht ganz eindeutig war. Sie hatte allerdings nichts von dem mitbekommen, was ich drinnen erlebt hatte. Ich war sicher, dass ich eine so gute Behandlung an anderer Stelle nicht mehr erhalten würde und entschied mich dem Arzt und seinem Urteil vollumfänglich zu vertrauen. Das war eine direkte Folge meiner vorherigen Erfahrungen, ich hatte daraus gelernt. Ich verspürte keine Lust auf viele weitere Arztbesuche, gerade der Doppelneurologenbesuch und der unnötige Augenarzt-Doppelpack hingen mir noch tief in den Knochen. Das wollte ich nicht mehr, ich wollte nicht in unsinnigen Aktionismus verfallen. Wenn ich mich mit den Ärzten wohlfühlte, ich sie fachlich gut fand, sie meine Fragen vernünftig beantworten konnten, dann war und bin ich gerne bereit es dabei zu belassen. Das kam nur zuvor nicht allzu häufig vor. Ich bin niemand der chronisch weiterforschen muss und nie mit einer Diagnose zufrieden ist. Mit der richtigen Diagnose bin ich es jederzeit.

Mir fällt gerade wieder ein, dass der Arzt mich zu einer Kontrolle bat, weil der Ultraschall nicht ganz in Ordnung war. Ich sollte zu einem Folgetermin sechs Monate später erscheinen. Ups. Habe ich bis heute versäumt, nicht so schlau. Aber ich habe das auf der Prioritätenliste erstmal weit nach hinten geschoben, der Darm bekam Vorfahrt.

Learning 1 (fachlich/menschlich): Vielleicht sollten Sie vor wichtigen Arztbesuchen den Nachnamen wechseln, so dass er gut zu bekannten Personen im Gebiet des jeweiligen Facharztes passt. Klingt wenig praktikabel? Ich stimme zu, aber es hilft.

Learning 2 (fachlich): Wenn Sie oder Angehörige chronisch und ständig müde sind, dann empfehle ich die Überprüfung von Blutwerten. Es könnte sich gut um die Schilddrüse handeln, oder auch um so etwas wie den Cholesterinspiegel. So oder so, ab zur Blutabnahme!

Learning 3 (fachlich): Wenn man top in der Praxis behandelt wird, ein gutes Gefühl hat und die Expertise der Ärzte regelrecht spürt, dann braucht man auch nicht immer eine zweite Meinung.

Das Schilddrüsenmedikament, L-Thyroxin 75, half mir deutlich in meiner Morgenroutine. Ich war immer schon eine Nachteule und eben keine Lerche. Damit kommt man in Schule, Studium und den meisten Berufen nur leider nicht sonderlich weit. Während sich das während der Schulzeit noch in halbwegs vernünftigen Grenzen hielt und ich gegen 23 oder 0 Uhr zu Bett ging und um 6:45 Uhr aufstand, verschob sich das danach weiter. Wenn ich nichts am Folgetag vorhatte, dann war ich bis 2 oder 3 Uhr nachts wach. In dieser Zeit schaute ich Filme, Serien, genoss die Ruhe draußen und dass die Welt einmal mit mir gemeinsam stillstand. Die Studienzeit unterbrach diese Routine glücklicherweise wieder, aufgrund von früheren Vorlesungen schlief ich zumindest unter der Woche wieder spätestens gegen 0 Uhr ein. Nach dem Studium ging es schnurstracks zurück zur alten Routine des sehr langen Wachbleibens und damit verbunden dem sehr späten Aufstehen. Uhrzeiten von 12 Uhr vormittags waren damals normal für mich. Das bestätigt die ganzen typischen Klischeebilder des Arbeitslosen, der nichts mit seinem Leben anzufangen weiß, vollends. Manchmal ist man eben ein Klischee, ich bin nicht stolz darauf. Mit meinen beginnenden Symptomen der Augen veränderte sich der Rhythmus wieder ein wenig. Ich war abends müder, länger als 2 Uhr nachts schaffte ich normalerweise nicht mehr. Dennoch kam ich morgens nicht ordentlich aus dem Bett, war müde, fühlte die ganze Schwere der Nacht und meines Körpers, hatte aber keine Kraft aufzustehen und drehte mich morgens endlos von Seite zu Seite.

Das Schilddrüsenmedikament half hier deutlich. Nach einigen Tagen der Einnahme fiel das Aufstehen leichter, ich fühlte mich nicht mehr so erschlagen und kraftlos am Morgen. Mittlerweile war immerhin eine Aufstehzeit von etwa 9:30 - 10 Uhr normal für mich. Das ist immer noch weit entfernt von den typischen Weckzeiten arbeitender Menschen, aber es war ein Schritt in die richtige Richtung. Für die jeweiligen, häufig frühen, Arzttermine passte ich mich natürlich an. Musste ich um 8 Uhr beim Arzt sein, stellte ich mir den Wecker auf 5:30 Uhr. Am Vortrag der Termine früher zu Bett zu gehen, war etwas was mir leider nie sonderlich lag. Mein Einschlaf-Rhythmus ist nicht leicht auszutricksen. Man könnte glauben, dass man mir die geringe Schlafzeit auch äußerlich ansah, vor allem an meinen ziemlich deutlichen blauschimmernden Augenrändern, aber die habe ich quasi chronisch, spätestens seit der Gymnasialzeit. Übermüdet sehe ich immer aus. An dieser zeitlichen Routine änderte sich erst wieder etwas, als ich endlich meine Medikation in Folge der richtigen Diagnose bekam, aber dazu später mehr.

Kapitel 4: Die Darm-Odyssee ab 2017

Das Leben mit täglichen Darm- und Hautproblemen

Zunächst möchte ich mit meinen damaligen Symptomen beginnen. Problematisch ist, dass der Darmbereich weitgehend tabuisiert ist. Ich kann dieses Hauptthema meiner Krankheit allerdings nicht auslassen und somit wird das für besonders sensible Personen nun etwas unangenehm. Im Folgenden thematisiere ich die Problematik von Magen und Darm, wovon man in der Öffentlichkeit eher nicht offen redet. Man ist „unpässlich", wenn man kotzen muss. Man „hat eine Magenverstimmung" oder „was Falsches gegessen", wenn man stundenlang mit Durchfall auf dem Klo hockt. Leider komme ich mit diesen blumigen Euphemismen nicht weit. Wenn man zum Arzt geht, dann muss man die Problematik möglichst genau beschreiben. Da hilft es aus meiner Sicht nicht um den heißen Brei herumzureden, sondern nur schonungslose Direktheit, die Sie natürlich auch erfahren werden. Wenn Sie großen Ekel vor dem großen und kleinen Geschäft verspüren, wird die Lektüre ab jetzt (spätestens) anstrengend für Sie. Aber es gehört zum Leben dazu und ich empfinde es als wichtig die Auswirkungen solcher Symptome öffentlich sichtbarer werden zu lassen.

Stellen Sie sich vor, Sie erwachen morgens. Schnappen sich Handy oder Wecker und checken die Uhrzeit. Eigentlich könnten Sie sich nochmal umdrehen, es ist noch nicht Aufstehzeit. Doch da zwickt etwas, da schmerzt etwas. Ihre Gedanken gehen sofort zu Ihrem Bauch, Sie haben Bauchschmerzen. Zu den Schmerzen gesellen sich sofort einige charakteristische Geräusche. Sie kennen das Brummen, das ist kein Hunger, der untere Bereich des Bauches scheint sich vorzubereiten auf einen Raketenlaunch. Sie bekommen das Gefühl, dass sie schnell die Toilette aufsuchen sollten, ich nenne das einen „Stuhldrang" – man kennt das Wort Harndrang, das ist nur eine Adaption für das andere Toilettengeschäft. Vielleicht kennen Sie morgens einen gewissen Blähbauch, würden die Problematik normalerweise durch ungehöriges Furzen sich in Luft auflösen lassen. Aber dafür ist es bereits zu spät, das trauen Sie sich nicht mehr. Die Windelzeit ist glücklicherweise lange vorbei und Sie haben kein Interesse diese wieder aufleben zu lassen. Also springen Sie auf, schnappen sich das Smartphone, eingestellt auf einen längeren Aufenthalt, und eilen zum Badezimmer. Sie verlassen Ihren dunklen Schlafraum und begeben sich ins Badezimmer, wo Ihnen die Sonne mitten ins Gesicht scheint. Helligkeitsempfindlichkeit ist ein großes Thema für Sie, ihre Pupillen sind von der Nacht noch sehr stark geweitet. Verschlafen und mit einer Hand vor den Augen bahnen Sie sich den Weg durchs Bad um die Rollladen wieder etwas weiter herunterzulassen.

Auf dem Klo angekommen, bricht es in Wellen aus Ihnen heraus, die farblich und in der Konsistenz vergleichbar sind mit dem Schlamm, den man nach Hochwasser in seinem Keller hat. Das ist manchmal etwas schmerzhaft, manchmal mit viel eigenem Nachdruck und Nachdrücken zu kombinieren, teilweise fließt es auch einfach widerstandslos heraus. Häufig handelt es sich um eine breiige, eklige, übelriechende Masse, die das Licht der Welt – oder glücklicherweise nur der Toilette – erblickt um kurz darauf in den ewigen Jagdgründen der Zivilisation – der Kanalisation – zu verschwinden. Natürlich haben Sie kein Interesse daran, dass sich das stundenlang wiederholt, deswegen bleiben Sie etwas länger vor Ort, auf dem Örtchen. Teilweise kommen die Schmerzen in Wellen, an schlechten Tagen sind sie quälend und gehen mit großen Schweißausbrüchen und Hitzewallungen einher. Sie schwitzen wie ein Schwein und wollen nur, dass es schneller vorbei geht, endlich alles vorbei ist. Dafür drücken Sie gelegentlich nach oder massieren den Unterbauch-Bereich (rate ich eher von ab, wenn man Probleme mit der Leistengegend hat). Währenddessen scrollen Sie wild durch Apps auf ihrem Handy. Vielleicht konsumieren Sie – wie ich damals – viel zu viele Fußballnachrichten aus der Kicker-App. Vielleicht haben Sie ihre Liebe zu Reddit entdeckt. Vielleicht ist es auch Instagram, da gefällt mir der Kontrast aus vermeintlich schönen Bildern und Ihrem Örtchen sehr gut, aber das habe ich noch nicht selbst ausprobiert. Passen Sie diesen Teil gerne an Ihre eigene Lebensrealität an.

Leider ist das keine einmalige Sache, Sie gehen danach nicht zurück ins Bett oder bereiten sich in aller Ruhe und mit viel schöneren Gedanken auf Ihren Tag vor. Nein, nachdem Sie eine Weile auf dem Klo verbracht haben und denken: „Das müsste jetzt aber auch mal gut sein" und sich deswegen anderen Dingen widmen, ruft der Stuhldrang Sie schnell wieder zurück. Sei es nach 5,10,20 oder 30 Minuten. Dann beginnt das Spiel von vorn, die Intensität ist etwas geringer. Zu Beginn war sie vielleicht bei 9, jetzt bei 6 auf einer Skala von 1-10. Sie überlegen sich: Was passiert denn, wenn ich das einfach ignoriere, das aussitze und dem nicht nachgebe? Geht das nicht selbst vorüber? Ordnet sich der Bauch nicht einfach selbst? Das ist ein paar Minuten lang möglich, doch danach werden die Bauchschmerzen richtig schmerzhaft, teilweise zu Krämpfen, alles zieht sich zusammen. Das ist keine Option, die irgendjemand wählen möchte oder langfristig könnte, deswegen ist der Stuhlgang – um Angela Merkel, natürlich in einem anderen Kontext, zu zitieren – „alternativlos".

Nach einer weiteren Toilettensession zwickt es vielleicht nur noch ein wenig. Sie haben insgesamt gut eine halbe Stunde auf dem Klo verbracht. Doch es gibt immer eine nächste Runde. Mittlerweile wird das Erzeugnis immer dünner und flüssiger, im Bereich des Anus spüren Sie schon eine gewisse Verätzung. Zur braunen Farbgebung des Toilettenpapiers gesellt sich nun auch etwas rot. Die Säure hat bereits für kleinere offene Wunden gesorgt. Aber was raus muss, muss raus. Währenddessen lassen Sie kurz die Gedanken schweifen und sind auf einmal ganz dankbar dafür, dass Sie nicht in einer WG mit papierdünnen Wänden leben und jeder im Hause Ihren Kampf mitgehört hat. Denn natürlich haben Sie eine gewisse Geräuschkulisse und später auch Geruchskulisse dargeboten. Das durchlebt man lieber allein. Manchmal ist an dieser Stelle Schluss, manchmal wiederholt sich das noch eine Weile. Der Endpunkt ist derselbe: Sie haben wirklich das Gefühl komplett leer zu sein. Alles was Sie zuletzt konsumiert haben, sollte nun den Körper verlassen haben. Das ist die große und schöne Phase der Erleichterung. Man ist zwar erschöpft von der ganzen Prozedur, aber auch glücklich, dass es (vorerst) vorbei ist. Jetzt werden Sie sagen: Ja gut, Junge. Kenne ich alles. Ich hatte auch schon mal Durchfall, das ist unangenehm, aber nicht so ein großes Ding. Und damit haben Sie grundsätzlich nicht unrecht. Aber jetzt stellen Sie sich vor: Das ist jeder Tag. Nicht einmal im Monat, nicht einmal in der Woche. Jeder, verdammte, Tag.

Leider bin ich noch nicht fertig, denn Essen muss ein Mensch auch. Intelligenterweise haben Sie schon in Kindheitstagen dem Frühstück abgeschworen, denn jede Mahlzeit bedeutet eine große Herausforderung und den mutmaßlichen Neustart des beschriebenen Vorgangs. Doch irgendwann muss man etwas Essen. Freuen Sie sich aufs Essen? Ich nicht. An diesem Mittag gibt es eine Suppe, vielleicht kennen Sie noch die Hühnersuppe von früher. Gerne als Hausmittel verwendet, wenn jemand krank ist. Doch „krank" sind Sie nicht, das ist für Sie Normalität. Deswegen gibt es auch keinen Zwieback (das mit der Cola lassen Sie bitte ohnehin sein). Suppe ist das Schlimmste, was passieren kann. Denn dabei spüren Sie noch beim Essen wie sich alles in Ihrem Magen zusammenzieht. Aus Höflichkeit essen Sie auf oder zumindest eine vernünftige Menge, doch dann folgt schnell die Verabschiedung aufs Klo. Dort bekommen Sie eine Schulstunde in Sachen Verdauung. In Geschwindigkeiten, die mit einem ICE-vergleichbar sind. So wie Sie die Suppe aßen, verlässt sie in gleicher Konsistenz, gleichmäßig plätschernd, sofort wieder Ihren Körper, allerdings auf der Unterseite und in leicht anderer Farbe. Ist das noch Turboverdauung oder die komplette Abstinenz der Verdauung? Die Suppe wird fortan aus dem Speiseplan gestrichen. Mit anderen Speisen verhält es sich ähnlich, wieder andere Speisen erfordern keinen direkten Toilettengang, sondern sorgen stattdessen für langanhaltende und schmerzhafte Blähungen. Generell tragen Sie fast den ganzen Tag lang Bauchschmerzen mit sich herum. Doch vergessen Sie bei all dem nicht: Sie sind nicht aufgrund eines speziellen Auslösers krank. Sie haben sich nicht den Magen verdorben, haben nichts Falsches gegessen. Das ist die Normalität. Irgendwann wiegen Sie nur noch 60kg bei 180cm Körpergröße. Man sollte vielleicht mal einen Arzt aufsuchen, oder?

Genau das war meine Lebensrealität ohne behandelnde Medikamente seit etwa Mai 2017, anfangs noch etwas weniger schlimm, ab der zweiten Jahreshälfte in der beschriebenen Intensität. Im späteren Verlauf erhalten Sie noch Einblicke in mein Ernährungstagebuch für die Reaktion auf bestimmte Speisen. Außerdem spielte sich ein weiteres, altbekanntes Symptom mehr und mehr in den Vordergrund. Die Nesselsucht, es geht also noch weiter mit einen weiteren kleinen Gedankenexperiment für Sie. Meiner Realität:

Jetzt stellen Sie sich vor zu dem ganzen Magen-Darm Eiertanz, der Augenproblematik, den anteiligen Kopfschmerzen, haben Sie auch noch mehr und mehr mit Ihrer Nesselsucht-Erkrankung zu kämpfen. Das heißt: Steter Juckreiz, bei mir immer dort beginnend, wo es Haare gibt. Vor allem auf der Kopfhaut, aber auch sonst an vielen Körperteilen des Mannes, der nicht ständig den Epilierer verwendet. Für die Öffentlichkeit gibt es ein paar Dinge zu beachten: Wenn Sie sich offensiv und häufig die Kopfhaare kratzen, sieht das so aus, als hätten Sie Läuse. Im Intimbereich kratzen Sie sich bitte gar nicht in der Öffentlichkeit, ich würde eine vorherige Rasur empfehlen. Arme und Beine sind soweit in Ordnung, wie auch der Rücken. Aber generell sollten Sie dem Juckreiz nirgends nachgeben. Ich habe natürlich bereits ausprobiert, ob es durch Komplettrasur des Körpers zu weniger Juckreiz kommt, bei mir half dies leider nicht. Eben weil es eigentlich die Haut ist, die für die Probleme sorgt. Generell gilt, dass der Körper nicht der Schlaueste ist. Er priorisiert den stärksten Juckreiz und diesen spürt man. Es wird allerdings anstrengend, wenn das jede Sekunde wechselt.

Juckreiz ist ein harter Kampf, Sie kennen das vielleicht von Insektenstichen oder Ähnlichem. „Nicht dran kratzen", wurde Ihnen schon in der Kindheit beigebracht und das ist ausnahmsweise mal ein guter Tipp und kein Mythos. Sie verspüren allerdings ein stetes Kribbeln, als würden Ameisen auf Ihrem Körper eine Wanderung starten. Sofort hängen Sie mit den Händen am Kopfhaar, dann wieder am Rücken, als sei da nur etwas Wegzuwischen, was Sie stört. Aber da ist nichts auf der Haut, es ist die Haut selbst, die zum Feind wird. Irgendwas triggert die Haut, irgendwas stört sie. Sie merken, wie die innere Unruhe immer weiter emporsteigt, es muss doch etwas geben, man muss doch etwas tun können. Während des Nachdenkens kämpfen Sie gegen den Juckreiz, der mittlerweile kaum noch einen klaren Gedanken zulässt. Sie können sich überhaupt nicht mehr konzentrieren, weil Sie sich nur noch darauf fokussieren können sich eben nicht zu kratzen. Dafür braucht es alle Willenskraft und Konzentration. Es ist wie ein juckender Sonnenbrand an 365 Tagen, es ist wie 50 kleinere Insektenstiche gleichzeitig, es ist als sei Ihr Körper eine permanente Ameisenstraße. Glücklicherweise tritt das in unterschiedlicher Intensität und Häufung auf, je nachdem wie die Haut gerade getriggert wird. Ihre einzige Rettung sind die Antihistaminika, die schon viel zitierten Allergietabletten, die Sie in zu großer Menge bedarfsmäßig wieder und wieder einschmeißen. Wenn diese nicht in der Nähe sind, dann werden es ganz bittere Stunden. Doch Sie kratzen sich nicht. Sie wollen keine großen roten Flecken, keine Quaddeln auf der Haut. Nein, so bleibt es beim ständigen, leichteren Juckreiz. Man könnte ihn fast „unterschwellig" nennen, weil er immer lauert, aber er spielt sich doch gerne, schnell und manchmal mit Nachdruck ins Rampenlicht. Das ist unangenehm, aber Sie leben jetzt damit.

Es ist ein weiteres Symptom, das Sie in abgeschwächter Form bereits Ihr halbes Leben lang kennen. Legen Sie also den Fokus darauf? Ich zunächst nicht, es stand als „Nesselsucht (starkes Hautjucken) seit dem 14. Lebensjahr" seit langer Zeit auf meinen Symptomzetteln, aber es war nur Beiwerk. Dennoch kann ich sagen: Es ist fies, es ist einschränkend, man ist stets nervös, kribbelig, kann sich nicht auf Wichtiges konzentrieren, ist stets erschöpft und angespannt. Ich empfinde Jucken tatsächlich als zweitschlimmste Sinneswahrnehmung, die der Körper zu bieten hat, weil sie einen immer auf Trapp hält und kontrolliert – der Schmerz ist natürlich auf einem unangefochtenen 1. Platz.

Erste Atemtests und die Eigenheiten einer Magen-Darmspiegelung

Aufgrund meiner schlimmen Durchfall-Erlebnisse entschied ich mich zu einer zweiten Ärzte-Odyssee aufzubrechen. Sie sollte zielführender werden, blieb aber dennoch turbulent. Zunächst liegt der Fokus auf dem „gastrointestinalen" (Magen und Darm betreffenden) Bereich, ehe es sich danach auf Hautärzte erweitert und am Ende bei Spezialisten landet. Zu Beginn suchte meine Mutter einen Gastroenterologen für mich heraus, der an ein Krankenhaus angeschlossen war. Vor dem Arztbesuch aktualisierte ich meinen Symptomzettel, brachte kurz und prägnant die Magen-Darm-Beschwerden auf den Punkt und stellte sie den anderen Themen voraus. Ich war schließlich beim Gastroenterologen, deswegen wurde der Zettel auf dieses Themenbild angepasst. So sah der damalige aus:

Symptome seit Mai 2017:

- Mehrfach täglich Durchfall (2-8x), gerade morgens sehr häufig
- Konsistenz zumeist: dünn, brockig, wässrig oder wurmartig
- Vor allem nach dem Essen vermehrter Durchfall
- Konstante Bauchschmerzen, konstanter Stuhldrang, häufig Blähungen

- Teilweise hinzukommende Übelkeit

Mit diesem Symptomzettel und meiner Überweisung begab ich mich zu meinem ersten Besuch bei einem Gastroenterologen. Aufgrund meiner Symptome standen zunächst einige „Atemtests" auf dem Programm. Dabei werden Intoleranzen festgestellt, meist gegen Nahrungsmittel. Ich möchte kurz den Unterschied zwischen Allergien und Intoleranzen mit Hilfe der Medizinischen Universität Wien[30] erklären: Bei Allergien reagiert das Immunsystem und bildet die IgE-Antikörper. Daraus resultieren normalerweise Reaktion wie Juckreiz, Brennen und Co. bis hin zum anaphylaktischen Schock. Bei der Intoleranz reagiert hingegen nicht das Immunsystem. Stattdessen fehlen Enzyme oder Transportproteine im Körper, die ihn daran hindern, vernünftig zu arbeiten. Beispielsweise geht es um den Abbau oder das Aufnehmen bestimmter Produkte. Darauf ist der Gastroenterologie spezialisiert, da die Beschwerden hier Durchfälle, Bauchschmerzen und Co. bilden. Bei mir wurden daher Intoleranzen mittels Atemtests überprüft. Ob meine Allergien darauf auch einwirkten? Das weiß ich leider nicht, aber sie sind zumindest nicht dadurch feststellbar.

Bei einem Atemtest nimmt man einen einzelnen Nahrungsbestandteil in konzentrierter, flüssiger Form zu sich. Beispielsweise Fructose oder Lactose. Ich erkläre kurz das recht unangenehme Prozedere, man muss nämlich ein paar Anweisungen befolgen: Planen Sie einen dreistündigen Aufenthalt beim Arzt ein. Ab dem frühen Abend des Vortags dürfen Sie keine Nahrung mehr zu sich nehmen, später am Abend auch nichts mehr trinken. Am nächsten Morgen steht dann der Test an – ich hoffe Sie haben gelernt. Was besonders unangenehm und massiv ungewohnt ist: Es werden morgens keine Zähne geputzt. Sie dürfen auch kein Kaugummi kauen um das unangenehme Gefühl auf den Zähnen oder des Rachenbereichs zu betäuben. Der Atem muss klar und unverwässert sein für den folgenden Test. Ich bemerkte, wie ich mich auffällig beim Sprechen versuchte von Leuten wegzudrehen um diese nicht mit meinem möglichen Mundgeruch zu belästigen. Eine ungemütliche Situation. In der Praxis angekommen, erhält man am Empfang ein Konzentrat, dass man dann pur „wegext". In

---

[30] Medizinische Universität Wien: Was ist der Unterschied zwischen einer Allergie und einer Intoleranz? (Abrufdatum: 30.05.2024)

meinem Fall wurde zunächst Lactose überprüft und ein Tag später die Fructose. Gleichzeitig geht das natürlich nicht, weil man dann nicht ordentlich differenzieren könnte.

In der Folge setzt man sich ins Wartezimmer und muss jede Stunde zurück zur Rezeption um in ein Atemmessgerät zu pusten. Manche kennen es vielleicht von der Alkoholkontrolle, die Anmutung ist recht ähnlich. Daraufhin erscheint ein Wert auf dem Gerät, dieser wird vermerkt, anfangs wissen Sie aber nicht was er bedeutet, da Sie keinerlei Grenzwerte kennen. Bei mir gab es allerdings noch einen zweiten Indikator: Durchfall. Die Toilette war mein bester Freund. Sowohl bei der Lactose und noch schlimmer bei der Fructose, verbrachte ich die überwiegende Zeit der ersten Stunde und zum Teil der zweiten und dritten auf dem Praxisklo mit enorm flüssigem und starkem Durchfall, wie ich ihn selten erlebt hatte. Es hatte eine sofortige abführende Wirkung, wie das Rizinusöl, das ich Jahre früher dummerweise bereits erprobte. Die Nebeninformationen des heftigen Durchfalls gibt man bei der Rezeption an. Das wird kurz vermerkt, aber die Messwerte des Testgeräts stehen klar im Vordergrund. Das ist alles kein angenehmes, schönes Prozedere. Man befindet sich lange in einer Arztpraxis, hatte eine unangenehme Vorbereitung und wird nun möglicherweise mit viel Durchfall auf dem halb-öffentlichen Praxisklo konfrontiert. Aber man ist danach eine ganze Ecke schlauer. Insofern würde ich beim Verdacht auf Nahrungsmittelunverträglichkeiten den Atemtest immerzu empfehlen, auch wenn man sich bewusst kurzzeitig „vergiftet".

Meine eigenen Durchfall-Ergebnisse dieser Tage ergaben, dass ich sowohl auf Lactose, als auch auf Fructose verzichten sollte, der objektive Test sah das allerdings leicht anders. Bei der Lactose verblieb mein Wert knapp unter dem Grenzwert, die goldene Ananas beim Fructose-Wert gewann ich allerdings deutlich. Die freundliche Dame an der Rezeption nannte es „einen der höchsten Werte, den Sie jemals gesehen hätte." Wundervoll, das sind doch die Preise, die man gewinnen möchte.

Neben diesen Atemtest war bei meinen Beschwerden eine Abklärung per Magen- und Darmspiegelung nötig. Für diese Spiegelungen trifft man sich vor der eigentlichen Untersuchung zu einem Vorgespräch mit dem Arzt. Zuvor bekommt man einen großen Aufklärungsbogen zur Durchsicht, ich durfte mir auch auf einem Tablet ein Erklärvideo ansehen, die Risiken werden einem grob portraitiert. So wirklich steht da niemand hinter oder misst dem die große Bedeutung bei, aber der Aufklärungs-Ablauf ist offenbar (gesetzlich) vorgeschrieben. Ganz ohne Biene und Blume. Diesen Wisch nimmt man mit hinein zum Arztvorgespräch. Letztlich ist das komplette Routine für die Ärzte, d.h. sie rattern ihren Text hinunter, wischen eigentlich alle Bedenken aus dem Aufklärungsbogen wieder vom Tisch und lassen noch ein wenig Raum für eventuelle Fragen der Patienten. Mein damaliger Arzt war auffällig locker, man merkte ihm an, dass ihm die Augenhöhe mit Patienten lieber war, er eine lustige Gesprächsatmosphäre bevorzugte. Während unseres Gesprächs klingelte mittendrin sein Handy, ich war zunächst verwirrt, weil ich die Melodie aus irgendeiner Form von Popkultur kannte, aber nicht zuordnen konnte. Aber es war das Klingeln selbst, das mich sofort in Habacht-Stellung beförderte. Beim vorherigen Gespräch mit der Neurologin wurde ich schließlich unhöflich herausgebeten, so dass ich mich bereits leicht von meinem Stuhl erhob, als er den Anruf annahm. Aber er signalisierte mir sofort, dass ich mich wieder hinsetzen sollte. Somit lauschte ich – ungewollt – und bekam mit, dass es sich um einen privaten Anruf handelte. Es ging um die Uhrzeit des Nachhausekommens und das Abendessen. Ein fixes Gespräch, er entschuldigte sich kurz und wir sprachen noch kurz weiter. Er beendete unsere Unterhaltung mit wunderschönen Abschiedsworten:

Gastroenterologe 1: **„Dann freue ich mich drauf Ihnen den Schlauch hinten zu verpassen"**

Ich: „Ähh, schön gesagt."

Gastroenterologe 1: **„Danke!"**

Das wirkt nicht gerade professionell, oder? Das war mir aber tatsächlich egal, er hatte im vorherigen Gespräch korrekt eingeschätzt, dass ich Humor nicht abgeneigt bin. Ich empfand es nicht als unangenehm, sondern angenehm locker. Es war fast so wie man mit Freunden sprechen würde.

Für den Termin, an dem die Darmspiegelung durchgeführt wird, gilt es im Vorfeld einige Dinge zu beachten. Ein Tipp an den Sie sich halten können oder nicht, der gerade für sehr behaarte Männer relevant ist: Ich hielt es für ein unausgesprochenes „Gentlemen Agreement" vor der Darmspiegelung die Haare an der Hintertür zu trimmen, damit der Arzt sich nicht mit dem Schlauch durch den Morast kämpfen muss. Ich hoffe, dass das von der anderen Seite wertgeschätzt wird. Kein Tipp, sondern die Regel ist, dass man die Spiegelung einige Tage vorher nochmal explizit bestätigen muss und dann ein Abführmittel erhält. Denn für eine Darmspiegelung braucht es einen leeren Darm. Ergibt Sinn. Ich war damals etwas naiv unterwegs, da ich mir dachte: Was soll schon passieren, du führst quasi jeden Tag ab, hast Durchfall, da kann dich nichts mehr überraschen. Der Durchfall war auch nicht das Problem, aber der Geschmack dieses Abführmittels... Beim Gedanken daran, schüttelt es heute noch den ganzen Körper. Am Vortag der Untersuchungen darf man nur morgens frühstücken und soll um 18 Uhr mit dem Abführen beginnen. Ich mischte mir diese abgeholte pulvrige Lösung mit etwas Leitungswasser und trank es literweise. Meine Methode sind wenige längere, ausgiebige Schlucke, weil ich den Ekel dann seltener verspüren muss. Es handelte sich bei mir damals um ein schönes Zitronenaroma. Denken Sie an Fanta, Sinalco, ein zitroniges Softgetränk Ihrer Wahl, und dann vergessen Sie das sofort wieder. Denn es schmeckt eher wie der Sidolin Glasreiniger. Absolut widerwärtig. Ich hatte beim Konsum das Gefühl, dass ich entweder zwei Toiletten brauchte – eine für oben, eine für unten – oder eben wirklich herausragendes Timing für einen fliegenden Wechsel. Glücklicherweise konnte ich ein Übergeben vermeiden und so folgten ein paar schöne Stunden auf dem Klo, bis ich wirklich leer war. Bei den letzten fünf Stuhlgänge sah ich auch nur noch fast durchsichtige, minimal bräunliche Flüssigkeit.

Mit dieser schönen Erfahrung im Gepäck, begab ich mich am Folgetag zur Untersuchung. Hierfür braucht man im Übrigen eine Person, die einen mindestens nach der Untersuchung abholt, da man – aufgrund der Kurznarkose – rund 24 Stunden lang kein Fahrzeug führen darf. Also bleibt ihr Flugzeug besser daheim. Für mich war das glücklicherweise kein Problem, meine Mutter übernahm das wie immer. Recht zügig wurde ich in das Behandlungszimmer gebeten, wo ich mich hinter einem schlecht aufgestellten Raumtrenner (Sie kennen vielleicht aus alten Filmen, diese Sichtschütze, wohinter sich Frauen in ein Korsett quetschen etc.) komplett ausziehen sollte und ein Krankenhausleibchen anziehen durfte. Dieses hatte auf der Rückseite unten ein paar Knöpfe, die man anfangs noch schließt. Romantisch. Im Folgenden legte ich mich auf das Bett, wurde ein wenig verkabelt und bekam eine Flüssigkeit zur besseren Aufblähung des Magens, wie mir gesagt wurde. Danach bekam ich eine Spritze gesetzt. Ich wurde kurzzeitig voll betäubt, nicht nur lokal (ob sich das fachlich Kurznarkose oder kurzfristige Betäubung nennt, ich weiß es nicht genau). Die nette Crew wuselte umtriebig um mich herum, hatte aber alles im Griff, ich spürte vollkommene Routine und hatte das Gefühl mich in guten Händen zu befinden. Dann zählte jemand herunter, von 10 hinab. Bei mir wurde es immer schwummriger, so dass ich mir „Das Zeug kickt ganz schön rein" nicht verkneifen konnte. Warum ich das sagte und ob ich nicht ohnehin schon so lallte, dass mich niemand verstand, bleibt für immer ungeklärt. Auf etwa „2" war ich dann weg. Ein großes Problem nach dem Wiedererwachen ist allerdings, dass man sich noch leicht „high" fühlt – wenn sich das so anfühlt, wie gesagt, ich kenne das Gefühl von Drogen nicht – oder zumindest verwirrt, tapsig, durcheinander, man nicht so wirklich einen klaren Gedanken fassen kann und das Gedächtnis noch nicht völlig bereit zur Aufnahme ist. Dennoch ist es der Standard, dass der jeweilige Arzt nach der Behandlung direkt beim Patienten vorbeischaut und das Ergebnis mitteilt. Ich weiß nicht, ob das Kalkül ist, dass die Menschen keine Nachfragen stellen und man das somit schnell abhandeln kann ohne Folgetermin zur Besprechung der Ergebnisse an einem anderen Tag, aber sonderlich sinnvoll für den Patienten ist es nicht. Soweit ich noch weiß, erklärte mir der Arzt, dass meine Magenschleimhaut etwas angegriffen sei, aber er sonst nichts Auffälliges sah. Er gab mir kurz die Gelegenheit für Nachfragen und fachlich fundiert, sinnvoll, „smart" wie ich bin, nutzte ich die Gelegenheit für eine sehr wichtige Frage: „woher ist eigentlich Ihr Klingelton?" Cool, dass ich nach den wichtigen Dingen fragte… Es war aus dem Science-Fiction Kosmos. Woher genau, dürfen Sie selbst erraten.

Nach dem Verlassen des Krankenhauses hatte ich an diesem Tag noch starke Blähungen, die mit starken Bauchschmerzen und Krämpfen einhergingen. Das ist aber durchaus Teil des Prozederes, Sie erinnern sich daran, dass ich im direkten Vorfeld der Darmspiegelung etwas trinken musste. Ich bin kein Experte, aber diese Flüssigkeit sorgte wohl dafür, dass im Magen-Darm-Trakt Teile etwas aufgebläht werden, so dass der untersuchende Arzt mehr sehen kann. Das ist dennoch ungewöhnlich, da man normalerweise entweder mit synthetischer Luft (die nicht bevorzugte Variante, aufgrund von Krämpfen danach) oder mit CO2 (die gute Variante) gefüllt wird, damit der Arzt alles genau sehen kann. Das CO2 lässt sich deutlich schneller abbauen als die synthetische Luft. Was mir genau verabreicht wurde, bleibt unklar. Grundsätzlich ist das Aufblähen aber absolut sinnvoll und vernünftig, wenn es auch im Nachgang eventuell recht schmerzhaft sein kann. Ein bis zwei Tage später war das aber vorbei, es handelt sich daher um eine unproblematische Nebenfolge.

Die klassische Diagnose der Magenschleimhautentzündung bedeutete zumindest ein Medikament für mich. Ich sollte einige Wochen Pantoprazol 20mg zu mir nehmen um die Entzündung auszukurieren. In der Folge der Magen-Darmspiegelung nahm ich somit Pantoprazol ein und stellte meine Ernährung um. Durch die starke Fructoseintoleranz und den Lactosewert nahe an der Grenze, wollte ich beides komplett aus dem Speiseplan entfernen. Das stellte sich als recht unproblematisch dar. Die Änderung von „normaler" Milch zu lactosefreier ist keine schwierige. Lactosefreie Milch schmeckt grundsätzlich etwas süßlicher, darauf sollte man aufpassen, aber ansonsten ist das eine einfache Anpassung. Hafermilch ist auch eine gute Alternative. Die Fructoseintoleranz gestaltet sich etwas schwieriger für den sich gesund und wohlernährenden Menschen. Grundsätzlich heißen solche Intoleranzen nicht, dass man komplett auf jegliche Fructose verzichten muss, aber man sollte die Einnahme dessen auf ein vernünftiges Maß reduzieren, so dass sich keine Beschwerden zeigen. Sehr viele Obstsorten sowie einige Gemüsesorten enthalten viel Fructose. Fruchtsäfte gehen in der Folge natürlich kaum noch, genauso wie eine Fülle von Softgetränken. Auf der weniger gesunden Skala spielen Süßigkeiten und industriell gefertigte Lebensmittel eine Hauptrolle. Ich werde in diesem Text nicht noch detaillierter und ganz explizit aufführen, was bei Fructoseintoleranz geht oder nicht geht, es bleibt bei einem Überblick. Für genauere Informationen empfehle ich eine einfache Online-Recherche. Für mich waren die genannten Einschränkungen allerdings keine riesigen. Der Obst-Typ war ich ohnehin seit Jahren nicht mehr (mutmaßlich wegen der schlechten Magenreaktionen, denn geschmacklich mochte ich einiges), der Gemüsetyp auch nicht. Ich erwähnte bereits eine ziemlich fleischhaltige Ernährung, dazu

Kohlenhydrate, aber viel „Grünzeug" gab es für mich nicht, somit war das Paprikagewürz fast die größte Änderung im Speiseplan. Auch an der Getränkefront änderte sich dadurch für mich nicht viel. Ich war früher ein Kind, das nicht gerne Wasser trank, deswegen bekam ich häufig diese „Durstlöcher"-Pakete, später auch Apfelsaft direkt aus dem Erzeugnis unserer lokalen Apfelanbauers. Irgendwann war dies Geschichte – aufgrund von Durchfallreaktionen – und ich kultivierte den Wassergenuss. Etwas was ich grundsätzlich jedem in jeder Altersklasse empfehlen würde. Verbannen Sie die lästigen Softdrinks, zu den Pommes darf es auch ein schönes Glas Wasser sein. Ich trank nur noch Mineralwasser und manchmal am Wochenende Bier, weitere Getränke brauchte ich nicht. Auf Süßigkeiten verzichtete ich ohnehin großflächig seit dem Erwachsenenalter, ich bin einfach nie der Typ für eine Tafel Schokolade oder Ähnliches gewesen, es gab mir nichts. Das Thema der industriell verarbeiteten Lebensmittel war auch nur klein, weil meine Mutter meist frisch aus guten Zutaten für mich kochte.

Anhand dieser Aufzählung werden Sie verstehen, warum ich nicht recht glauben konnte, dass die beiden Intoleranzen und eine entzündete Magenschleimhaut für meine vielschichtigen Probleme sorgten, da ich mich bereits zuvor recht fructosearm ernährte. Daher dürfte es Sie wenig überraschen, dass die Ernährungsanpassungen und das Einnehmen das Pantoprazols auch nach einigen Wochen keine oder fast keine Verbesserung bedeuteten. Deswegen schaute ich erneut beim Gastroenterologen mit meinen Erkenntnissen vorbei und erklärte ihm, dass die Behandlung leider nichts gebracht hatte. Ich dachte mir, dass es vielleicht noch andere Ideen geben könnte, noch andere Untersuchungen erfolgen könnten und fragte einfach verzweifelt nach weiteren, neuen Anregungen. Die Antwort war aber eindeutig. Eindeutig negativ. „Unsere Hände sind da gebunden, vielleicht reguliert es sich von selbst. Wenn nicht haben Sie Pech gehabt und wir wissen dann auch nicht weiter." Das bedeutete einen weiteren nicht hilfreichen, ziemlich bösen, verbalen Schlag ins Gesicht. Ich gewann den Eindruck, dass alles außer den Schlauchattacken in dieser Praxis nicht sehr beliebt war. Ob aus finanziellen Gründen, fehlender Zeit oder fehlender fachlicher Kompetenz kann ich natürlich nicht beantworten. Enttäuschend war es erneut. Sogar sehr.

Learning 1 (fachlich): Die Regel „Niemand sollte mit mir ins Gesprächszimmer gehen" ist hier aufgeweicht. Es kann sich lohnen die Begleitperson, die man ohnehin für den Transport benötigt, mit in den Aufwachraum zu bitten, damit diese immerhin alles versteht, was der Arzt nach der Untersuchung mitteilt.

Learning 2 (fachlich): Es gibt noch die Möglichkeit eines anderen Abführmittels (beispielsweise Picoprep), wofür man bei manchen Ärzten etwas extra Geld zahlen muss, bei anderen nicht. Der von der Krankenkasse bezahlte Standard ist häufig das billigste Mittel. Aus Erzählung von anderen hörte ich, dass sich das Upgrade in diesem Fall sehr lohnt, ob es nun mehr kostet oder nicht. Ansonsten sollten Sie sich auf eine langfristige Unterdrückung des Würgereizes einstellen.

Learning 3 (fachlich/persönlich): Trotz des unangenehmen Prozederes würde ich Atemtests und Spiegelungen jederzeit empfehlen. Man kann mit den Befunden meist sofort etwas anfangen und daraus die richtigen Schlüsse ziehen. Nehmen Sie ihre Vorsorgeuntersuchungen wahr.

Überforderung, dunkle Gedanken, Rettungsanker

Ich sollte kurz eine Triggerwarnung zu Suizidgedanken aussprechen, auch wenn es bei mir nie handfest wurde. Ich habe zu dem Thema keine große Expertise, verweise an die Telefonseelsorge unter der Rufnummer: 0800 1110111. Ansonsten: Tut es nicht! Vertraut euch jemanden an, wenn ihr akut Hilfe benötigt.

Das war eine sehr dunkle Zeit in meinem Leben, vielleicht die dunkelste, ich war sehr verzweifelt. Im Jahr 2016 traten meine Augenprobleme zum ersten Mal auf, ich brauchte ein ganzes Jahr um zu einer Diagnose zu kommen. Dann hatte ich endlich eine Diagnose, aber letztlich natürlich keine befriedigende, da der Stempel „nicht heilbar" auf ihr prangte. Das musste ich schlucken. Das war unangenehm und desillusionierend, aber machbar. Meine Augen waren etwas schlechter, ich hatte ein paar Einschränkungen, aber das verändert ein Leben nicht von Grund auf. Noch bevor ich die Augen zu Ende bringen konnte, spielte allerdings mein Verdauungstrakt auf einmal völlig verrückt. Ich habe es zu Genüge beschrieben, Sie werden verstehen, warum das enorm einschränkend ist. Wenn man die ersten zwei bis drei Stunden nach dem Aufstehen – mit kurzen Unterbrechungen – an die hauseigene Toilette gefesselt ist, zerstört das alle möglichen morgendlichen Aktivitäten. Danach war ich bereit für das Mittagessen, was wieder einen ähnlichen Ablauf zur Folge hatte, mit Glück etwas kürzer, weil ich schneller „leer" war. Objektiv war ich erst irgendwann nachmittags, grob vielleicht ab 15 Uhr, für irgendetwas verfügbar. Falls ich früher gebraucht wurde, stand ich früher auf und aß einfach den ganzen Tag nichts – bis zur Rückkehr nach Hause. Das klingt nicht gesund, war und ist für mich aber im Vergleich die bessere Alternative. Viele von Ihnen gehen vielleicht gerne essen, ich wich dem aus, sagte manchmal ab. Irgendwann sprang ich über meinen Schatten, setzte mich mit in ein Restaurant und bestellte lediglich Getränke. Die verwirrten Blicke von weiteren Gästen und Personal – geschenkt. Anfangs war mir das unangenehm, mittlerweile tangiert mich das nicht mehr. Dabei hilft natürlich, dass man die Beschwerden zumindest innerhalb des Freundeskreises nicht immer aufs Neue erklären muss.

Psychisch gesehen waren diese Monate und Jahre ziemlich hart. Ich hatte gerade die Augen – wenn auch etwas unbefriedigend – zu den Akten gelegt, dann kam der Magen mit seiner flutartigen Kraft dazu. Der Gastroenterologe fand allerdings nichts, was dafür verantwortlich sein könnte. Die Intoleranzen wurden gefunden, die Ernährung wurde entsprechend angepasst. Doch was half der ganze Spaß, die ganzen Einschränkungen? So gut wie nichts. Ich tat alles was ich konnte, passte mich an, veränderte viel, aber am Ende gab es keine Belohnung, geschweige denn eine Lösung. Es ging mir immer noch so schlecht wie zuvor, aber angeblich war alles in Ordnung mit meinem Körper. Was stellte ich mich so an? Es war ein maximal schlimmes Gefühl, als die Befunde, Diagnosen und Anpassungen, sowie Medikamente keinerlei Wirkung zeigten. „Wie selten ist meine Krankheit, wie tief ist sie versteckt", fragte ich mich häufig in meinen unzähligen Gedankenspielen. Wie lange muss ich noch suchen und dafür weiter Kraft und Energie aufwenden, die ich eigentlich gar nicht mehr habe? Wird das jemals wieder besser, oder muss ich damit leben, wie mit den Augen? Wie soll dieses Leben aussehen? Fragen über Fragen, doch fachkundige Antworten von Ärzten bekam ich keine.

Diese ausbleibenden Ergebnisse der Magen- und Darmspiegelung und fehlenden Erfolge der getroffenen Maßnahmen waren ein wahrer Schlag eben genau in die Magengrube. Mitschwingend war auch immer das Thema der Einbildung, bei Ärzten und im Umfeld. Die meisten Ärzte sprachen es zwar nicht oder nur zwischen den Zeilen aus, aber wenn sie nichts fanden, schlossen sie die falschen Schlüsse daraus. Mir wurde schnell unterschwellig Einbildung oder zumindest eine Dramatisierung meiner Symptome unterstellt. Weil die Befunde nichts zeigten. Leider sahen viele Ärzte diese Befunde als endgültig an, statt sich selbst zu hinterfragen, ob das wirklich die richtigen Tests und Untersuchungen waren. Diese immer wieder neue Konfrontation mit denselben Anschuldigungen hat mich enorm belastet. Immer wieder habe ich faktisch meine Symptome dargelegt und wurde schnell in eine Art defensiven Rechtfertigungsmodus gedrängt. Das Resultat all dieser Gedanken und Vorgänge war eine längere depressive Phase, die ich aber nicht vor mir hertrug. Ich wollte niemandem meine Krankheit und meinen Zustand aufs Auge drücken. Ich kann mitleidige Blicke überhaupt nicht leiden, ich mag das generelle Gefühl von Mitleid nicht, so gut es auch gemeint ist. Ich trage eine Krankheit nicht vor mir her, sie ist keine Trophäe, sie soll mich nicht definieren. Doch zu diesem Zeitpunkt war mein Körper komplett erschöpft, genau wie mein Geist.

Ich habe nicht nur einmal gedacht: Wofür ziehe ich das noch durch? Meine Ideen und Pläne von der Zukunft waren hinfällig und mein Körper agierte offenbar nur noch gegen mich. Mit den zerplatzten Seifenblasen-Träumereien vom Modell-Leben kam ich noch gut klar, aber diese Bürde des Feindes im eigenen Körper, mit dieser ganzen Fülle von Symptomen, setzte mir schwer zu. Bei schlimmen Triggern, gerade schlimmen Nesselsucht-Attacken, überkam mich die Verzweiflung. Es wäre doch irgendwie schön, wenn der ganze Schmerz, das ganze Leid, der ganze Juckreiz einfach enden würde, für immer. Auch das Ende der steten Ärzte-Achterbahnfahrt aus minimaler Hoffnung und großer Enttäuschung, verbunden mit vielen menschlich fragwürdigen Arztkontakten, das wäre doch gar nicht schlecht, wenn ich mich damit nie mehr beschäftigen müsste. Ich ging manchmal nachts spazieren, gerne wenn es draußen stürmte. Ich hätte kein großes Problem damit gehabt, wenn mich ein Ast unglücklich am Kopf getroffen hätte und mir das Licht für immer ausgeknipst hätte. Zu dieser Zeit lag ich manchmal teilnahmslos und traurig einfach nur in meinem Bett herum und habe die Wände angestarrt. Grundsätzlich etwas was ich Niemandem empfehlen würde, weil hierbei nur sehr selten sinnvolle, intelligente Gedanken entstehen, stattdessen regiert die Dunkelheit. Ich empfehle alternativ mit jemand anderem darüber zu reden, einen Therapeuten aufzusuchen oder sich zumindest abzulenken. Manchmal dachte ich darüber nach, wie ich in einem hypothetischen Fall mich für Freunde und engere Familie sofort opfern würde, waren deren Leben und deren Zukunft doch viel mehr wert als meine eigene Zukunft. Ob das wirklich stimmt, möchte ich im Übrigen gerne nie erfahren, liebes Orakel.

Tatsächlich waren diese Ideen allerdings nie ausgeprägt, oder ausgereift. Weil immer der nächste Gedankenschritt war: Wie soll bitte meine Mutter damit klarkommen? Alleine mit meinem Bruder und meinem Vater, alleine mit der Trauer, mit den Vorwürfen, mit den Schuldgefühlen. Das konnte und wollte ich vor allem ihr nicht antun. Und mir selbst auch nicht. Denn auch wenn ich in diesen depressiven Phasen gefangen war, letztlich dachte ich mir: Nein, du lässt „Die“ nicht gewinnen. Nicht die Ärzte, die dich für einen Simulanten halten, nicht deinen Körper, der dich von vorne bis hinten malträtiert. Es wird weitergesucht, irgendwann wird etwas gefunden. Meine Lebensziele hatten sich schnell und massiv verändert. Nun wollte ich einfach nur wieder gesund werden – im besten Fall – oder zumindest eine Behandlungsmethode, Medikamente, eine Therapieform finden. Die Nadel im Heuhaufen. Ich wusste immer, dass sie da ist. Das trieb mich an, entgegen aller Widerstände. Das ist beileibe keine Heldengeschichte, aber auf die Fresse kriegen, hinfallen, wieder aufstehen, habe ich mittlerweile gelernt. Andere Menschen und der eigene Körper sind eben die besten Lehrer.

Folgendes gebe ich nur ungern zu, da es in keiner Weise gesund oder vernünftig ist. Es gab noch eine vierte Säule meiner depressiven Phasen, die glücklicherweise kleiner war als der Rest, aber dennoch spürbar. Ich stelle die Hauptgründe meiner depressiven Phase in der korrekten Reihenfolge ihrer Gewichtung kurz hochtrabend vor, als seien es die vier Säulen, auf denen die Akropolis gebaut wurde.

1. Die Krankheit selbst mit ihren mannigfaltigen Symptomen

2. Meine unendlich lange Ärztereise ohne Diagnose, Hilfe oder Medikationsplan und mit teils fragwürdigem menschlichem Umgang

3. Zerplatzte Vorstellungen und Träume vom eigenen Leben

4. Fußball. Das möchte ich kurz abhandeln, weil es mir selbst peinlich und eigentlich nur dumm ist. Ich lud und lade den Fußball mit viel zu vielen Emotionen auf. Das funktioniert gut, wenn Ihr Verein ständig gewinnt, beim 1.FC Köln ist es aber ein stetes Auf und Ab. Das hat mich dennoch nicht davon abgehalten vor Kurzem eine lebenslange Mitgliedschaft abzuschließen. Sie bemerken also, ich weiß, dass es ein Problem ist, ich ändere aber nichts daran. Denn es gibt auch wundervolle Momente, bei denen ein ganzes Stadion und eine ganze Fanschar explodiert und den positiven Glücksgefühlen freien Lauf lassen kann. Positives gab es aber nicht in der Saison 2017/2018, in der der Videobeweis in der Bundesliga eingeführt wurde. Der 1. FC Köln stieg am Ende der Saison abgeschlagen in die 2. Liga ab. Was es in der ersten Saisonhälfte an unfassbaren Fehlern der Unparteiischen gab, die ein Videobeweis in den Kinderschuhen mit all seinen Kinderkrankheiten nicht korrigieren konnte oder falsch korrigierte, war kaum zu glauben und extrem ungerecht. Und wie sich die Mannschaft des 1.FC Köln in einer depressiven Spirale befand, wie sie mit der Gerechtigkeit haderten, resignierten und irgendwann nur noch Quatsch-Fußball spielten, traf mich diese Saison „perfekt" in der eigenen depressiven Phase, wie ich schon ausführte. Das kam für mich noch oben drauf. Als Maßnahmen deinstallierte ich die Kicker-App, wollte nichts mehr von Fußball wissen, hielt mich die ganze Woche davon fern und sah auch die Spiele nicht mehr. Durch diesen kompletten Cut fehlte mir aber sehr viel, ich liebe diese Sportart einfach, es bereitet mir viel Freude. Zumindest das Spiel und das Ansehen der Spiele im TV selbst, nicht das Drumherum. Die Lösung konnte deshalb nicht sein, sich komplett davon zu verabschieden. Deswegen schaute ich wieder Fußball, aber ließ im Speziellen die Spiele von Köln aus. Letztendlich hatte ich schon früh resigniert und mich mit dem Abstieg abgefunden, eine gewisse emotionale Distanz aufgebaut, die ich für schlau halte. Man muss nicht die ganze Woche schlecht drauf sein, weil eine Fußballmannschaft am Wochenende verlor. Das sage ich mir immer wieder. Im Jahr darauf waren die Vorsätze schnell Geschichte, ich war von Beginn an emotionalisiert, voll dabei, verpasste (fast) kein Spiel in der gesamten

Saison (allerdings „nur" vor dem Fernseher). So ist das nun mal als Fan. Gesund und gut ist das nicht, etwas daran ändern ist sehr schwierig. Heutzutage konsumiere ich zumindest die ganze Show um die Sportart herum deutlich weniger, meine Liebe zum Fußball bleibt aber bestehen. Den bitteren, aber verdienten, FC-Abstieg 2024 konnte ich letztlich deutlich besser verarbeiten als den damaligen, auch wenn es schmerzhaft war.

In einem kleinen Einschub möchte ich den Fokus weg von mir auf meine Angehörigen und Freunde richten. Naturgemäß kann ich das nicht vollends beurteilen, aber auch sie haben im Umgang mit mir schwere Zeiten durchgemacht. Nicht, weil ich ein komplettes Arschloch war (hoffentlich), sondern weil man ein vernünftiges Maß finden musste um mit mir über Krankheit und Frustrationen zu sprechen, meine Stimmung einzuschätzen. Am schlimmsten traf es da sicherlich meine Mutter. So traumatisch wie für mich diese ganze Ärztegeschichte war und noch werden würde, so traumatisch war es auch für Sie. Sie bekam die ganze Geschichte schließlich immer aus erster Hand mit und musste das wiederum selbst verarbeiten. Besonders schlimm dürfte sie getroffen haben, dass sie mir einfach nicht helfen konnte. Sie stand genauso hilflos wie ich vor den Fragen, welche Krankheit ich haben könnte, worin die Ursache meiner Symptome lag. Sie setzte Hoffnungen in Arztbesuche und war niedergeschlagen vom Ergebnis. Manchmal wollte ich nicht weitermachen, manchmal sie nicht, aber letztlich wussten wir beide, dass es weitergehen musste und wir motivierten uns gegenseitig. Für mich war es im Umkehrschluss schwierig zu sehen, wie meine Mutter unter meiner Situation litt. Ich fühlte mich gewissermaßen – komplett schwachsinnig – schuldig dafür. Es ist eine komplexe Situation, generell möchte ich nur darauf hinweisen: Auch für die Angehörigen ist sowohl eine ewige Ärztereise, als auch eine schwammige Krankheit und Diagnose schwierig. Die Lösung kann dennoch keine Distanz sein, denn für den Erkrankten ist es sehr wichtig dieses „support system" zu haben. Zum Glück hatte ich das in Form von Freunden und Familie.

Felsen in der Brandung

Ab jetzt wird es wieder positiver, da ich über die Dinge und Menschen reden möchte, die mir in dieser Zeit (sowie davor und danach) halfen: Zunächst ist natürlich wieder meine Mutter zu nennen, mit der ich meinen Schmerz und meine Frustration noch am häufigsten teilte. So einige unserer vielen Gespräche waren sehr hilfreich, manchmal konnten wir auch nur gemeinsam unsere Wut auf meine Krankheit und die fehlende professionelle Hilfe rauslassen. Das half sicherlich, aber ich brauchte noch ein größeres Unterstützungsnetz. Ich hatte nie einen riesigen Freundeskreis, aber einen kleinen, sehr guten. Das Schöne daran ist, dass wir uns alle bereits seit der Schulzeit kennen und uns nicht aus den Augen verloren haben. Über die Jahre des Studiums oder der frühen Angestelltenzeit trafen wir uns kontinuierlich weiter. Mal in größeren Gruppen, mal in kleineren. Die Kerngruppe aus der Schulzeit, zusammengesetzt aus Stefan, Ginger, Altena und meinem liebsten herzoglichen Ehepaar Ramona und Sven, bestand schon damals und besteht heute weiterhin. Unsere Termine waren für mich Fixpunkte, zu denen ich auch „mental vorzeigbar" sein musste, woran ich selbst arbeiten konnte. Nicht falsch verstehen, es war keine Selbsthilfegruppe, ich sprach dort nur sehr selten über meine Krankheit. Ich hätte aber immer gekonnt, wenn ich es gewollt hätte. Es ist und war ein „safe space", eine sichere Umgebung, in der man sich ohne Hintergedanken einfach entspannen und wohlfühlen konnte. Mir half es einfach einen schönen Abend zu haben und auch viele Geschichten meiner Freunde zu hören, mal amüsant, mal was sie bewegt. So ein persönlicher, guter Kontakt zu anderen Menschen hilft sehr stark dabei den Blick aufs große Ganze nicht zu verlieren und nicht so tief im eigenen Kopf mit den eigenen dummen Gedanken festzustecken. Wir haben viele gemeinsame Running Gags, lachen sehr viel, das ist Balsam. Außerdem haben wir gemeinsame Traditionen, wie das Wintergrillen, eine Grillveranstaltung am letzten Samstag des Monats Januar, die wir seit 2010 aufrechterhalten (minus das eine Jahr, wo es Covid-mäßig nicht ging). Daher gilt damals wie heute – etwas kitschig, aber egal: Danke, dass ihr da seid und wart und ich hoffe, dass wir noch viele Jahre weiter gute Freunde sein können.

Generell möchte ich noch eine kurze Lanze für Freundschaften und deren Wichtigkeit brechen. Ich beobachte das häufig bei vielen älteren Menschen

(50-60 Jahre alt), die im Alter schnell vereinsamen. Sei es in trauter Zweisamkeit mit ihrem Partner oder ganz alleine. Viele vergessen über ihren vollen Fokus auf die Arbeit, ihre Heirat, ihr Babyglück, die alten enggeknüpften Freundschafts-Bande. Das fällt hinten über, dafür reicht die Zeit nicht mehr. Es ist natürlich vollkommen verständlich, dass man andere Dinge priorisiert, nur fällt einem das im gehobeneren Alter schnell auf die Füße. Auf einmal bemerkt man, dass der gemeinsame Freundeskreis eigentlich nur der des Partners ist und man seine alten Freunde komplett aus den Augen verloren hat. Das ist sehr schade, deswegen plädiere ich dafür Freundschaften zu pflegen. Daher finde ich es so bemerkenswert, dass wir tatsächlich in einer Freundes-Gruppe seit der Schulzeit zusammen rumhängen. Das ist eine lange Zeit und sicherlich nicht alltäglich.

Neben meiner Mutter und Freunden waren generell und speziell in meiner schlimmsten Phase (Mitte 2017-Sommer 2018) ein paar (feste) Termine in meiner Woche Rettungsanker. Mein Bruder war schon länger Teil einer Fußball-Hobbytruppe und versuchte über sechs Monate lang immer wieder mich zu motivieren daran teilzunehmen. Ich blieb lange lieber in meinem Schneckenhaus, aber irgendwann gab ich dem glücklicherweise nach. Ich bin meinem Bruder dankbar, dass er hier hartnäckig blieb, weil mir der aktive Fußball wirklich half – im Gegensatz zu dem vor dem TV. Stefan schloss sich uns bald an und im Laufe der Zeit auch Sven. Somit hatte ich montagabends immer einen positiven Termin, fernab der Krankheit. Zumindest in der Theorie, denn natürlich schränkten mich dabei vor allem meine Augenprobleme ein. In der „Vision" hätte ich bei Fifa einige Punkte verloren, die perfekte „Raumorientierung" hätte mir Thomas Tuchel sicher auch nicht mehr attestiert. Zudem war mein schlechteres Gleichgewicht anfangs sehr störend. Letztlich übersprang ich diese Hürden schnell und dann machte das meistens Freude. Bisschen kicken, bisschen mit Freunden reden, bisschen mit anderen Leuten reden, die anfangs Fremde und später Bekannte wurden, mit denen man Spaß haben konnte. An andere Dinge denken, das war gerade an einem Montag für mich sehr wichtig als Motivation. Dieser war nämlich grundsätzlich von viel Nachdenken, ein wenig Weltschmerz und depressiven Phasen geprägt. Es hätte immer ein Neustart sein können im Sinne einer neuen Ärztesuche, aber dafür fehlte häufig die Kraft. Dieser Fußballtermin war ein wichtiger Fixpunkt in der Woche, der mich bei Verstand und Vernunft hielt.

Genauso verhielt es sich mit den wöchentlichen Treffen mit meinem besten Freund Stefan bei denen wir zunächst gemeinsam Videospiele spielen und später am Abend dann Filme oder Serien schauen. Das ziehen wir durch, einmal in der Woche, seit dem Jugend-Alter. Anfangs waren bei unseren Zusammenkünften noch mehr Leute dabei – in der Schulzeit hatten noch mehr Leute Zeit – später setzten wir das alleine fort. Als die anderen „Erwachsenen-Pflichten“ hatten oder das Leben sie an andere Orte geführt hatte, behielten wir unseren wöchentlichen kleinen Wohlfühlort. Das war und ist für mich sehr wertvoll. Das ist kein historisch bedeutsamer Termin, aber wir können hier einfach labern, wenn wir wollen, oder einfach nur zocken, Hirn ausschalten, einfach eine gute Zeit haben, ohne an andere Dinge denken zu müssen. Zudem ist es immer schön, wenn man sich mit jemandem austauschen kann über die Grandiosität oder Dummheit der geschauten Serien oder Filme. Wir haben viele der absoluten Topserien gemeinsam geschaut, unter anderem Breaking Bad, Mr. Robot, Mad Men, aber auch Rohrkrepierer wie die 3. Staffel von The Witcher. Diese wöchentliche Routine aus Sport, Videospielen, Filmen und den entsprechenden Personen dabei, hat mir rückblickend sehr gutgetan und hilft mir immer noch um nicht in irgendwelche tieferen Löcher zu fallen. Es handelt sich dabei einfach um positiven, spaßigen, lustigen Kontakt, der mich auf andere Gedanken bringt.

Dazu kommt noch ein weiterer Faktor, der von außen betrachtet ziemlich ungesund aussieht, das körperlich sicher auch war, aber für dem Geist half. Alle paar Wochen begab ich mich freitags per Bahn zu meinem guten Freund Toni. Wir hatten uns im Studium kennengelernt und uns über unsere gemeinsame Liebe zu Fußball, Videospielen und im Speziellen dem Videospiel „Fifa“ angefreundet. Irgendwann lud er mich zu sich nach Hause ein, aufgrund der schlechten Bahnsituation nachts hatte ich einen Schlafplatz bei ihm sicher. Ich brachte anfangs noch meine PS4 für die jeweiligen Fifas, später die PS5 mit und dann zockten wir. Endlose Stunden Fifa. Meistens online und wir waren verdammt gut im 2 gegen 2. Wir haben unzählige Meisterschaften in der 1. Liga der Online-Saisons errungen, hatten immer eine tolle Statistik zu bieten. In den meisten Teilen der

Fußballsimulation schafften wir es auch komplett ohne Abstiege. Das ist und war schon ein „Achievement“, vor allem wenn man bedenkt, dass wir dabei ordentlich becherten. Aber auch mit etwas Promille im Blut waren wir immer noch stark. Zu dieser Zeit konnte ich diese Bauchpinselei gut gebrauchen, es war gut fürs Selbstvertrauen, wenn man wusste, dass man zu den besten 5000 Fifa-Spielern der Welt gehörte. Später am Abend verlagerte sich das häufig auf zunächst hervorragende Spiele wie „Road Fighter“ auf dem NES oder „Smash TV“ auf dem SNES, später zu Trivial Pursuit auf der Nintendo Switch. Aber es wurde auch viel gelabert. Zum Teil des Abends nach dem Fifa-Spielen, oder auch mal von Beginn an, kam häufiger seine damalige langjährige Freundin hinzu, auch wir wurden schnell Freunde. Sie war sehr gut im Zuhören, im Nachfragen, interessierte sich tiefgreifender für andere Menschen und deren Probleme. In dieser Umgebung habe ich häufiger über meine Arztbesuche abgelästert und meine Verärgerung über meine damalige Situation gezeigt. Das war in gewisser Form ein Ventil für mich die ganze Frustration in dieser Dreierrunde („das dynamische Trio“) herauszulassen. Freundschaften sind für mich sehr wichtig, auch an dieser Stelle ein „Danke“ an euch.

Gleichermaßen habe ich viele Dinge erzählt bekommen und habe andere Einblicke erhalten, die gar nichts mit meiner Lebensrealität zu tun hatten. Dafür bin ich sehr dankbar, ich habe viel gelernt über die Gesellschaft, Menschen an sich, die Probleme anderer. Das hilft für mich dabei meine eigenen Probleme in Relation zu setzen. Natürlich ist so etwas niemals ein Wettbewerb. Aber mir ging es vergleichsweise okay. Dass es meist Alkohol brauchte, damit ich mich öffnete, ist sicherlich keinesfalls gesund oder empfehlenswert. Das ist in keiner Weise ein vorbildliches Verhalten, ich würde es nicht empfehlen. Dieses Ventil grundsätzlich zu haben, ist allerdings Gold wert. Es wäre dennoch gut, wenn Ihr Ventil eher Sport oder sinnvollere Aktivitäten als Alkoholkonsum wäre. Ob mit oder ohne Alkohol verstand ich mich sehr gut mit meiner Cousine und ihrem Freund (später Ehemann). Bei mir ist das komisch, ich bin kein Familienmensch und insofern kann man bei mir quasi vom „Familienkreis“ in den „Freundeskreis“ aufsteigen. Das ist hier auf jeden Fall geschehen, was ich sehr schön finde. Wir hatten einige lustige gemeinsame Abende mit den Jackbox Party Games und Co. auf der Nintendo Switch und konnten wirklich gut über wichtige Themen sprechen. Da war meine Krankheit nur ein Thema unter vielen relevanten, so dass es einfacher wurde darüber zu sprechen. Das gelang mir in diesem Kreis jedoch noch nicht großartig in der akuten Phase meiner Ärztereise, sondern eher nach der Diagnose ab dem Jahr 2019 besser und besser.

Ein kleines „Shoutout" an Zelda und die Nintendo Switch, die mich zu dieser Zeit bei Verstand und abgelenkt hielten. Im März 2017 war Zelda: Breath of the Wild auf der Switch als Launchtitel direkt zu Beginn erschienen und hatte mich in diese wunderbare Welt entführt, mich beschäftigt, mich vom Grübeln und viel dunkleren Gedanken abgehalten. Das war tatsächlich ein Anker neben meiner Mutter und meinen Freunden zu dieser Zeit. Klingt blöd, war aber so. Erst 2023 kam der Nachfolger Zelda: Tears of the Kingdom heraus, der seinen Vorgänger in allen Belangen überstrahlte. Aber 2017 war es das große Ding, was die Branche veränderte. Ein Spiel, in welches ich unzählige Stunden (oder doch zählbar, mittlerweile etwa 250 Stunden) reinsteckte, in dieser Welt aufging, mich ausprobierte. Es drückte Probleme in den Hintergrund und war sicherlich auch ein Faktor um mich – zumindest grob – auf Kurs zu halten.

Das alles mag sich klein und unbedeutend anhören, aber für mich war es sehr wichtig, gerade die freundschaftlichen Verbindungen. Daher möchte ich mich nochmal bei allen Beteiligten bedanken, die mir halfen, ob bewusst oder unbewusst.

Ihnen fällt vielleicht auf, dass ich nie sage, dass ich „Depressionen" hatte oder habe. Das liegt daran, dass ich nie bei einem Psychiater war, mir das niemand jemals diagnostizieren konnte, ich niemals Medikamente zum Thema bekommen habe. An einem Besuch des Psychiaters ist natürlich überhaupt nichts Verwerfliches, ich finde das Thema generell immer noch unrechtmäßig stigmatisiert. Wenn es einem körperlich nicht gut geht, dann geht man zum Arzt. Wenn es einem seelisch nicht gut geht, dann geht man zum Psychiater. Menschen haben allerhöchsten Respekt verdient, wenn sie einsehen, dass sie Hilfe benötigen und sich diese Hilfe aktiv suchen. Weil sie wieder gesund werden wollen, weil sie lernen wollen mit ihren Problemen umzugehen. Diese Selbstreflexion ist super und das sollte man wertschätzen. Ich möchte appellieren, dass die Gesellschaft im Allgemeinen jegliches „Herabblicken" auf diese mutigen Menschen verliert, sondern das positiv wahrnimmt und Betroffene unterstützt.

Ich hatte immer die Idee, dass das für mich nicht das Richtige sei und ich wollte niemandem den Platz wegnehmen, der wirklich betroffen war. Bei mir waren die depressiven Phasen – aus meiner Sicht – vor allem durch meine Krankheit bedingt und in ihr begründet. Somit war meine Logik: Wenn ich meine Krankheit finde und behandle, dann löst sich dieses Problem auch. Damit lag ich tatsächlich auch ganz richtig, denn seit meiner vernünftigen Medikation, sind auch die depressiven Phasen signifikant weniger geworden. Außerdem möchte ich mich keinesfalls auf eine Stufe stellen mit Menschen, die tatsächlich mit Depressionen zu kämpfen haben. Das ist eine ernsthafte, schlimme Erkrankung, die jegliche Aufmerksamkeit und Hilfe verdient hat.

Das war jetzt einiges an Text zu meiner persönlichen Situation in einer dunklen Zeit. Sie vermissen sicherlich schon die Arztbesuche, die weißen Kittel. Aber keine Sorge, damit geht es sofort weiter. Es kostete mich zwar viel Kraft und Überwindung, aber ich wusste, dass die Magen- und Darmspiegelung ohne tiefgreifenden Befund nicht das Ende sein durfte. Zu meiner vorherigen Hausärztin konnte ich nicht mehr zurück und somit gab es in der Folge einen echten Neustart. Nicht mit neuer Energie, sondern mit dem Mut der Verzweiflung. Zunächst bei einem neuen Hausarzt, dann bei einem weiteren Gastroenterologen und danach bei einem Blutdiagnostiker.

Überall Katastrophen: Ein neuer Hausarzt und Hilfsversuche meines Vaters

Meine Mutter und ich erörterten einige Zeit lang, was für uns die Prioritäten bei einem neuen Hausarzt sein sollten. Letztlich kamen wir überein, dass eine schnelle Erreichbarkeit und die Nähe am wichtigsten waren. Das erschien sinnvoll, weil ich schon lange nicht mehr die Idee hatte, dass ich zum Hausarzt gehe, meine Probleme schilderte und er mir direkt helfen könne. Was ich wollte, war eine Schaltzentrale. Jemand, der die Krankheit einordnet und mit mir gemeinsam den richtigen Weg findet. Mir ging es weniger um die Expertise zu meiner Krankheit, als mehr um die Rolle als

Vermittler. Somit fiel die Wahl auf einen lokalen Arzt, der noch Patienten aufnahm. Nicht spektakulär, aber das sollte es auch nicht sein. Ich bekam relativ schnell einen Termin, und begab mich mit meinen Befunden unter dem Arm auf den Weg.

Im Besprechungszimmer stellte ich meine Magen-Darmproblematik in den Vordergrund, brachte aber meinen ganzen Symptomzettel mit und erzählte davon. Der Arzt hörte mir zu, verzichtete auf Notizen oder nutze meinen Zettel dafür. Irgendwann begann er zu sprechen und er hatte tatsächlich ein paar Ideen für mich! Allerdings stellte ich mir bei diesen die Frage, ob ich mich in der Tür geirrt hatte und in einer „Naturheilkunde" Praxis gelandet war. Er erzählte mir von der „pflanzlichen Alternativmedizin", die er selbst lange Zeit ignoriert hatte, aber nun damit anfing und bei anderen Patienten Erfolge feierte. Er störte sich im weiteren Verlauf des Gesprächs an der „Schulmedizin", die mit den „Alternativmedizinen" Hand in Hand zusammenarbeiten sollte. An dieser Stelle ein kleiner Einwurf, weil ich störte mich damals schon – heute umso mehr – am Wort der „Schulmedizin". Es gibt keine Schulmedizin, es gibt keine alternative Medizin. Medizin ist das was wirkt, über den Placebo-Effekt hinaus, „Alternativmedizin" ist meist Mumpitz, der den Leuten das Geld aus der Tasche ziehen soll. Der Begriff „Schulmedizin" wird abwertend, aber als Synonym für die richtige Medizin verwendet und stellt eine falsche Konnotation im Kopf des Patienten her. Bei diesen Schlagwörtern sollte man zumindest schon skeptisch werden, wenn man bei einem richtigen Arzt sitzt. Vor allem wenn einem in der Folge etwas verkauft werden soll.

Einwurf zu Ende, Ball wieder am Fuß des Mitspielers gelandet, zurück ins Gespräch: Ich fokussierte mich auf den Durchfall und er erzählte mir von einem Erfahrungsbericht, dass einer seiner Patienten riesige Probleme mit Durchfall hatte. Nachdem er einige Monate „Symbioflor" (ein Mittel mit dem Wirkstoff von Lebendbakterien) und „Carmenthin" (pflanzlich, im Wesentlichen Pfefferminz- und Kümmelöl) zu sich nahm, war er geheilt. Ich möchte nicht in Abrede stellen, dass diese beiden Arzneien in bestimmten Fällen helfen können, aber wenn dann helfen diese bei anfänglichen Beschwerden. Wenn die Entzündungen zu Anfang noch recht gering sind, kann Carmenthin gemeinsam mit einer Nahrungsumstellung gut funktionieren. Über diese anfänglichen Beschwerden war ich allerdings weit hinaus. Doch mein Arzt war ein Verkäufer, er pries das als die Heilung an. Ich war noch in der Phase, dass ich allem eine Chance geben wollte, wenn es von mehr oder weniger fundierter Seite kam, um mir nichts vorwerfen zu lassen. Obwohl ich wenig begeistert war, entgegnete ich nur: „Ich bin kein großer Freund davon, aber ich bin verzweifelt genug um das auszuprobieren." Das reichte ihm, er hatte mich am Haken und somit war der richtige Zeitpunkt gekommen um über den genauen Plan und die Kosten zu sprechen. Bitte was? Genau, der viermonatige Plan beinhaltete genau, wann ich welche „Arznei" in welcher Dosierung einnehmen sollte. Es wirkte tatsächlich professionell. Das Perfide an solchen Methoden ist, dass einem immer gesagt wird, dass man Geduld haben muss. So hält man die Leute länger am Tropf einer teuren, völlig unnötigen Behandlung. Denn billig war das alles nicht. Er meinte, dass das insgesamt in der Apotheke um die 250€ kosten würde. Eine geringere Menge kaufen und erstmal ausprobieren, sei keine Option, weil man dem mindestens 4 Monate Zeit geben müsste. Natürlich musste man alles selbst bezahlen, die „bösen" Krankenkassen würden diese Behandlungsmethode nicht akzeptieren, was er natürlich gar nicht nachvollziehen konnte. Dann kam es noch zum Gipfel der Dreistigkeit. Dafür, dass er mir diesen Plan vorlegte und mir den Weg ins Licht zeigte, mich endlich zu einer richtigen Behandlung führte… wollte er auch noch selbst Geld. Eine „Vermittlungsgebühr" von 50€ in bar. War das hier ein MLM, ein Pyramidensystem? Habe ich an der Tür falsch gelesen? War das eine Tupperparty? Versteckte Kamera? Wo zur Hölle war ich dort gelandet? Das war krass, aber irgendwie auch nicht mehr schockierend für mich. Seine „Gebühr" hat er jedoch natürlich nie von mir erhalten, das war vermutlich auch nicht ganz legal.

Leider war ich ein verzweifelter Vollidiot und wir haben ordentlich Geld in den Sand gesetzt. Das Symbioflor verursachte ein richtiges Aufblühen meiner Nesselsucht. Noch aus der Homöopathie bekannt, wurde mir eine „Erstverschlimmerung" angedichtet, das müsse sich einspielen. Aber es wurde nie besser. Das Symbioflor war ein klarer Trigger für mich und meine Mastzellen, ich hatte eine frappierende Nesselsucht, 24 Stunden am Tag hatte ich mit Juckreiz zu kämpfen. Es war fürchterlich. Dennoch gab ich dem zu viel Zeit, ehe ich mich davon löste. Was für eine Erleichterung das war, nach dem Absetzen wieder weniger Nesselsucht zu haben. Effektiv hatte mich der Scheiß getriggert, körperlich und psychisch. Allgemein gilt, wenn Ihnen diese Arzneien helfen: Cool. Wenn Sie allergische Reaktionen darauf haben: Sofort absetzen! Es wird Sie wenig überraschen, dass ich mich nie wieder in ein Behandlungszimmer mit diesem „Arzt" setzte, den ich gerne noch mit vielen anderen Begriffen bezeichnen würde, wovon ich aber absehe. Expertise brauchte ich sicherlich keine mehr von ihm, allerdings Überweisungen. Er war zu diesem Zeitpunkt mein Hausarzt und konnte dementsprechend die Dienstleister-Tätigkeiten ausführen. Meine Mutter kümmerte sich da erneut komplett. Wahnsinn, was ich ihr immer aufhalste, sie das aber selbstverständlich einfach tat, obwohl daran nichts selbstverständlich war. Doch ich brauchte diese Unterstützung um mich überhaupt aufraffen zu können und um weiterzusuchen. Ich weiß wirklich nicht, ob ich das alleine geschafft hätte. Eher nicht. Durch Nettigkeit gegenüber den Assistenzen an der Rezeption, die gut mit Schokolade, Obst und Co. bestückt war, bekam ich in der Folge alle Überweisungen, die ich wollte. Mal mit mehr Problemen, mal mit weniger, aber ich musste nie wieder selbst zum Arzt um das mit ihm zu besprechen. Meine Mutter ist eine Magierin.

Learning 1 (fachlich/persönlich): Vorsicht bei den Begriffen „Schulmedizin" und „Alternativmedizin" bei Ärzten – vor allem wenn sie Ihnen in der Folge etwas verkaufen wollen, was die Krankenkasse nicht bezahlt.

Learning 2 (für Ärzte): Seien Sie kein Vermittler oder Verkäufer für irgendwelche Produkte und verlangen dafür Gebühren, wenn Sie noch einen Funken Wertschätzung erfahren wollen und Anstand haben. Auch eine Attitüde, ähnlich der eines Autoverkäufers, ist vollkommen fehl am Platz.

Learning 3 (persönlich): Lassen Sie nicht die Verzweiflung siegen! Ihre kritischen Nachfrage-Reflexe müssen immer in Takt bleiben, damit Sie Schwachsinn sofort bemerken. Ansonsten verlieren Sie nur wertvolle Zeit (und Geld) auf dem Weg zur richtigen Diagnose.

Laut den Erzählungen meiner Mutter, fragte mein Vater sie immer mal wieder aus, was es Neues bei mir gab. Ob ich endlich einen Job hätte (dass das für mich gesundheitlich gar nicht mehr möglich war, konnte er nicht verstehen) und wie es mit den Ärzten aussah. Sie verwies immer darauf, dass er besser mit mir direkt darüber sprechen sollte, lebten wir doch schließlich im selben Haus. Aber Kommunikation war nicht unsere große Stärke, er war keine Vertrauensperson für mich, mit dem ich über Wichtiges sprechen konnte oder mir Ratschläge erhoffte. Er liebte das Halten von Monologen, andere Leute stundenlang zu bequatschen und sie im verbalen Würgegriff zu halten. Das war häufig anstrengend. Meine Mutter antwortete ihm gelegentlich auf seine Nachfragen zu mir, mutmaßlich, weil sie von meiner Situation sehr stark belastet war. Nicht nur ich war von allem frustriert, meine Mutter natürlich auch. Insofern war es völlig verständlich und normal, dass sie mit ihrem Mann, meinem Vater, davon sprach. Zielführend war es nicht unbedingt. Zugegeben, ich habe es meinem Vater nicht leicht gemacht, weil ich eben fast nie über meine Krankheit sprechen wollte. Das Thema Verdrängung war ein Großes und bei den wenigen Gesprächen, die wir zum Thema hatten, fühlte ich keine Unterstützung, sondern bestenfalls Desinteresse. Statt zuzuhören, leitete er schnell zu eigenen Problemen über um darüber ausgedehnt zu sprechen. Schlimmstenfalls zweifelte er an mir und den Symptomen. Ich glaube da fällt es nicht schwer sich vorzustellen, warum ich meinem Vater keinen Bericht mehr erstattete nach meinen Arztbesuchen. Meine Mutter hing immer dazwischen. So darf und sollte das in einer Familie nicht sein.

Im Endeffekt wollte mein Vater meine Krankheit irgendwann „selbst in die Hand nehmen", tatsächlich mit dem absurden Gedanken eine schnelle Lösung präsentieren zu können. Dazu hatte ihn ein Gespräch mit einer anderen Person bewogen, die davon erzählte, dass der Sohn eine schwer zu diagnostizierende Krankheit hatte. Das war der Anreiz für meinen Vater es auch bei mir zu probieren. Er wollte nun mit mir gemeinsam einen Arzt aufsuchen. Leider hatte er keinen besonderen Tipp, so sollte es ein ihm bekannter Betriebsarzt sein. Klingt alles schon wenig vernünftig und erfolgversprechend, sagen Sie? Korrekt, aber ich handelte erneut aus einem falschen Pflichtgefühl. Jetzt wollte sich mein Vater um mich kümmern und dann sollte ich das in der Luft zerreißen? Das konnte ich nicht. Um ihn nicht zu enttäuschen und vor allem um sich nicht vorwerfen lassen zu können, habe ich dem letztlich zugestimmt. Auf sein Drängen hin besuchten wir zunächst den Betriebsarzt, bei dem mich mein Vater sogar ins

Behandlungszimmer begleitete. Sie erinnern sich an meine klare Empfehlung dagegen, die natürlich auch hier hätte gelten sollen.

Für den Betriebsarzt sprach, dass er Internist war, weswegen mein Vater ihn für geeignet hielt ein Gesamtbild zu zeichnen. Nach einer recht freundlichen Begrüßung der beiden, erklärte mir der Arzt zunächst, dass er eigentlich nur noch Privatpatienten oder eben Unternehmen betreute. An meinen Notizen und Befunden war er nicht interessiert, fokussierte sich in der Folge auf die Augen, als er mich früh unterbrach und mich bat an die Decke zu blicken. Dann folgte eine kleine Unterhaltung:

Betriebsarzt: **„Was sehen Sie?"**

Ich: „Eine weiße Decke"

Betriebsarzt: **„Sonst nichts?"**

Ich: „Schwarze Schlieren und Punkte auf der Linse, die habe ich immer, wenn ich etwas Weißes ansehe."

Betriebsarzt: **„Das meinte ich nicht."**

Ich: „Was denn dann?"

Betriebsarzt: **„Egal."**

Mehr war ihm nicht zu entlocken. Vielleicht sollte ich an der Decke die Spinnenweben gesehen haben, einen fliegenden Rorschach-Test oder doch ganz einfach Gott? Er wollte darauf nicht weiter eingehen, das empfand ich als sehr seltsam. Ich schilderte meine Symptome noch eine Weile lang, ob er weg döste oder zuhörte – keine Ahnung. Während meiner Ausführungen sah ich immer wieder große Augen bei meinem Vater, er wirkte geradezu erstaunt von den ganzen Symptomen und Problemen, die ich hatte. Am Ende fragte mein Vater, ob der Arzt eine Idee hätte. Der Betriebsarzt erwähnte dann mehrfach, dass er eigentlich gar nicht mehr richtig praktizieren würde, für Atteste war er da, aber für sowas sei er nicht der Richtige. Eine schöne Berufsauffassung – wenn mir der Kommentar erlaubt ist. Mein Vater verstand nach diesem vollkommen sinnfreien Besuch zumindest ein wenig mehr. Er wusste mehr von meinen Symptomen und er verstand ansatzweise die Frustration über Ärzte, die zu keinem meiner

Symptome eine Idee entwickelten und Patienten schnell abwimmeln wollten. Aber dieses Wissen und das Interesse hielten nicht lange an. Für mich war dieser Besuch ein Flashback in die Vergangenheit von Ärzten ohne große Kenntnisse oder Interesse, aber berühren konnte mich das nicht mehr. Als deutlich schlimmer empfand ich die zweite Idee meines Vaters, die ich trotz dieses Fehlschlags durchzog.

Der Sohn der oben genannten Person hatte ebenfalls mit verschwommenem Sehen zu tun. Hilfe bekam er angeblich bei einem Osteopathen. Interessant und bemerkenswert ist, dass mein Vater vor allem auf die Augenproblematik fixiert war, womit er gut eineinhalb Jahre zu spät war, mittlerweile war ich auf die Magen-Darm Problematik fokussiert. Mein Vater berichtete mir von seinem Osteopathen, bei dem er jahrelang selbst Kunde war, meine Mutter war bei Selbigem auch bereits zu ein paar Sitzungen. Der Osteopath war sehr freigiebig mit seinen Meinungen über Kunden und gerne bereit diese zu teilen. Als meine Mutter sich einmal bei ihm behandeln ließ, sagte er über meinen Vater, dass er gar keine echten Beschwerden hätte. „Man muss bei ihm nur ein paar Wirbel knacken lassen und schon glaubt er es ist wieder in Ordnung." Was für eine schöne Selbstdemaskierung dieses Osteopathen. Was mich besonders an der ganzen Geschichte störte, war, dass mein Vater den Termin einfach ohne richtige Absprache mit mir vereinbarte. Er berichtete mir von der Hilfe des Osteopathen in anderen Fällen und meinte, dass ich ihm einen Besuch abstatten sollte. Ich hatte während des Gesprächs zu nichts zugestimmt, sondern nur „Mal schauen" gesagt, was – wie wir alle wissen – zumeist nein bedeutet. Dennoch wurde ich Tage später darauf hingewiesen dort nun einen Termin zu haben. Verrückt. Ich war lange alt genug um selbst zu entscheiden. Aber aus den schon beschriebenen Gründen, habe ich diesen Unsinn mitgespielt. Die Vorzeichen standen demnach denkbar schlecht, aber vielleicht wurde ich im Behandlungsraum ausnahmsweise positiv überrascht?

Ich begann meine Probleme zu schildern, dieses Mal ließ ich den Symptomzettel daheim. Währenddessen war der Osteopath bereits mit seinen Händen in meinem Gesicht zu Gange und drückte seltsam die Haut ein. Es war vielleicht eine Art Massage allerdings zwischen Wangen und Auge, manchmal auch auf der Stirn und über den Augen? Eigentlich drückte er nur meinen Kiefer etwas zusammen. Ich bin darüber verwundert, dass nicht mehr seiner Patienten diese Behandlung als unangenehm empfinden. Währenddessen würgte er meine Symptome ab und erzählte stattdessen von seiner Tochter, die einen ähnlichen Beruf hatte wie ich. Locker 20 Minuten lang wollte er nichts von meinen Problemen hören, sondern erzählte stattdessen von seiner Tochter. Das fühlte sich an wie eine nicht überspringbare „Cutscene", eine Zwischensequenz, in einem miserablen Videospiel. Er erzählte unter anderem wie sehr er sich doch gewünscht hätte, dass sie etwas Vernünftiges gelernt hätte, aber sie sei immerhin glücklich. Mit der Familienplanung sei es hingegen schwierig. Wir kannten uns keine paar Minuten und ich bekam solche Dinge erzählt. Unprofessionell war gar kein Ausdruck mehr und seine altbackenen Ansichten fanden bei mir keinen Anklang. Bedenken Sie bitte, dass seine Hände weiterhin auf meinem Gesicht oder oberen Kopfbereich lagen und er fortwährend seltsam an verschiedenen Stellen drückte. Seine Ausführungen unterbrach er alle paar Minuten und fragte, ob das „Handauflegen" (seine Bezeichnung, nicht meine) gut sei, ob das schon was für die Augen täte oder gegen die Kopfschmerzen. Natürlich half es nicht und so langsam kam ich mir massiv verarscht vor.

Ich: „Nein, gar nicht."

Osteopath: **„Ist das denn angenehm?"**

Ich: „Das würde ich keinesfalls sagen."

Nicht, dass ihn das in irgendeiner Form davon abhielt seine Zauberei fortzusetzen. Nachdem er endlich die komplette Lebensgeschichte seiner Tochter geschildert hatte und seine Hände wieder zu sich nahm, ging er über zum Sport. Radfahren sei toll. Ich erklärte auch ihm, dass für Radfahren mein Gleichgewichtssinn zu schlecht sei und dass Sport zur Verschlimmerung meiner Symptome führte, aber dazu hatte er eine klare Meinung:

Osteopath: **„Das kann ja gar nicht sein."**

Doch, kann es. Es handelt sich dabei sogar um ein Symptom, dass auf dem Weg zur richtigen Diagnose helfen kann. Das sagte ich damals selbstredend leider nicht, ich kannte meine Krankheit noch nicht. Das Sportthema trieb ihn noch eine Weile um, er wollte mich regelrecht drängen. Mittlerweile konnte ich eine leichte Frustration und Genervtheit nicht mehr verbergen. Er bemerkte, dass er mich bislang nicht überzeugen konnte, wollte mich aber dennoch als Kunden binden. Das verstand ich sehr gut, ich war eine halbe Stunde in diesem Raum und bezahlte 80€ für eine selten unangenehme Behandlung, ohne jeglichen Sinn oder positiven Effekt bei einem stattlichen Stundenlohn. Deswegen verstehe ich seinen verzweifelten, etwas gierigen Versuch aus mir einen wiederkehrenden Kunden zu machen, obwohl er jegliche Professionalität vermissen ließ. Im Bereich der Rezeption, vor weiteren wartenden Kunden und seinen Mitarbeitenden, wollte er persönlich, dass wir einen neuen gemeinsamen Termin vereinbaren. Vermutlich würde ich den positiven Effekt der Behandlung erst im Nachhinein verspüren, dann würden wir beim nächsten Mal einen gemeinsamen Sportplan ausarbeiten. Ich empfand das als leere Worthülsen. Ich reagierte darauf nur kurz angebunden, dass ich in nächster Zeit viel zu tun hatte. Das war natürlich komplett gelogen, aber egal. Er verstand, dass kein sofortiger Termin möglich war, aber versuchte es weiter.

Osteopath: **„Du musst mir versprechen, dass du mich am Mittwoch *(zwei Tage später)* anrufst, dann reden wir nochmal drüber. Du musst dich nicht jetzt entscheiden."**

Ich: „Ich denke, ich habe mich bereits entschieden."

Osteopath: **„Erst am Mittwoch, aber versprich mir, dass du mich anrufst."**

Ich presste dann ein leises „Ok" durch die Lippen um endlich gehen zu können. Das leichteste Versprechen meines Lebens, wusste ich doch, dass ich es garantiert nicht einhalten werde. Das war nichts anderes als ein verzweifelter Versuch der Kundenbindung. Per Handauflegen und Penetranz. Als unfassbar unprofessionell fasste ich das „Duzen" auf. Sie können mich gerne verurteilen, da ich jemandem wissentlich ins Gesicht log. Aber er hatte es verdient. Zu richtigen Versprechen stehe ich natürlich, aber nicht zu einem versuchten Zwang. Ein peinliches Niveau, was der Osteopath fachlich an den Tag legte.

Im Endeffekt waren diese zwei Besuche ganz grobe Fehler, die aus der Unsicherheit geboren waren, dass ich immer noch als Simulant (trotz meiner

Duane-Syndrom-Diagnose) gesehen wurde und das Ablehnen dieser vermeintlichen Hilfe eine Bestätigung für diese haltlose These wäre. Verrückt, wie die Hirnwindungen funktionierten, nur um es jemandem Recht und um nichts „falsch zu machen". In Folge dessen habe ich mir geschworen es zu ignorieren, wenn mein Vater mich erneut zu irgendeinem Wunderheiler schleppen wollte. Er hatte mich zum Osteopathen wohl auch mit dem Simulationsgedanken hingeschickt, mehr als Handauflegen passierte dort nicht. Dazu kam der große Vertrauensmissbrauch einfach Termine für mich zu vereinbaren, die ich gar nicht wollte. Nicht, dass mich diese Vertrauensbrüche noch überrascht hätten, aber ich bin viel zu gutmütig gewesen und fiel immer wieder auf dieselbe Masche rein. Ich schwor mir ab diesem Zeitpunkt: Nie wieder. Nie wieder die falsche Einstellung haben, dass man jemanden etwas schuldig sei und deswegen allerhand unnötige Behandlungen und Gespräche in Kauf nahm. Künftig wollte ich stattdessen immer hinterfragen, kritisch bleiben und Dinge von vorneherein ablehnen, wenn sie zum Scheitern verurteilt waren.

Learning 1 (für Ärzte): Nur noch Atteste auszustellen und sonst an nichts mehr interessiert sein, kann auch nicht der Weg sein, oder?

Learning 2 (persönlich für Eltern): Auf einmal und unbedacht in das Leben und die Krankheits- sowie Arztgeschichte des Kindes hereinplatzen ohne jegliche Expertise, aber mit der Idee „Ich nehm das jetzt mal in die Hand": Lassen Sie das. Unterstützen Sie Ihr Kind, gehen Sie den ganzen Weg mit ihm, ihr oder allem dazwischen. Ratsam sind bedingungsloser Support, keine Alleingänge, trotz vermeintlich „toller Ideen". Sie zerstören mit diesen – in der Theorie gut gemeinten – Handlungen nur (weiter) Ihre Beziehung zum eigenen Kind.

Learning 3 (fachlich): Vielleicht bin ich einfach an einen ganz speziellen Osteopathen geraten, der wohl bereits zuvor fragwürdig von meinem Vater „gebrieft" wurde. Aus meiner Erfahrung heraus kann ich keinen Besuch in dieser Besuchsgruppe empfehlen. Wenn Sie aber ganz zufrieden sind und es bei Ihnen tatsächlich hilft, dann möchte ich Ihnen das nicht madig machen.

Ein neuer Gastroenterologe, ein wirklich großes Blutbild und eine absurde Sorbit-Bier-Tabelle

Nach diesen nutzlosen, ärgerlichen Besuchen, geboren aus den verzweifelten Versuchen meines Vaters, und der komplett fehlgeleiteten Quatsch-Therapie meines Hausarztes, ging es per Überweisung zu einem neuen Gastroenterologen. Endlich wieder ein richtiger Arzt mit Expertise. Im Wartezimmer bekam ich ein wenig Entertainment serviert. Im Beziehungs- oder Trennungsstreit ging es bereits um die Sorgerechtsaufteilung für das gemeinsame Kind. Das Wartezimmer ist nicht zwingend der richtige Ort für solche Gespräche, aber immerhin wurden sie überhaupt geführt. Außerdem sind Menschen, die ihre Tablet-Aufklärung erhalten, immer für ein paar Lacher gut. Kopfhörer aufsetzen und die Bedienung des Tablets sind häufig schwierig für ein Klientel im gehobenen Alter.

Im Gesprächszimmer schilderte ich dem neuen Arzt meine Symptome, gab mein Handout ab und legte die vorherigen Befunde vor. Ebenso erklärte ich, dass die Maßnahmen des vorherigen Gastroenterologen leider nicht zielführend waren. Er hörte zu, war interessiert und stellte Nachfragen. Er verstand, dass etwas Detektivarbeit von Nöten war, er sagte damals: „Wir stochern eben mit der Nadel im Heuhaufen, aber dann stochern wir eben.“ Mit Blick auf die typische Redewendung, nicht ganz korrekt, aber deshalb blieb es mir gut im Gedächtnis. Er war interessiert an der Suche nach der Nadel im Heuhaufen, was einen großen Unterschied zu vielen meiner vorherigen Besuche bedeutete. Ich hatte einen guten Eindruck, gerade vor dem Hintergrund des letzten Gesprächs mit einem Gastroenterologen, der alle weiteren Ideen und Untersuchungen abblockte. Die neuen Ideen waren andere Atemtests, diesmal für Sorbit und Gluten, diverse Stuhlproben, in der Folge ein Ultraschall und am Ende dessen eine neuerliche Magen- und/oder Darmspiegelung, bei der spezifischer geschaut und getestet werden sollte. Möglicherweise sollte dabei etwas biopsiert werden, aufgrund der vorherigen Ergebnisse. Für die Atemtests bekam ich schnell Termine. Ich möchte Sie nun nicht erneut mit dem Ablauf der Atemtests langweiligen, sondern komme direkt zu den Ergebnissen. Eine Sorbitintoleranz wurde, nach einer Session mit viel Durchfall und Unwohlsein, festgestellt, die Glutenuntersuchung blieb ohne Befund. Ich hatte sogar zum ersten Mal bei einem Atemtest nur kaum Durchfall, tatsächlich nur in der Intensität wie an einem normalen Tag ohne Tests. Auf den Ultraschall musste ich etwas warten. Zeit genug um eine weitere Idee bei einem anderen Arzt voran zu treiben.

Learning 1 (fachlich/für Ärzte): Ein Arzt, der sich auf eine detektivische Suche begeben möchte und nicht nur die absoluten Standards abarbeitet, ist unheimlich wertvoll, gar unbezahlbar. An die Patienten: Halten Sie diese fest. An die Ärzte: Es wäre auch schön, wenn Sie das sein könnten. Wenn es die Zeit und das System erlauben.

Learning 2 (persönlich): Aufgrund der Herangehensweise des Arztes empfand ich erneut eine gewisse Hoffnung. Das ist vollkommen okay und sogar wichtig und dann muss man dranbleiben. Mir half das aus einer depressiven Phase. Ich weiß nicht, wie eine neuerliche Fehl- oder Nichtdiagnose sich in diesem Fall auf mich ausgewirkt hätte und glücklicherweise musste ich es nicht herausfinden. Finden Sie auch Momente in Arztgesprächen an denen Sie sich hochhangeln können.

Ich komme gleich zur eindrucksvollen, spannenden, großen Blutuntersuchung bei einem Internisten, doch zunächst möchte eine knappe Anekdote darbieten. Die Sorbitintoleranz traf mich im Bereich der Fertigprodukte zwar zum Teil, aber ich erfuhr auch, dass sich in Bier Sorbit befindet. Da ich schon neben Wasser und Bier keine anderen Getränke mehr konsumierte, wollte ich mich informieren, welches Bier ich noch problemlos trinken konnte ohne Sorbit-Hintergedanken. Man hätte es mit dem Bier trinken an dieser Stelle auch einfach sein lassen können. Aber für mich gehört(e) es an manchen Wochenenden dazu in geselliger Runde ein paar Bier zu trinken, weil es meine Symptome kurzzeitig betäubte und ich auf andere Gedanken kam, während ich mit guten Freunden zusammensaß. Psychisch war das wichtig für mich, wenn auch gesundheitlich grundsätzlich der Konsum von Alkohol natürlich negativ zu bewerten ist. Sie können mich jetzt etwas verrückt nennen, zu fixiert oder an den falschen Stellen engagiert. All das trifft zu. Denn in der Folge schrieb ich eine ganze Reihe von Bierbrauereien zwecks Informationen zum Sorbit und Fructosegehalt der Biere an, da die Menge des Sorbits nur selten öffentlich einsehbar war.

Nicht viele Brauereien antworteten mir, viele waren, ob der ungewöhnlichen Nachfrage verwirrt, doch am Ende bekam ich eine vernünftige Tabelle zusammen. Grundsätzlich gilt, dass Pils im Hinblick auf das Sorbit verträglicher ist, als andere Sorten wie Lager, Weizen und Co. Meine vorherigen Favoriten Budvar (Lager) und Tyskie (Fructose) fielen demnach leider aus dem Getränkeplan. Beck's, Krombacher, Veltins, Warsteiner, Allgäuer Büble und Flensburger wären gemäß der Tabelle unproblematisch. Im persönlichen Selbstversuch hat sich Beck's als Verträglichkeits- und Geschmackschampion erwiesen. Vielleicht ist das eine Recherche, die für irgendjemanden relevant ist, vielleicht war sie völlig umsonst.

Biermarke	Sorbit in mg auf 100ml	Fructose in mg auf 100ml
Beck's	1,5-6mg	20mg
Oettinger	<5mg	Keine Angabe
Warsteiner	5mg	20mg
Bitburger	200mg	200mg
Krombacher	2mg	30mg
Radeberger	2mg	200mg
Veltins	0,5mg	<100mg
Allgäuer Büble	3,5mg	20mg
Flensburger	3,2mg	30mg
5,0 Original	2mg	<300mg

Nach diesem kleinen, etwas seltsamen, Ausflug, geht es zurück zum bitteren Ernst. Für mich im Speziellen zurück an die Nadel, denn eine große Blutabnahme stand auf dem Zettel. Nachdem zu den Augen Magen- und

Darmprobleme, sowie teilweise starke Kopfschmerzen hinzugekommen waren, entwickelten meine Mutter und ich den Plan einen Allgemeinmediziner aufzusuchen, der sich als Diagnostiker verstand. Durch Online Empfehlungen fand meine Mutter einen Arzt, der dafür bekannt war besonders große Blutbilder anzufertigen, die ganz normal über die gesetzliche Krankenversicherung abgerechnet wurden. In Zeiten, wo ein „großes Blutbild" beim Hausarzt gerade mal eine Seite umfasst und man für spezifische Werte teilweise einzeln bezahlen muss, war das natürlich ein Glückstreffer. Ich kann mir kaum vorstellen, dass dieser Arzt das heute weiterhin so praktiziert, aber vielleicht war ich einmal zur richtigen Zeit am richtigen Ort. Mutmaßlich ist es auch unsolidarisch die allgemeine Krankenkasse damit zu belasten, entscheiden Sie selbst.

Es war damals recht heiß in diesem Sommer, dem Mai 2018, und die Praxis befand sich in einem oberen Stockwerk, welches sich entsprechend aufheizte. Von Beginn an war allerdings klar, dass die Blutdiagnostik in dieser Praxis im Mittelpunkt stand. Ohne vorheriges Gespräch bekam ich erstmal ein „großes Blutbild" erstellt. Groß hieß in diesem Fall 12 Röhrchen Blut, mein damaliger Rekord, passend an meinem 26. Geburtstag aufgestellt. Insgesamt hatte ich während der Blutabnahme ein paar Schweißausbrüche, gerade die Wechsel von Röhrchen zu Röhrchen können manchmal schmerzhaft sein, wenn nicht alles sofort passt. Dennoch überstand ich das gut, blieb aber lieber noch eine Minute länger sitzen, weil mir etwas schwummrig war. Das Praxispersonal war sehr freundlich und hatte großes Verständnis, dafür hatte ich nur Lob übrig. Danach gab es ein erstes Kennenlernen mit dem Arzt. Er trat ein in seinen Flip-Flops mit kurzer Hose bei dieser starken Hitze. Er strahlte sofort „Beach" aus, es fehlte nur noch das Surfbrett, einzig der weiße Kittel vermittelte noch einen anderen Eindruck. Es war ein schöner Kontrast zu meiner langen Jeanshose und dem langärmligen, hochgekrempelten Hemd, dass ich an heißen Sommertagen immer Cape-artig als Schutz meiner Arme vor der Sonne verwende(te). Er hörte mir in Ruhe zu, war freundlich und machte ein paar süffisante Bemerkungen. Der Arzt verdeutlichte mir jedoch recht schnell, dass er die Ergebnisse der Blutanalyse abwarten wollte und wir uns einige Tage später nochmal sehen sollten. Er schien nicht sonderlich interessiert an meinen Symptomen, aber ich verstand das und konnte damit gut umgehen. Mir gefällt diese lockere Art immer besser, als ein Arzt-Patienten-Verhältnis, bei dem man das Machtgefälle auch spüren soll. Ich empfand das Vertrösten auf einen anderen Tag als unproblematisch. Dann fundierter auf Basis von Befunden miteinander sprechen zu können, klang für mich sehr gut.

Bei unserem zweiten Treffen bemerkte der Arzt sofort, dass die Blutwerte an einigen Stellen nicht in Ordnung waren. Das schiere Ausmaß der Werte war beachtlich, insgesamt belief es sich auf fünf Seiten Blutwerte, schwarz auf weiß. Hier hatte man wirklich das Gefühl, dass man ein großes Blutbild erhalten hatte. Sie glauben gar nicht, wie meine Augen leuchteten, als ich so viel Lektüre zu meinen eigenen Blutwerten in der Hand hatte. Ich hatte wirklich die Idee das könnte etwas bewirken, etwas erklären. Ich war beeindruckt. Zunächst auch vom Arzt und seinem ersten Punkt: Er erklärte mir, dass ich das Pfeiffersche Drüsenfieber in der Vergangenheit gehabt hatte, das könne er sehen in den Werten. Das war mir neu, ein schöner Zaubertrick. Ansonsten fielen noch ein paar andere Werte ins Auge. Zum Beispiel ein niedriger Thrombozyten-Wert, ein hoher Ferritinwert, ein niedriger Folsäurewert, ein hoher IGF 1-Wert (Allergie), ein niedriger SHBG-Wert (Sexualhormon bindendes Globin)[31] und ein niedriger Vitamin D3 Wert (Sonne). Aufgrund dieser Abweichungen wollte er einen spezifischen Blut-Nachtest durchführen. Ansonsten fragte ich natürlich, was diese Werte abseits der Norm bedeuteten und inwiefern sie mit meinen Symptomen vereinbar wären. Mit der leisen Hoffnung verbunden, dass diese Kombination von Blutwerten außerhalb der Norm ein klares Indiz lieferte, welche Krankheit verborgen in mir schlummerte – oder eher mein Leben übernahm. Leider konnte er darauf nicht zufriedenstellend antworten, stattdessen hörte ich viel „keine Ahnung", „weiß ich auch nicht" und „wird schon nichts bedeuten".

Eigentlich wurden die Fragezeichen danach nur noch zahlreicher. Nicht wirklich schienen die Blutwerte in Verbindung zu meinen Symptomen zu stehen, aber gut waren die Abweichungen dennoch nicht. Ich wollte noch den Nachtest abwarten, den er nicht genauer spezifizierte, bevor ich in die möglichen Ursachen meiner abweichenden Blutwerte eintauchte. Somit

---

[31] Öffentliches Gesundheitsportal Österreich: Sexual-bindendes-Globulin (Abrufdatum: 30.05.2024)

bekam ich von einer netten Arzthelferin wieder etwas Blut abgenommen, diesmal deutlich weniger und stand ein paar Tage später erneut auf der Matte.

Beim dritten Besuch stellte sich heraus, dass der Nachtest aufgrund des niedrigen SHBG-Werts veranlasst wurde. Testosteron und Östrogen-Werte standen im Fokus. Das war überhaupt nicht das, was ich erwartet hatte, dachte ich doch, dass wir meiner Krankheit auf der Spur seien. Aber stattdessen musste ich mich mit diesem neuen Problem befassen. Eine möglichst genaue Wiedergabe des Gesprächs eignet sich am besten um meine Verwirrung und leichte Scham zu überliefern.

Internist: **„Ihr Testosteron ist sehr niedrig, eher so wie bei einem 60-jährigen, nicht wie einem 26-jährigen."**

Ich: „Okay… das Problem war mir noch nicht aufgefallen."

Internist: **„Sie sind also noch nicht impotent?"**

Ich: „Nein, nein."

Internist: **„Gut, aber dann verschreibe ich Ihnen eine Salbe, die müssen Sie im Intimbereich und auf der Brust auftragen. Da wird man geil von."**

Ich: „Oookay. Sagen Sie, was ich nicht verstehe, ich habe seit rund einem Jahr einen deutlich stärkeren Haarwuchs, Bart und so weiter, wie passt das damit zusammen?"

Internist: **„Naja, bei manchen geht das eben erst ab 25 los, ist halt so, manche Frauen mögen das auch."**

Ich: „Aber sagen die Werte nicht noch mehr?"

Internist: **„Sie haben auch hohes Östrogen, weiß aber auch nicht so genau."**

Ich: „Puh, okay. Immer schön, wenn man denkt, dass man schon kaputt ist, aber dann noch neue Dinge findet, statt Erklärungen für alte."

Internist: **„So ist das eben manchmal."**

Ich: „Scheint so, sonst haben Sie keine Anhaltspunkte, was meine Symptome bedeuten könnten?“

Internist: **„Ne, gar nicht.“**

Das war ernüchternd. Ich wollte Erklärungen, Antworten auf meine Symptomfragen und verließ die Praxis mit mehr Fragezeichen, neuen Problemen und einer schäbigen Salbe für die Eier. Mein nachfolgender Versuch meine Blutwerte selbst mit Googles Hilfe zu verstehen, gelang zwar in Teilen, führten aber zu keinen neuen Ermittlungsansätzen. Alles in allem war das ein beeindruckender Besuch, der mir noch sehr stark in Erinnerung blieb, zielführend auf meinem Weg war er leider nicht. Ich hatte natürlich einen Spezialisten in Sachen Blutdiagnostik getroffen, aber niemanden, der dies gut mit meinen Symptomen verbinden konnte. Ob das schlicht nicht möglich war, oder er es fachlich nicht leisten konnte, das kann ich anhand meiner geringen Expertise nicht beurteilen. Ich werfe diesem Arzt allerdings nicht vor, dass er mich nicht auf den richtigen Weg leiten konnte. Was ich ihm ein wenig vorwerfe, war die Testosteron-Creme. Ich kam nicht mit diesem Problem zu ihm, er war dennoch komplett darauf fixiert. Beim Durchlesen des Beipackzettels zu den Nebenwirkungen wurde mir schon schlecht. Da ich keinen erneuten Nesselsuchtausbruch anstrebte und das beschriebene Sexualproblem selbst nicht wahrnahm, entschied ich mich gegen die Anwendung. Ohne jegliche Hilfen waren meine Testosteron-Werte mit 30 Jahren übrigens wieder top. Keine Ahnung, was das alles zu bedeuten hatte. Diese Salbe jemandem zu verschreiben, der gerade für die dort aufgeführten Nebenwirkungen anfällig ist, wovon man als Arzt auch wusste, war nicht verantwortungsbewusst. Aber die Lüge „Zu Risiken und Nebenwirkungen fragen Sie ihren Arzt oder Apotheker“ wurde ohnehin bereits viel zu lange erzählt. Die Wahrheit ist, vielleicht weiß es die Apotheke, der Arzt sehr selten. Deswegen müssen Sie die Packungsbeilage selbst aufmerksam durchlesen. Außerdem eignen sich einige Online-Tools. Falls Sie beispielsweise die Wechselwirkung unterschiedlichen Medikamenten überprüfen wollen, dann verwenden Sie online einen

„Wechselwirkungs-Check", wie den der Apotheken-Umschau.[32] Das vielleicht einzige derer Produkte, was nicht auf Senioren abzielt.

Learning 1 (fachlich): Wenn Sie die Gelegenheit bekommen wirklich große Blutbilder ohne riesige Mehrkosten zu erstellen, dann nutzen Sie diese. Es ist eindrucksvoll, was man daraus alles ablesen kann.

Learning 2 (persönlich): Priorisieren Sie Ihre Probleme, lesen aufmerksam die Packungsbeilagen und entscheiden selbst, ob die Risiken/Nutzen-Rechnung für das Medikamenten positiv oder negativ ausfällt. Gerade wenn es sich um ein sekundäres Problem handelt und nicht ihre Hauptprobleme. Ich möchte keinesfalls dazu anraten wichtige Medikamente wegzulassen, weil man vor möglichen Nebenwirkungen Angst hat. Das ist nicht der richtige Weg. Nur wenn Sie eine Salbe offenkundig nicht brauchen, wie in meinem Fall, und sie anhand der Nebenwirkungen nur Risiken sehen, dann lassen Sie es.

Als Trauredner auf einer Hochzeit

Als kleine Auflockerung des Textes, möchte ich mit Ihnen ein paar komplett fachfremde Dinge aus meinem Leben teilen. Im selben Sommer durfte ich auf zwei Hochzeiten von Freunden zu Gast sein. Das ist ein Abschnitt, der meine Symptome nur am Rande thematisiert. Wenn Sie ein wenig Interesse an meiner Person gewonnen haben, nehme ich Sie mit auf einen kleinen Ausflug in eine Welt in Weiß.

Wichtige Termine am Mittag oder Nachmittag liefen bei mir grundsätzlich so ab: Ich stand möglichst früh auf, war natürlich mit Durchfall auf dem Klo. Dann spachtelte ich in den Ruhephasen etwas zu Essen, nur um danach noch häufiger auf Toilette zu laufen. Danach war ich irgendwann hoffentlich so leer, dass der folgende Tag für mich zu bewältigen war, ohne ständig weitere Toilettenbesuche einzuschieben. Das klingt wenig gut oder glamourös, aber ich hatte dennoch Bock mich danach in den schwarzen Anzug zu kleiden. Ich mag Anzüge, Hochzeiten selbst allerdings nicht wirklich. Das ist mir zu

---

[32] Apotheken Umschau: Wechselwirkungs-Check (Abrufdatum: 30.05.2024)

viel, zu teuer, zu durchchoreographiert, zu sehr immer dasselbe, während man absurderweise von großer Individualität redet. Hochzeiten sind nicht mein Bier, aber dort gibt es Bier, also bin ich gerne dort. Nein, Quatsch. Man feiert und zelebriert die Liebe zweier Menschen natürlich gerne mit, freut sich über die Einladung und hilft mit bei einem möglichst schönen Tag für das Hochzeitspaar. An den Hochzeitsspielen nehme ich dennoch nicht teil. Ein Jahr zuvor hatten wir bereits die Hochzeit unseres Kerngruppenmitglieds Altena mit seiner Frau Sonja gefeiert. Meine erste Hochzeit, es war schön, es hatte viele – für mich absurd anmutende – Momente, aber auch viele erinnerungswürdige, aus denen die ein oder andere gute Geschichte oder Running Gags erwachsen sind. Mein zweiter Hochzeitsbesuch war ähnlich zum ersten, insgesamt etwas schwächer, mit ein paar schönen Momenten und ein paar unangenehmeren, wie beispielsweise einem DJ, der Helene Fischer zu sehr zugetan war.

Bei den ersten beiden Hochzeiten meiner Freundesgruppe hatte ich keine offizielle Funktion. Ich war Gast, mehr aber auch nicht. Zur Hochzeit unserer Freundesgruppen-internen Adels (Ramona und Sven), änderte sich dies allerdings. Als Trauzeugen hatte Sven bereits Altena gewählt in einer Umkehrung der Posten von Altenas Hochzeit, damals war Sven der Trauzeuge. Das Hochzeitspaar wollte allerdings mich und meinen besten Freund Stefan dennoch im offiziellen Teil der Hochzeit dabeihaben. Deswegen kamen die beiden auf eine ziemlich verrückte, ungewöhnliche Idee, die in ihren Familien durchaus einige Zweifler hervorbrachte. Verständlicherweise, kannten die Familien uns doch eher als die lustigen, lockeren Typen, die weder sonderlich formell, noch ernst wirkten. Der Plan für uns war: Wir sollten die Trauredner werden, die beiden trauen, verheiraten, wie man es sonst vielleicht aus der Kirche kennt. Natürlich nicht vor dem Gesetz, dafür gab es vorher eine standesamtliche Hochzeit, aber für die große Hochzeitsfeier und Zeremonie vor den ganzen geladenen Gästen. Die Stelle der Zeremonienmeister bei der Hochzeit wurde frei, weil Sven vorher aus der katholischen Kirche ausgetreten war und somit eine kirchliche Hochzeit nicht mehr möglich war, er wollte auch nicht kirchlich heiraten. In unserem Freundeskreis war er damit Vorreiter, auch ich war allerdings zum damaligen Zeitpunkt bereits aus der Kirche ausgetreten, vor allem aufgrund der fehlenden Aufarbeitung ihrer systemischen

Missbrauchskultur gegenüber Kindern und ihrer Diskriminierungskultur gegenüber Homosexuellen und Frauen.

Uns (Stefan und mir) wurde vom Brautpaar somit die Idee präsentiert Trauredner zu werden, der wir zunächst mit einer gesunden Skepsis begegneten, ob wir dafür die richtigen Personen seien und ob unser Stil mit dem einer Hochzeit vereinbar sei. Aber das Hochzeitspaar war sich absolut sicher und so willigten wir letztlich natürlich gerne ein. Wann bekommt man schon die Chance enge Freunde zu verheiraten? Wir arbeiteten unsere Reden gemeinsam aus, zunächst jeder selbst und dann in der Gruppe. Was ich zu mir selbst sagen kann: Ich musste viele Vorträge halten in meinem Leben. Einige in der Schule, ein paar mehr in meinem Studium. Gemocht habe ich das nie, ich stehe ungern vor vielen Menschen im Mittelpunkt, während sich deren Augenpaare in die eigene Stirn bohren. Vorher war ich immer nervös, aber sobald ich ins Reden kam, ging das meistens schnell vorüber. Voraussetzung für ein gewisses Wohlfühlen, war allerdings eine gute Vorbereitung, oder zumindest gute Kenntnisse vom Thema. Ich war nach der Schule kein Karteikartentyp, da ich glücklicherweise mit einem guten Gedächtnis und meist einer Power Point Präsentation gesegnet war, ging das im Studium recht leicht für mich. Ich kann aus eigener Erfahrung jedoch sagen: Diese Vorträge im Bereich der Bildung waren auf der Aufregungsskala etwas ganz anderes, als vor 100 geladenen Gästen zwei Freunde zu verheiraten. Sich alles zu merken, das Zusammenspiel von uns beiden Rednern und das kurzfristige Anpassen der Rede an die neuen Begebenheiten vor Ort waren große Herausforderungen für mich.

Am Tag selbst war es sehr heiß, in unseren schwarzen Trauredner-Anzügen (die sich in nichts von normalen Anzügen unterschieden, wir verzichteten leider auf purpurfarbene Talare oder Ähnliches) brannte sich die Sonne nur so auf den Pelz hindurch. Wir warteten gebannt auf das Hochzeitspaar, organisierten noch ein wenig, bekamen ein paar halb sorgenvolle „Viel Glück"-Wünsche. Irgendwann war es soweit. Beim Einzug der beiden und der recht langen Gesangseinlage, schlotterten mir wirklich die Knie. Nicht nur metaphorisch, sondern real, wie bei einer Comicfigur, bemerkte ich wirklich das Zittern. Dann war ich sehr froh, dass ich endlich beginnen konnte. Zuerst mit ein paar Stolperern, aber dann immer sicherer. An der Qualität der Rede hatten wir keine großen Zweifel, es sollte etwas für alle dabei sein. Es war ein bisschen lustig, aber vor allem sehr persönlich. Viel persönlicher als das bei jeder kirchlichen Hochzeit, wo ich zu Gast war, jemals der Fall war. Floskeln und Plattitüden wurden auf ein Mindestmaß beschränkt (so ein paar braucht es bei einer Hochzeit). Die gegenseitigen Ehegelöbnisse des Brautpaares fand ich sehr schön und emotional. Das war das erste Mal, dass eine gewisse Emotionalität für mich bei einer Hochzeit gelang. Wir brachten unseren „Job" des Tages insgesamt gut über die Bühne. Ich war so aufgeregt und gut vorbereitet wie noch nie vor einem Vortrag. Das zeigt vielleicht auch meine Prioritäten. Hier war es mir wirklich wichtig, das nicht zu versauen. Glücklicherweise gelang uns das, nach der Trauung kamen mehrere Leute aus Freunden & Familien zu uns, die nochmal klar ihre vorherigen Zweifel an uns ausdrückten, uns dann aber beglückwünschten zu einer tollen Zeremonie. So sollte es doch sein.

Ich war froh darüber, dass die Tätigkeit der Trauredner direkt am Anfang einer Hochzeit liegt und wir danach den Dienst quittieren konnten. Endlich nicht mehr im geteilten Scheinwerferlicht der Aufmerksamkeit stehen, sondern das Brautpaar den Mittelpunkt genießen lassen und sich in den Hintergrund verziehen. Auch der Rest der Hochzeit war angenehm. Im Kern war es sehr schön, dass sich die beiden gefunden hatten und wir sowohl den Beginn ihrer Beziehung damals, als auch nun diesen Höhepunkt als Freunde begleiten konnten. Dafür hatte sich jegliche Aufregung gelohnt und ich hoffe die beiden hatten einen wundervollen Tag. Insgesamt war es eine spannende, interessante Erfahrung eine Hochzeit aus diesem ungewöhnlichen Blickwinkel zu erleben. Rückblickend empfand ich es als sehr schönen Vertrauensbeweis des Ehepaars an uns und fand es cool, dass wir in diese ungewohnte Rolle der Trauredner schlüpfen durften. Das brauche ich aber nicht jedes Wochenende.

Nach diesen zwei Hochzeiten, die mich im Vor- und Nachgang etwas erschöpften, mich aber auch gut von meinen gesundheitlichen Problemen und der Frustration ablenkten, wechseln wir nun wieder vom weißen Brautkleid zum weißen Kittel.

Die verlorene Weisheit und eine Spritze im Anschlag

Ende 2018 begab ich mich noch auf einen anderen Weg, den ich damals für zielführend hielt. Letztlich war es eine schmerzhafte Irrfahrt, die ich dennoch nicht bereue. Das klingt etwas komisch und dieser Abschnitt hat wenig mit MCAS zu tun, bis auf die lokale Betäubung, die ich heutzutage besser kontrollieren würde. Ansonsten geht es um Zähne, genauer Weisheitszähne. Doch die Vorgeschichte ist eine andere, erneut aus kompletter Verzweiflung geboren, wie sie 2018 in unserem Hause noch an jeder Ecke zu finden war. Meine Mutter hatte von einer Bekannten erfahren, dass Zahnfüllungen, auf deren Inhaltsstoffe man allergisch reagiert, für mannigfaltige Symptome sorgen können. Das passte zwar nicht vollständig auf viele meiner Probleme, aber zumindest auf einige. Deswegen entschlossen wir uns – auf Basis dieser sehr dünnen Evidenz – beim Zahnarzt vorzusprechen. So sieht Ratlosigkeit in Verbindung mit dem Klammern an irgendwelche Hoffnungen aus. Ich werde die Vorgeschichte allerdings abkürzen und vor allem die schmerzhaftere Behandlung der Weisheitszähne in den Vordergrund rücken.

Mein Feld, Wald und Wiesen Zahnarzt auf dem Lande schickte mich aufgrund mangelnder Technik zu einem anderen Zahnarzt. Meine Mutter fand eine Praxis, die modern aussah und wo ein spezieller Arzt, sogar an einer vorherigen Arbeitsstelle eine Allergiesprechstunde betreute. Das klang passend. Die Praxis selbst wirkte eher wie ein Start-up, als wie eine Zahnarztpraxis. Oben sah ich einige Behandlungsräume, die mit Dschungelsounds und Wänden in selbigem Flair angemalt waren – für Angstpatienten, wie mir versichert wurde. Coole Idee, vor allem wenn es tatsächlich hilft. Die Idee der Vergiftung durch die Füllungen wurde in folgendem Arztgespräch als unwahrscheinlich angesehen, zu viele Parameter passten nicht, so dass bei mir nichts auf diese Problematik hindeutete. Was der Zahnarzt allerdings bemerkte: Meine Weisheitszähne sahen nicht gut aus. Sie drückten auffällig auf andere Zähne und saßen schon damals etwas quer. Das dies für meine Kopf- und Gebissschmerzen sorgen könnte, lag auch für den Zahnarzt auf der Hand. Zur Einordnung: Nach diesem Besuch beim Zahn-Arzt erhielt ich die Verdachtsdiagnose

MCAS des Gastroenterologen, womit die Vergiftungsidee komplett vom Tisch war.

Im Januar 2019 suchte ich eine neue Zahnarztpraxis auf, bei der ich von Füllungen und Vergiftungen nicht mehr sprach, sondern direkt auf die Weisheitszähne hinwies. Dabei fiel sofort ein bestimmter Weisheitszahn ins Auge, den man schnell als Übeltäter für Kopfschmerzen identifizierte. Auch sein Kollege auf der anderen, unteren Seite hatte schon bessere Tage gesehen, war wohl schon im Demenzstadium angekommen. Die Zahnärztin erklärte mir, dass die Weisheitszähne immer einen Partner brauchen, der sie im Raum begrenzt – wie in einer schlechten Ehe. Wenn ich nur die beiden unteren Weisheitszähne entfernen lassen würde, aber die beiden oberen im Gebiss verbleiben dürften, dann würden diese unangenehm lang werden und ich würde eher so aussehen wie ein Säbelzahntiger. Es gibt viele Schönheitsideale, aber ich glaube das gehört nun wirklich nicht dazu. Insofern war die Entscheidung für mich ziemlich leicht zu treffen. Alle vier Weisheitszähne sollten mich auf dem schnellsten Wege verlassen. Die Ärztin sah kein Problem dies in einer Sitzung abzuwickeln. Bei meinem Termin musste ich zunächst eine Stunde warten um überhaupt in den Behandlungsraum zu gelangen, dort wartete ich 30 weitere Minuten, ehe die Ärztin vorbeischaute und als erste Amtshandlung den Mundraum betäuben wollte. Wie man betäubt wird, ist eine super spaßige Angelegenheit. Angstpatienten würde ich das Überlesen empfehlen oder es dient als gute Vorbereitung. Die lokale Betäubung wird durchgeführt mittels ziemlich langer Spritzen. Diese müssen mit beiden Händen gehalten werden und kommen auch noch mit einer Art Unterbau. Sie erinnern in ihrer Handhabung und Größe doch eher an Maschinengewehre. Zumindest aus dieser unangenehmen Position des Patienten, schildkrötenartig auf dem Rücken liegend und hochblickend in die viel zu grelle Untersuchungslampe. Unbehagen stieg langsam in mir auf. Ich wartete noch weitere 20 Minuten, bis die Ärztin zurückkam. Währenddessen bemerkte ich wie mein Gesicht taub wurde, was weder für das Atmen noch das Schlucken hilfreich war. Ob das eine allergische Reaktion meinerseits war, oder normal, das kann ich leider nicht beantworten. Nach ihrer Rückkehr konnte die Ärztin die beiden oberen Weisheitszähne zügig und problemlos entfernen, die oberen gelten grundsätzlich als die leichteren. Durch die Betäubung fühlte ich glücklicherweise kaum einen direkten Schmerz, sondern lediglich einen permanenten Druck.

Doch dann ging es ans Eingemachte. Mein Weisheitszahn unten links entpuppte sich als echter Widerstandskämpfer. Zunächst bekam die Ärztin ihn nicht ordentlich gelöst, so dass das Zahnfleisch immer weiter aufgeschnitten wurde. Das wurde immer unangenehmer und der Schmerz kehrte allmählich zurück. Dennoch gab es kaum Fortschritte. Irgendwann bat die Ärztin die Assistenz um einen „Wurzelheber", der fieberhaft in der ganzen Praxis gesucht werden musste. Generell glichen die Utensilien nun mehr und mehr denen aus einem Werkzeugkasten und auch die Anwendung wurde brutaler. Bei einer – mutmaßlich schon etwas verzweifelten – Attacke auf den Zahn, zersprang dieser in viele Einzelteile. Das sollte nicht passieren, denn nun müssen die Einzelteile überall gesucht werden. Mir wurde ständig versichert, wie ungewöhnlich das alles sei, dass sie es so schlimm noch nie hatten, dass ich aber so tapfer sei. Nichts davon verbesserte leider meine Lage und der Schmerz war mittlerweile permanent und garstig. Irgendwann begannen mir vor Schmerzen die Tränen aus den Augen zu kullern, das bekamen auch die Assistenzen mit. Natürlich war auch das wieder mein Fehler. Ich hätte jederzeit den Arm heben können um die Behandlung zu unterbrechen, aber ich dachte, dass man das schon durchstehen muss, dass das dazu gehören würde. Das ist nicht der Fall.

Wie sich herausstellte, war die Betäubung schon weniger geworden und befand sich auf dem Rückmarsch. Dafür gab es nur eine Lösung: Die Waffe wurde wieder gezückt, die Spritze nachgeladen, in den Anschlag genommen und im Mundraum platziert. In wie viele Einzelteile der Zahn zersprungen war, blieb zunächst unklar. Mit tiefem Gewühl im Zahnfleisch verbunden, wurden aber nach und nach mehr Teile entfernt. Ständig kommunizierten Ärztin und Assistenzen, ob jemand noch ein Zahn-Teil sehen würde. Die gute Nadel im Heuhaufen könnte hier wieder bemüht werden. Nach insgesamt 45 Minuten reiner Behandlungszeit (fünf Minuten für die oberen beiden Zähnen) war die Ärztin einigermaßen zufrieden, wollte aber nochmal röntgen um zu schauen, ob wirklich alle Einzelteile entfernt werden konnten. Erfreulicherweise waren keine mehr zu finden. Die Ärztin entschied dann den letzten Weisheitszahn rechts unten an diesem Tag nicht mehr anzugehen. Ich hätte es gerne am selben Tag beendet, aber ich verstand auch. Vermutlich hatte meine lange Behandlungsdauer ohnehin schon vollständig den Terminplan der Praxis zerstückelt, passend zur Zerstücklung meines Zahns. Letztlich war er in rund 20 Einzelteile zersprungen, die mir im Anschluss präsentiert wurden. Am Ende baten sie mir noch an, die herausgenommenen Zähne (oder was davon noch übrig war) mitzunehmen. Wer möchte das bitte? Für den letzten Weisheitszahn sollte ich an einem anderen Tag wiederkommen. Ich ärgerte mich darüber, da ich gerade im Bereich des rechten Unterkiefers die stärksten Probleme hatte, was ich damals noch auf den Weisheitszahn zurückführte.

Die Tage nach der Weisheitszahnbehandlung waren für mich wirklich kein Spaß. Damals bekam ich noch Novalgin verschrieben (bitte nicht nutzen als MCAS-Patient), die nahm ich aber nur einmal, vertrug sie nicht sonderlich gut, und verwendete im Verlauf lieber Ibuprofen 600 für die erste Woche. Am ersten Tag aß ich nichts, danach nur Püree oder Lebensmittel sonstiger breiiger Konsistenz. Kauen konnte ich weder links noch rechts ordentlich. Blutpüree bekommt von mir sicherlich keine Sternebewertung. Meine Backen schimmerten bereits zwei Tage später in einem schönen Gelb-Farbton, der zum Modetrend werden sollte. In der folgenden Woche schmeckte weiterhin jeder Schluck Wasser nach Blut, ich spuckte so viel Blut, ich hätte mehrere Blutröhrchen füllen können. Als ich nach einer Woche in die Praxis zurückkehrte, hatte ich schon einen Ruf. Der mit der schlimmsten Weisheitszahn-Behandlung bisher in dieser Praxis, was mir mitleidsvolle Blicke einbrachte. Warum gewinne ich immer solche Wettbewerbe und nie die relevanten? Egal, jedenfalls wurden endlich die Fäden gezogen und nochmal über den Weisheitszahn rechts unten beraten. Die Ärztin empfand ihn diesmal als den problematischsten und wollte ihn gar nicht mehr entfernen. Ich verwies sie auf ihre eigenen Worte, dass man die oberen und unteren Weisheitszähne immer zusammen herausnahm. Sie hatte aber Angst davor, sie war fast schon gezeichnet von mir als Patienten. Somit schickte sie mich in eine andere Arztpraxis, die einige Spezialröntgenbilder vom Zahn anfertigen sollten. Diese Bilder kosteten mich seltsamerweise 80€ aus eigener Tasche. Ich benötigte eine selbstfinanzierte Untersuchung, die von meiner Zahnärztin gefordert wurde, da sie sonst mit meiner Behandlung nicht fortfahren würde… ergibt so mäßig Sinn. Dank dieser teuer bezahlten Röntgenaufnahmen war die

Zahnärztin allerdings bereit mir auch den letzten Zahn zu entfernen, die Bilder gaben Aufschluss.

Der nächste Eingriff war eine Sache von etwa fünf Minuten und brachte große Erleichterung mit sich. Die kommenden Schmerzen waren erneut stark, aber diesmal leichter zu ertragen, weil es nur ein Zahn war. In der Folgewoche bekam ich auch davon die Fäden gezogen. Dachte ich zumindest. Denn etwa drei Monate später fand ich auf einmal noch ein Stück in meinem Mundraum. Drei Monate später! Wir konnten es dann fachmännisch entfernen ohne weiteren Zahnarztbesuch.

Learning (fachlich/persönlich): Ich möchte Ihnen raten sich für den Eingriff bei Weisheitszähnen ordentlich betäuben zu lassen und möglichst alle auf einmal herausnehmen zu lassen. Keiner will diese Tortur mehrfach erleben, einmal im Leben reicht vollkommen aus. Für MCAS-Patienten empfehle ich dennoch keine Vollnarkose und stattdessen mit dem Arzt das lokale Anästhetikum zu besprechen.

In der Folge wurden leider weder meine Kopfschmerzen noch meine Gebissschmerzen signifikant besser. Bei weiteren Zahnarztbesuchen wurde nie etwas festgestellt, lediglich eine Zahnreinigung sollte immer den Erfolg bringen. Diese ab und an durchzuführen, ist sicherlich eine gute Idee, aber natürlich auch eine kostspielige. Denn sie wird oftmals nur von der Krankenkasse getragen, wenn einem zuvor Parodontose diagnostiziert wurde. Letztlich half mir dies aber nie bei Schmerzen. Mittlerweile ignoriere ich Zahnschmerzen einfach und warte bis sich mein Körper innerhalb einiger Wochen auf andere Probleme konzentriert. Inzwischen bin ich ziemlich sicher, dass die Schmerzen von den Nerven kommen. Gerade unten rechts am Kiefer (an der ehemaligen Weisheitszahn-Stelle) kommt es ab und an zu Zuckungen, wenn der Schmerz schlimmer ist. Mutmaßlich ist auch dafür das gute MCAS verantwortlich, aber das ist nur eine Behauptung meinerseits.

Ein Gastroenterologe mit einem Plan: Von der Idee zur Verdachtsdiagnose

Erstmal ein herzliches Dankeschön an alle, die bis hierhin durchgehalten haben und sich durch den Morast, der sich mein Leben nennt, mit mir durchgekämpft haben. Ich verspreche Ihnen, das Ziel ist nah, schon bald wird in einem Arztgespräch das Wort „Mastozytose" fallen. Deswegen und ohne weitere Umschweife: Begleiten Sie mich nun in die heiße Phase.

Nach der zusätzlichen Feststellung der Sorbitintoleranz per Atemtest, standen beim Gastroenterologen noch ein paar Stuhlproben auf dem Plan. Ich hoffe für Sie, dass Sie die nicht kennen, denn spaßig ist das nicht. Für die Unwissenden beschreibe ich kurz das Prozedere. Man bekommt ein kleines Döschen vom Arzt, relativ blickdicht, mit einem kleinen Löffel, der an der Unterseite des Deckels integriert ist. Damit wird man nach Hause geschickt. An einem Morgen, an dem das Labor geöffnet hat (die meisten Proben und Blutabnahmen finden in den Praxen so grob bis 10 Uhr morgens statt), entscheidet man sich daheim für die Entnahme der Stuhlprobe. Hier sieht man endlich einen Vorteil der sogenannten „flachen" Toiletten, die einen größeren Bereich haben, ich nenne ihn den „Präsentierteller", der nicht direkt mit dem Toilettenwasser kollidiert. Wenn man den „Luxus" einer solchen Toilette hat, kann man das Geschäft zielgerichtet verrichten und hat sonst keine großen Probleme. Was macht man allerdings, wenn die eigene Toilette eine solche Vorrichtung nicht besitzt? Dann wird es noch etwas unangenehmer. Ich empfehle das Spannen einer Plastikplane, eingehakt unter der Toilettenschüssel. Dann öffnet man ganz kurz den After um nur einen möglichst geringen Teil herauszupressen, schnappt sich das Döschen, langt schnell mit dem Löffel zu und verschließt es schleunigst wieder. Sie müssen übrigens nicht das ganze Röhrchen vollmachen, es reicht „1 Löffel". Die angekackte Plastikplane können Sie in einer weiteren Plastikplane einpacken und in Ruhe den kompletten Toilettengang verrichten. Danach schmiss ich das ganze Plastikzeug dann gesammelt in den Müll. Der Umwelt zuliebe – sehr gut – können Sie natürlich auch etwas Waschbares nehmen, aber das war mir zu eklig.

Generell gilt bei der Stuhlprobe: Je dünner der Stuhlgang, desto ekliger das Prozedere. Eine ehemalige Lehrerin liebte immer „Je ... desto"- Sätze, ich bezweifle, dass sie diesen auch gemocht hätte. Sie können sich denken, wie es bei mir war. Danach muss der radioaktive Inhalt zum Arzt gebracht werden, fein säuberlich mit dem Namen beschriftet und noch bevor der Laborlieferdienst zur Abholung der Proben vorbeikommt. Diese Dose versteckt man in blickdichten Umschlägen, weil das keine Ware ist, die man stolz über der Theke „dealt".

Beim ersten Gespräch mit dem Gastroenterologen fragte ich ihn, was er von einem Ernährungstagebuch halten würde. Ich hatte diese Idee aufgeschnappt und hielt sie für zielführend. Er war davon nicht begeistert, meinte aber, dass es für ein vollständiges Bild hilfreich sein könnte. Ich mag die Idee eines Ernährungstagebuchs um die Diagnostik zu ergänzen und auch um selbst daraus zu lernen. Man achtet damit genauer, eindringlicher auf das jeweilige Essen und dessen Wirkung auf den eigenen Körper. Daraus können Arzt und Patient Rückschlüsse ziehen, Verschiedenes ausprobieren und neue Ideen gewinnen. Zur Verdrängung der Krankheit taugt diese Methode natürlich nicht, weil man sich stets damit beschäftigen muss. Aber da muss man durch. Als Anregung möchte ich einen kurzen Einblick in mein damals geführtes Ernährungstagebuch geben. Das Wort „Stuhldrang" sollte ich nochmal kurz erklären, handelt es sich doch um eine Wortneuschöpfung meinerseits. Es beschreibt das Gefühl permanent auf Klo zu müssen, dort kommt aber nur Luft heraus und wird meist begleitet von steten leichten Bauchschmerzen.

Datum/Tageszeit	**Essen & Menge**	**Beschwerden**
25.09.18 mittags	Hackbraten 200g	Leichte Bauchschmerzen, leichte Stuhlgänge, permanenter Stuhldrang
25.09.18 abends	Trockene Nudeln 100g	Starke Bauchschmerzen, leichte Blähungen, am Folgetag mehrfach Durchfall
26.09.18 mittags	Reis 100g	Bauchschmerzen, konstanter

		Stuhldrang, später leichte Übelkeit
26.09.18 abends	Baguette 100g	Zunächst leichte, später stärkere Bauchschmerzen, am Folgetag starke Blähungen, mehrfach Durchfall
27.09.18 mittags	Würstchen 150g	Sofortiger starker Stuhlgang, danach zum Teil starke Bauchschmerzen, Blähungen und mehrfacher leichter Stuhlgang im Laufe des Tages
27.09.18 abends	Reis & Tomatensoße 100g	Bauchschmerzen, Blähungen, Stuhldrang, am nächsten Tag starker und heftiger Durchfall
28.09.18 mittags	Frikadellen 150g	Leichter Stuhlgang, leichte Bauchschmerzen
29.09.18 mittags	Dunkle Brötchen 150g	Konstanter Stuhldrang, später Bauchschmerzen, Blähungen
30.09.18 mittags	Trockene Semmelknödel	Leichte Bauchschmerzen
30.09.18 abends	Nudeln & Tomatensoße 125g	Bauchschmerzen, starke Blähungen, am Folgetag weiterhin starke Blähungen und Durchfall

01.10.18 mittags	Selbstgemachte Pommes 150g	Sofortiger Durchfall, leichte Bauchschmerzen
01.10.18 abends	Trockenes Weißbrot 100g	Leichte Bauchschmerzen, später stärkere, Übelkeit, am Folgetag Blähungen und leichter Durchfall
02.10.18 mittags	Schnitzel 200g	Sofortiger Durchfall nach dem Essen, danach konstanter Stuhldrang und leichte Bauchschmerzen
02.10.18 abends	Selbstgebackene trockene Brötchen 150g	Sofortige starke Bauchschmerzen und konstanter Stuhldrang, später nur noch leichte Bauchschmerzen, am nächsten Tag Blähungen, starkes Aufstoßen, leichter Stuhlgang
03.10.18 mittags	Spaghetti 125g	Sofortiger starker Stuhlgang nach dem Essen, konstanter Stuhldrang, leichte Bauchschmerzen
03.10.18 abends	Bratkartoffeln 150g	Leichte Bauchschmerzen, leichte Blähungen, am Folgetag Blähungen und starker Durchfall

Bei mir konnte man damals nicht allzu viel herauslesen, weil alles mit Problemen behaftet war. Deutlich wurde aber beispielsweise bereits, dass die Tomate definitiv nicht gut für mich war. Das ergibt Sinn, ist sie doch eine totale Histaminbombe, bzw. ein Mastzellliberator.

Mein zweites Zusammentreffen mit dem Gastroenterologen war für meine Ultraschalluntersuchung. Im Vorfeld war ich guter Dinge, er hatte mir beim ersten Treffen zugehört, versprühte einen gewissen Aktionismus und erschien interessiert an seltenen, seltsamen Krankheiten. Auch seine Nadel-Redewendung war mir noch im Ohr. Mit der Nadel im Heuhaufen stechen war für mich allerdings erstmal Thema bei den Arzthelferinnen. Nur war der Heuhaufen leider mein Arm, in dem etwas herumgestochert wurde. Dabei wurde irgendetwas verletzt, tags darauf wurde ein größerer Bereich um die Einstichstelle komplett schwarz. Nicht blau, nicht gelb, komplett schwarz. Das hielt für rund eine Woche an, schmerzhaft war es aber glücklicherweise nicht. Kommen wir nun aber zum Arztbesuch selbst. Ich nahm im Ultraschallzimmer auf einer Liege Platz und wartete auf den Arzt. Meine Annahme war, dass wir zuvor über meine bisherigen gesammelten Testergebnisse sprechen würden, ich hatte ihm auch die Blutergebnisse des Blutdiagnostikers zukommen lassen, damit er diese in Erwägung ziehen konnte. Das war aber ein Verständnisfehler meinerseits. Es sollte bei diesem Termin nur um den Ultraschall gehen, den bekam ich, der war unauffällig. Ich fragte danach, ob er bereits Zeit hatte sich alle Befunde anzusehen, was er zunächst bejahte mit einem „war doch alles in Ordnung". Als ich dann speziell auf die Werte des großen Blutbildes verwies, war er zunächst immer noch derselben Auffassung, bis ich ihn bat nochmal genauer hinzusehen. Dabei fiel ihm meine Sorbitintoleranz auf und er nuschelte ein „die Werte sehen ja auch nicht so gut aus". Auf meine Nachfrage, was zu tun sei, meinte er nur, dass wir beim nächsten Mal darüber sprechen würden.

Nach dem Gespräch war ich zunächst etwas verwirrt und sauer. Offenkundig hatte er noch keine Zeit zuvor in meine Ergebnisse hereinzuschauen, was eigentlich gar kein Problem war. Es wäre jedoch besser gewesen, wenn er mich ehrlich und transparent – mit dem Hinweis auf mangelnde Vorbereitungszeit – sofort auf das nächste Gespräch vertröstet hätte, aber letztlich lag der Fehler bei mir. Ich verstand meinen Fehler allerdings noch nicht sofort nach dem Arztbesuch und so kreisten bei mir wieder die Gedanken. Hatte ich mich charakterlich in ihm getäuscht? Hatte er nur einen schlechten Tag? „Dann suchen wir einen anderen“, meinte meine Mutter. „Welchen anderen? So viele gibts nicht mehr, Ich will ihm noch eine Chance geben“, entschied ich. Letztlich muss ich hier die Schuld komplett auf mich nehmen. Ich war etwas nervös nach den ganzen Tests, wollte möglichst schnell die Ergebnisse sehen und darüber sprechen. Daher habe ich den Ultraschalltermin missinterpretiert als Ultraschall mit Gesprächstermin. Meine Nachfragen waren dementsprechend völlig fehl am Platz und ich brachte den Arzt in eine unangenehme Situation, auf die er nicht vorbereitet war. Es lag an meiner fehlenden Geduld und dem Missverständnis in der Erwartungshaltung, was dieser Termin überhaupt bedeutete. Deswegen das erste Learning:

Learning 1 (fachlich/persönlich): Wenn Sie einen Termin zum Ultraschall haben, ist das nicht der Gesprächstermin. Der Arzt hat dafür meist nur wenig Zeit eingeplant und wird vielleicht bei einem anderen Patienten gebraucht. Alle gesammelten Ergebnisse anschauen und einen gemeinsamen Plan entwickeln, ist für den Gesprächstermin vorgesehen. Gehen Sie dem Arzt deswegen nicht auf den Sack, wenn es terminlich nicht angebracht ist.

Learning 2 (für Ärzte): Natürlich war das komplett meine Schuld. Aber zögern Sie nicht dem Patienten sofort zu sagen, dass Sie noch keine Zeit hatten sich die Testergebnisse anzusehen, dass aber im Vorfeld des nächsten Gesprächs tun werden.

Kapitel 5: Der Durchbruch 2019 und was daraus folgte

Eine fundierte Verdachtsdiagnose

Das dritte Aufeinandertreffen von mir und meinem Gastroenterologen war endlich der Durchbruch in meiner langanhaltenden Ärzte-Odyssee. Ich würde nun gerne eine Kerze, wie auf einer Geburtstagstorte, anzünden, denn es gab etwas zu feiern. Das verstand ich damals noch nicht sofort, aber rückblickend ist das der signifikante Moment meiner gesamten Ärzte- und Krankheitsreise. Dies leitet meinen letzten Abschnitt der Suche nach der Diagnose ein. Es begann mit einer Theorie und einem sehr klugen Verdacht. Als ich ins Behandlungszimmer zu meinem Arzt kam, sah ich meine ganzen Vorbefunde auf dem Tisch ausgebreitet vor ihm liegen, außerdem einen Zettel mit Notizen, den er schon fast vollgeschrieben hatte. Er erklärte mir, dass er sich alles ganzheitlich angeschaut hätte. Dafür wollte er ein anschauliches Beispiel verwenden, das mir allerdings zu diesem Zeitpunkt nicht weiterhalf. Er versuchte es wie folgt zu erklären:

Gastroenterologe 2: **„Kennen Sie Mastermind? Das Spiel?"**

Ich: „Leider nie gehört."

Gastroenterologe 2: **„Da sind sie noch zu jung für, egal."**

Falls Sie genauso unwissend im Bereich der Spieleklassiker unterwegs sind wie ich, hier eine kleine Erklärung: „Mastermind ist ein Logikspiel für zwei Personen, bei dem eine Farbreihenfolge durch sukzessive Vermutungen ermittelt werden soll. (…) Ein Spieler (der Codierer) legt zu Beginn verdeckt einen vierstelligen geordneten Farbcode fest, der aus sechs Farben ausgewählt wird; jede Farbe kann auch mehrmals verwendet werden. Der andere Spieler (der Rater) versucht, den Code herauszufinden. Dazu setzt er einen gleichartigen Farbcode als Frage; beim ersten Zug blind geraten, bei den weiteren Zügen mit Hilfe der Antworten zu den vorangegangenen Zügen."[33] Falls Sie sich immer noch nichts darunter vorstellen können,

---

[33] wikipedia.org: Mastermind (Abrufdatum 30.05.2024)

googlen Sie es kurz bei Wikipedia, sie haben das schon mal gesehen. Mit dem Wissen war das ein sehr treffender Vergleich. Ich testete schließlich verschiedene Themengebiete aus, bei ihm und unzähligen Ärzten zuvor und er schaute nun, was davon „richtig" und wichtig war für die Diagnose, behielt dies im Blick beim Ansehen der nächsten Ergebnisse. So ging er immer weiter vor. Er konnte mir dies – auch ohne Kenntnisse des Spiels – dennoch verständlich und vernünftig erklären. Charakterlich war er wieder absolut tadellos, wie bei unserem ersten Gespräch. Ich hatte ihn beim Vorbesuch wirklich nur in einer stressigen Phase auf dem falschen Fuße erwischt. Das war ein sehr vielversprechender Start in das Gespräch.

Nun folgte seine Verdachtsdiagnose, die in einem Film wohl mit erleuchtendem Licht und Engelschören untermalt werden müsste: Die Augenproblematik konnte mein Arzt nicht komplett unterbringen, aber meine gesammelten Magen- und Darmprobleme, meine Allergien, die neu bestätigten Intoleranzen, das allergische Asthma, ein paar Blutwerte, keine positiven Befunde bei den Stuhluntersuchungen und noch vieles mehr, ergaben für ihn eine Theorie, eine Verdachtsdiagnose.

Gastroenterologe 2: **„Haben Sie schon mal von Mastozytose gehört?"**

Ich hatte noch nie davon gehört und verneinte. Er erklärte mir, dass dabei die Mastzellen, die zur Immunantwort des Körpers gehören, entweder mutiert oder in erhöhter Anzahl in allen möglichen Organen vorkommen und dort für Probleme sorgen könnten, wenn sie getriggert werden. Das klang für mich erstmal nicht unpassend, vor allem, weil es eine deutlich umfassendere Erklärung für meine Probleme lieferte und nicht nur einen kleinen Teil, wie ich es sonst von Fachärzten kannte. Dass sich wirklich ein normaler Gastroenterologe versuchte alle Informationen aufzunehmen und diese zu durchblicken, war wirklich ganz wundervoll. Angesichts meiner Vorerfahrungen wirkte es gar wie ein Wunder. Dennoch hatte ich natürlich auch zuvor von Ärzten bereits Theorien und Verdachtsdiagnosen gehört, die sich als Fehldiagnose entpuppten. Dieser Verdacht wirkte aber fundierter und wurde umso fundierter, als er mir den sicherlich wichtigsten Fragebogen meines Lebens in die Hand drückte. Den „Fragebogen zur

Feststellung eines Mastzellmediatorfreisetzungssyndroms"[34] (bzw. damals noch „zur Feststellung eines Mastzellmediatorsyndroms", die Begrifflichkeiten wurde im Laufe der Zeit etwas angepasst). Ich kann gar nicht häufig genug auf diesen Fragebogen von Herrn Professor Molderings und dessen Stellenwert verweisen. Dessen Bedeutung und Signifikanz für verzweifelte Menschen auf Diagnosesuche ist sehr hoch anzusiedeln. Wenn Sie nur die Idee haben, eine Mastzellaktivierungserkrankung (MCAD) zu haben oder irgendwelche Symptome und Probleme, die sich nicht nur auf einen Teilbereich der Medizin beziehen, dann gehen Sie diesen Fragebogen für Ihr eigenes Wohl durch. Er kann der wichtige Schritt auf dem Weg zur korrekten Diagnose sein. Schauen Sie sich den Fragebogen in jedem Fall selbst an, googlen Sie explizit danach, ein „Mastzellaktivierung Fragebogen" als Eingabe ins Textfeld sollte Sie auf die Seite der Humangenetik Bonn verweisen, wo Sie den Fragebogen einsehen und ausdrucken können.

Beim Ausfüllen des Fragebogens fiel es mir wie Schuppen von den Augen. Mir wurde schnell klar, dass es das wirklich sein könnte, vor allem aufgrund der vielseitigen Symptome, die sich über viele Körperteile erstreckten. Ich lernte auf einmal, dass einige Probleme und Charakteristika meines Körpers auch Symptome sein könnten. Beispielsweise meine Neigung zur Bildung von Blutergüssen, wenn ich nicht mal weiß, woran ich mich verletzte. Obwohl mein Symptomzettel vorher schon vollbepackt war, hatte ich nicht jede Kleinigkeit aufgeschrieben, sondern nur die Dinge, die ich für relevant hielt. Insofern war es eine sehr erleuchtende Erkenntnis, dass der Fragebogen Symptome nannte, zu denen ich mir dann dachte: „Ach krass, das ist auch ein Symptom." Ein verrücktes Gefühl. Das alles passte fast zu gut zusammen, ich war verblüfft. Nachdem ich alle Beschwerden angekreuzt hatte, sprach meine erreichte Punktzahl schon eine deutliche Sprache. Ich lag – ohne jegliche Befunde aus Biopsien und Co. – rein durch meine Symptome weit über dem Grenzwert von 14 Punkten. Der Fragebogen kommt bei dieser Zahl zu folgendem Ergebnis: „Bei einem Summenwert von 14 und mehr Punkten kann die Diagnose

---

[34] Humangenetics Uni Bonn: Fragebogen Mastzellmediatorfreisetzungssyndrom (Abrufdatum 30.05.2024)

Mastzellmediatorfreisetzungssyndrom als klinisch gesichert angesehen werden."

Natürlich mögen es die Ärzte (und der Patient) lieber, wenn eine solche Diagnose nicht nur auf Basis von Symptomen erfolgt, sondern auf Basis von handfesten Befunden. Nachdem mir mein Gastroenterologe den Fragebogen überreichte, erklärte er mir das weitere Vorgehen. Zunächst wollte er mir kurzfristig mit meinem Durchfall helfen, solange wir die Mastzellen-Geschichte noch weiter untersuchten. Er verschrieb mir Colestyramin, eigentlich ein Mittel bei zu hohen Cholesterinwerten – meine waren immer top – aber eben auch bei chronischer Diarrhö. Es wirkte und war das erste Medikament, dass tatsächlich meine Durchfälle eindämmen konnte. Zur genaueren Untersuchung der Mastzellerkrankung veranlasste er einen 24h-Urintest um den Tryptase-Wert zu überprüfen. Ein erhöhter Wert ist ein klarer Indikator für die systemische Mastozytose, für MCAS-Diagnosen ist der Wert eher weniger relevant. Außerdem wollte er bei der kommenden Magenspiegelung explizit auch die Untersuchung der Mastzellen veranlassen. Dieser Ort schien dafür am geeignetsten, hatte ich doch meine schlimmsten Beschwerden im Magen-Darm-Bereich.

In der Folge des Gesprächs und noch mehr nach dem Durchgehen des Fragebogens war ich zutiefst dankbar, dass ein Arzt wirklich nachforschen wollte, eine Idee hatte, und daraufhin mit seiner Expertise eine fundierte Theorie entwickelte.

Learning 1 (für Ärzte): Falls Sie das zeitlich leisten können, ist das der Traum eines jeden Patienten: Sie nehmen alle Befunde und Ergebnisse mit in die Verlosung, sehen Zusammenhänge und erdenken eine fundierte Theorie, wie es nur ein Arzt kann und eben kein Laie oder „Dr.Google".

Learning 2 (fachlich): Überprüfen Sie den Mastzell-Fragebogen, wenn Ihnen bisher bei meinen Symptomen irgendetwas bekannt vorkam. Vielleicht finden Sie noch mehr, vielleicht finden Sie nichts Weiteres und können diese Möglichkeit für sich schnell wieder streichen und zu den Akten legen.

Sie glauben gar nicht wie glücklich man sein kann, wenn man nach über zwei Jahren endlich Licht am Ende des Tunnels sieht. Endlich von einer

Diagnose hört. Wir reden noch überhaupt nicht von Behandlung oder Heilbarkeit, es geht nur um eine Diagnose, darum endlich ernst genommen zu werden und der Krankheit einen Namen geben zu können. Ab diesem Punkt ging alles leichter. Wenn man bereits eine Verdachtsdiagnose hatte, ließ es sich damit deutlich leichter arbeiten, auch im Umgang mit anderen Ärzten. Endlich musste ich nicht mehr eine Weile über Symptome referieren, sondern konnte direkt mit der Verdachtsdiagnose eines qualifizierten Gastroenterologen aufwarten. Das vereinfachte die Gespräche, der schwierigste Schritt schien getan. Kurz handle ich nun den 24h-Urin ab, danach geht es erstmal noch zu einer anderen Ärztin, bevor die Magenspiegelung beim Gastroenterologen anstand.

Ein 24h-Urintest hat ein paar Ähnlichkeiten mit den Stuhlproben, vor allem im Bereich des Ekels, aber auch seine Eigenarten. Es ist so wie es klingt: Man kriegt einen fetten (meist dunkelbraunen) Kanister vom Arzt, in meinem Fall mit einer Füllkapazität von drei Litern. Dann pinkelt man dort 24 Stunden lang hinein, statt in die Toilette. Beginnend mit dem ersten Urin am Morgen, abschließend mit dem ersten Urin am Morgen des Folgetags. Bei den ersten Toilettengängen ist das zwar ungewohnt, aber nicht weiter schlimm. Gerade für Herren dürfte das noch etwas angenehmer sein, vielleicht bekommen sogar manche Leute positive Nostalgieflashs, wie sie auf langen Autofahrten als Kind in Flaschen pinkeln mussten. Das wären komische nostalgische Erinnerungen, vor allem wenn sie positiv konnotiert sind, aber ich urteile (in diesem Bereich) nicht.

Ab einer gewissen Füllmenge und häufigeren Urinabgaben, wird der Gestank mehr und mehr zum Problem. Am schlimmsten ist es am zweiten Morgen, wenn man noch schlaftrunken zum Kanister watet, diesen aus dem Schrank nimmt und sich der liebliche Geruch in der unvorbereiteten Nase ausbreitet. Ich verüble es niemandem, dann direkt speien zu müssen. Ich habe das Ding letztlich mit 2,3 Litern viel zu voll gepinkelt. Es ist sicher auch nicht so schön, dass ich am Tag mehr Urin loswerde, als ich an Wasser zu mir nehme (grob zwei Liter), aber egal. Eventuell ist das Wasser, was ich über die Nahrung aufnehme noch Teil der Rechnung. Generell gilt bei mir aber: Was reinkommt, muss auch wieder raus. Mit einem gewissen Harndrang und häufigen Toilettengängen hatte ich allerdings immer schon Erfahrung, daher war das kein großes Problem für mich. Nach diesem

Prozedere muss ein Teil des Urins aus dem Gallonen-Kanister in einen kleinen Behälter umgefüllt werden. Auf der kleinen Dose wird die ursprüngliche Literanzahl notiert und danach beim Arzt abgegeben. Was Sie mit dem Rest des Urins anstellen, bleibt Ihnen überlassen. Ich kann eine Entsorgung in der Toilette aus Geruchsgründen nicht unbedingt empfehlen, falls Sie einen Garten haben ist das vielleicht zur Düngung eine Lösung. Sie dürfen kreativ werden. Die Testergebnisse der Tryptase waren bei mir unauffällig.

Nach dem gewissenhaften Ausfüllen des Fragebogens kam ich zu der Erkenntnis meine Symptome doch wieder ganzheitlich zu betrachten und zu behandeln und somit wollte ich zwecks Nesselsucht und Allergien eine Hautärztin/Allergologin aufsuchen. Bis zur Magenspiegelung dauerte es noch einige Wochen.

Histaminintoleranz, zu viele Mastzellen bei der Biopsie und endlich helfende Medikamente

In der Zwischenzeit suchte ich eine Hautärztin aus mehreren Gründen auf. Ich beobachtete seit einiger Zeit, dass ich plötzlich neue Muttermale entwickelte und sich alte ausbreiteten und veränderten. Das wollte ich abklären lassen, wenn Sie sofort mehr dazu wissen wollen, verweise ich auf einen Abschnitt zur Hautkrebsvorsorge, der im späteren Verlauf präsentiert wird. Ich möchte aber zunächst beim Kernthema bleiben. Der zweite Grund war, dass ich meine Allergien eine Weile nicht mehr überprüfen lassen hatte und weil einige Lebensmittelunverträglichkeiten unvermittelt emporschossen, war ein Update meiner allergischen Situation sinnvoll. Außerdem wurde langsam eine Verbindung zwischen Allergien, Intoleranzen und möglicher Mastozytose deutlich, speziell in Form des Histamins. Daher wähnte ich mich bei einer Hautärztin an der richtigen Adresse, auch wenn natürlich zuvor nicht klar war, ob sie etwas mit dem Begriff der Mastzelle anfangen konnte.

Diese Praxis war immer von langen Wartezeiten in gedrungener Atmosphäre gekennzeichnet, aber hatte als Pluspunkt eine fachlich kompetente Ärztin zu bieten. Abstriche mache ich immer lieber (wenn nicht im Rachenbereich) bei Personal, Lokalität und Wartezeiten als bei der Expertise der Ärzte. Die Ärztin strahlte zunächst eine große Selbstsicherheit und riesiges Selbstvertrauen aus. Ich erzählte ihr kurz von meinen Symptomen, meiner Verdachtsdiagnose und meinen Allergien. Ich war sofort froh, dass ich ihr Mastozytose nicht erklären musste, sondern sie von dem Thema und auch dessen Verbindung mit der Histaminintoleranz bereits gehört hatte. Was für eine Wohltat eine Ärztin mit Expertise in diesem Bereich zu haben. Sie feierte sich vielleicht ein wenig zu sehr dafür, aber eigentlich war es amüsant und ihr Eigenlob zu 100% berechtigt.

Hautärztin 3: **„Sie können froh sein, dass ich auch Biologie studiert habe und mich damit seit 15 Jahren beschäftige. Da finden Sie sonst niemanden, gar niemanden."**

Ich: „Ich bin froh, vielen Dank."

Zunächst bekam ich ein Buch über Mastozytose in die Hand gedrückt, welches sie schnell aus ihrem Regal herausfischte. Dort war die Rede von der „kutanen Mastozytose" und der „systemischen" Variante. Für Hautärzte ist vor allem die kutane relevant, bei der es primär um den Befall der Haut geht. Diese kommt häufiger bei Kindern vor, aber aus diesem Grund sind Hautärzte generell vertrauter mit dem Thema und haben eine Grundkenntnis, die sie vielen anderen Ärzten voraushaben. Sie empfahl mir zum Thema auch das Buch des Herrn Jarisch „Histaminintoleranz und Seekrankheit", mittlerweile gibt es davon eine aktualisierte Version von 2021, die nur noch „Histaminintoleranz" heißt, aus dem Thieme Verlag.[35] Zumindest die erste Variante kann ich durchaus empfehlen.

In unserem Gespräch kam kurz ein Borreliose Verdacht auf, möglicherweise könnte ein Zeckenbiss für Probleme im Nervenbereich sorgen. Das war allerdings nur eine Randnotiz, die wir mittels eines Bluttests ausschließen wollten. Die Hauptidee war die Abklärung meiner aktuellen Allergien und vor allem die Feststellung einer Histaminintoleranz mittels Pricktest. Somit folgte eine Blutabnahme (Borreliose negativer Befund) und der sogenannte Pricktest. Falls Sie es nicht kennen, Ihre Haut (meistens am Arm), wird in

[35] Reinhard Jarisch: Histaminintoleranz (Abrufdatum 30.05.2024)

einige kleine Quadrate, in Kacheln unterteilt. Dann wird der Reinstoff, auf den Sie möglicherweise allergisch sind, auf die Haut aufgetragen, immer ein anderer, Kachel für Kachel. Nach einigen Minuten hat Ihr Arm entweder immer noch dieselbe Farbe wie vorher, oder er feiert eine Motto-Party zum Thema „Rot". So war es bei mir, ich reagierte mit sehr viel Juckreiz, alles war rot, es sprang von einem Quadrat ins Nächste nahtlos über. Das ist weder ein schöner Anblick, noch sonderlich angenehm, aber zielführend. Neben den bekannten Hausstaubmilben, Pollen und einigen Gräsern gesellte sich eine starke Katzenhaar-Allergie dazu (von der ich wusste aufgrund meines Kontaktes mit der ein oder anderen Katze) und eben die besagte Histaminintoleranz. Sie erhielt ein hohes „++"-Rating beim Pricktest. Etwa vergleichbar mit dem „Triple A" bei der Kreditwürdigkeit von Banken.

Einige Tage später traf ich erneut in der Praxis für meine Ergebnisbesprechung ein. Leider war meine Ärztin vom letzten Mal plötzlich erkrankt, ich war aber schon vor Ort und somit wurde der Termin nicht abgesagt. Nach einer längeren Wartezeit sollte ich stattdessen mit ihrer Kollegin sprechen. Die Vorzeichen für das Gespräch standen nicht brillant, weil ich mir nicht vorstellen konnte, dass sie eine ähnliche Expertise wie ihre Kollegin hatte, aber ich war dennoch recht positiv gestimmt. Meine Ergebnisse waren eindeutig. Als ich eintrat, wusste sie zunächst nichts über meinen Fall und fragte mich, was sie für mich tun könne. Ich nannte ihr die Ergebnisse der Histaminintoleranz und schon unterbrach sie mich, daraufhin entwickelte sich folgender Wortwechsel:

Hautärztin 4: **„Das gibt es ja gar nicht. Histamin ist ein Irrglaube, sie können das gar nicht haben."**

Ich: „Ähmm, ich will nicht unhöflich sein, aber ihre Kollegin war sich dessen recht sicher, bezeichnet sich als Expertin auf dem Gebiet."

Hautärztin 4: **„Ja?"**

Ich: „Ja."

Hautärztin 4: **„Ja, da gibts auch was, aber das ist nicht so ganz erwiesen."**

Ich: „Was würden Sie denn empfehlen?"

Hautärztin 4: **„Ja, keine Ahnung. Schauen Sie mal nach Nahrungsmittelunverträglichkeiten."**

Ich: „Okay, können Sie das machen?

Hautärztin 4: **„Ne, das müsste dann schon die Uni machen."**

Ich: „Okay, können sie mir da eine Überweisung schreiben?"

Hautärztin 4: **„Ne, das besprechen Sie lieber mit meiner Kollegin."**

Was für ein massiv verwirrendes Gespräch. Wie seltsam war es, dass innerhalb derselben Praxis so konträre Meinungen herrschten und man sich offenbar nie darüber austauschte. Mir jedenfalls erschienen ihre Ausführungen nicht sinnvoll und überhaupt nicht hilfreich. Daher ging ich sofort nach dem Gespräch zur Rezeption und vereinbarte einen neuen Termin, dann wieder mit der vorherigen Hautärztin. Dieser Besuch war komplett sinnlos. Rund eine Woche später war ich erneut in der Praxis zu Gast, nun wieder bei der ersten Ärztin. Ich fragte sie, ob ich den Tipp ihrer Kollegin weiterverfolgen sollte:

Ich: „Ihre Kollegin meinte ich sollte lieber mal in Sachen Nahrungsmittelunverträglichkeiten nachschauen."

Hautärztin 3: **„So ein Unsinn, die hat davon keine Ahnung. Kann nur Zeug wegschneiden."**

Ich: „Okay, also doch wieder Histamin?

Hautärztin 3: **„Ja, klar absolut. Sie sollten auf Salami, Wein, Käse verzichten."**

Ich: „Das mache ich schon. Leider ohne Verbesserungen."

Sie verschrieb mir noch ein weiteres Antihistaminikum, den H1-Blocker Rupatadin, der speziell Histamin unterdrücken sollte. Da eine Histaminintoleranz sehr gut zu Mastzellaktivierungserkrankungen passt, fügte sich das Bild mehr und mehr zusammen. Außerdem riet sie mir zu „Dao-Kapseln". Diese frei erhältliche Arznei führt dem Körper das Enzym

Diaminoxidase[36] künstlich zu. Das Enzym ist für den Abbau des Histamins im Körper zuständig, das kann Ihnen einfach fehlen oder Ihr Körper produziert zu wenig davon. Somit kann eine Zufuhr in Medikamentenform bei einer Histaminintoleranz helfen. Mir half es leider nur in sehr geringem Ausmaß, wenn denn überhaupt. Ansonsten brachte mich die Hautärztin noch auf eine weitere Idee um der Mastozytose auf die Spur zu kommen. Ein beliebtes Diagnosemittel ist in diesem Feld die Knochenmarksbiospie. Wenn man dabei mutierte Mastzellen findet, spricht das stark für eine systemische Mastozytose, dann sind vermutlich auch andere Organe befallen. Diese Tests hätten allerdings ohnehin nur eine mittelprächtige Erfolgsquote, selbst bei erkrankten Menschen.[37] Ich hatte die Möglichkeit einer Knochenmarksbiopsie nach diesem Gespräch im Hinterkopf, wollte aber zunächst die Magenspiegelung abwarten. Auf Nachfrage empfahl sie mir zu dem Thema eine Onkologie mit eigenem Labor.

Learning 1 (für Ärzte): Eine gewisse Einigkeit in der Praxis wäre schön. Komplett kolossal der Kollegin zu widersprechen und in die Vollen zu gehen, hinterlässt nicht den besten Eindruck beim Patienten.

Learning 2 (fachlich): Im Zweifel müssen Sie eine Entscheidung treffen, welcher Expertise Sie vertrauen können, welche Ihnen weiterhilft, welche besser in Ihr gesamtes Krankenbild passt. Zu überraschend vielen Testergebnissen gibt es nämlich mehr als eine Meinung, auch unter Fachpersonal.

Nach der Hautärztin wechseln wir geschwind hinüber zum Tag meiner Magenspiegelung. Die Vorkehrungen im Vorfeld sind im Vergleich zu einer Darmspiegelung nicht sehr streng. Es gibt kein Abführen, man sollte nur den Verzehr bestimmter Nahrungsmittel (Nüsse etc.) unterlassen und generell kein Essen mehr ab dem Vorabend zu sich nehmen. Ich bat dieses Mal darum, dass meine Mutter für die Besprechung nach der Spiegelung in den Aufwachraum hinzugezogen werden sollte, leider ohne Erfolg. Ich wurde auf eine Trage gelegt, betäubt, sie kennen das Spiel. Diesmal sparte ich mir

---

36 Öffentliches Gesundheitsportal Österreichs: Diaminoxidase (Abrufdatum 30.05.2024)

37 Anmerkung: Eine Aussage, die ich leider nicht unabhängig online verifizieren kann

unnötige Kommentare, sondern schlief ruhig ein. Nach dem Erwachen erklärte mir mein Gastroenterologe, dass soweit alles ok sei, er aber die Mastzellen gefunden hätte in größerer Menge. Die Histologie, ein „Teilgebiet der Pathologie, das sich mit dem feingeweblichen, mikroskopischen Aspekt von krankhaften Veränderungen des Körpers beschäftigt"[38], würde mehr Erkenntnisse bringen. Danach wurde es etwas neblig, weil er mir die Ergebnisse noch direkt auf einer Liege in einem Nebenzimmer des Behandlungsraums mitteilte, und ich nicht ganz klar war. Draußen erzählte ich schnell meiner Mutter, was ich noch wusste, aber ich war noch eine Weile nicht vollkommen aufnahmefähig.

Die Histologie ergab letztlich eine erhöhte Anzahl von Mastzellen im Zwölffingerdarm. Es wurden 31/HPF (im Hauptgesichtsfeld) gefunden, alles über 15/HPF ist ein starker Indikator für eine Mastzellaktivierungserkrankung, es erfüllt sogar das Hauptkriterium für die systemische Mastozytose gemäß der WHO.[39] Dass mein Wert dabei doppelt der Norm lag, erklärt vielleicht meine starken Beschwerden, gerade im Magen/Darm-Bereich. Glücklicherweise wurden keine Mutationen festgestellt, auch wenn ich nicht ganz sicher bin, ob darauf im ersten Schritt überhaupt getestet wurde. Der Bericht der Histologie gibt das leider nicht vollständig her. Aber aufgrund fehlender Mutationen, erfülle ich keine weiteren der Nebenkriterien für die systemische Variante. Gemäß dessen lautete meine Diagnose „Monoklonales Mastzellaktivierungssyndrom" (MMAS) aus der Gruppe der primären MCAD. Diese zu hohe Anzahl wurde hier festgestellt, ob sie sich auch in anderen Organen (außer Zwölffingerdarm und Knochenmark) befindet, ist bis heute unklar. Im Endeffekt ist das nicht wirklich relevant, denn die Behandlung und Medikation ist bei vielen Arten der Mastzellerkrankungen dieselbe.

Der fünfte war letztlich auch der letzte Besuch bei meinem Gastroenterologen vor Ort, dem Arzt, dem ich so viel zu verdanken hatte und habe. Das war im März 2019. Wir wollten die gesammelten Testergebnisse ansehen und daraufhin eine richtige Medikamenten-

---

[38] Universitätsklinikums-Leipzig: Histologie (Abrufdatum: 30.05.2024)

[39] National Library of Medicine: Mastocytosis: 2016 updates WHO classification (...) (englisch) (Abrufdatum: 30.05.2024)

Therapie beginnen, die über das Colestyramin hinausging. Ich ging mit Vorfreude und der Absicht mich massiv bei ihm zu bedanken zum Gespräch. Vielleicht wäre in diesem Fall sogar wirklich eine Torte oder Ähnliches angebracht gewesen, zumindest mehr als nur meine Worte wären dem Anlass und meiner Dankbarkeit entsprechend gewesen. Aber ich bin nun mal mehr ein Mann der Worte als der großen kitschigen Gesten und insofern blieb ich mir treu.

Ich startete in unser Gespräch wie folgt: „Ich möchte Ihnen zuerst was sagen: Ich möchte mich inständig und von Herzen bei Ihnen bedanken, dass Sie die Nadel suchen wollten, dass Sie sich darangegeben haben. Sie waren der erste Arzt bei dem ich wirklich den Willen mir zu helfen gespürt habe, auch wenn es mit ein paar Anstrengungen verbunden war. Genau das habe ich gebraucht nach so vielen Jahren, in denen ich nur noch „Keine Ahnung" oder „wir haben alles gefunden" gehört habe. Sie können kaum ahnen, wie viel mir das nach zweieinhalb Jahren Ärztereise bedeutet, dass Sie nun endlich eine Diagnose gefunden haben."

Mittendrin musste ich kurz innehalten und wieder die Fassung gewinnen, es war emotional für mich. Er war sichtlich überrascht und gerührt, er bedanke sich sehr nett. Sowas erlebte er wohl auch nicht alle Tage. Im Folgenden erklärte er mir, wie er auf die Idee kam mir den Mastzellfragebogen auszuhändigen. Er hatte zufälligerweise schon ähnliche Fälle behandelt. Im Klinikum, wo er zuvor arbeitete, leitete er eine Allergiesprechstunde. In diesen Gesprächen mit Patienten kam das Thema Mastozytose auf, er las sich dazu Wissen an um seine damaligen Patienten bestmöglich beraten zu können. Genau das ist die Krux an der Sache. Ärzte können nur etwas in Erwägung ziehen, was sie auch kennen, wovon sie schon mal gehört haben. Sie können nur korrekt handeln, wenn Sie die Symptome dieser Krankheit auch zuordnen können. Das ist allzu menschlich, nicht jeder Arzt kann von jeder seltenen Krankheit wissen. Die Krankheit bräuchte eine stärkere Lobby um größere Bekanntheit zu erlangen und somit überhaupt im Bewusstsein von Ärzten anzukommen. Bis dahin ist es noch ein weiter Weg. Aber zurück zu unserem Gespräch, ich fragte wie er den Betroffenen helfen konnte, was die nächsten Schritte seiner vorherigen Patienten waren.

Gastroenterologe 2: **„Ein Teil kann durch den Verzicht auf Histamin und Vorsicht vor Triggern damit einfach leben, ein anderer Teil nimmt dauerhaft Medikamente ein und ist damit zufrieden."**

Ich: „Nichts tun ist definitiv keine Option, dafür sind meine Symptome zu stark."

Damit war es entschieden. Er stellte mir nicht eine besonders auf mich angepasste Medikation zusammen, glücklicherweise konnte er auf eine Standard-Medikation zurückgreifen. Es überraschte mich, dass es schon 2019 eine Standardmedikation für Patienten wie mich gab (ich tippe im Bereich der systemischen Mastozytose und der starken MCAS-Erkrankungen, das präzisierte er aber nicht genau). Er verschrieb mir unterschiedliche Histaminblocker verschiedener Typen, auf deren genaue Unterschiede wir (noch) nicht eingehen müssen. Morgens Fexofenadin 120mg (H1-Blocker), Ranitidin Basics 150mg (H2-Blocker), Vitamin C Retard 500 (senkt den Histaminspiegel und Müdigkeitsbekämpfung). Von der Hautärztin kam für den Abend noch Rupatadin 10mg (ein weiterer H1-Blocker) hinzu. Klingt doch wie die Avengers der Histaminbekämpfung, oder? Ich warte auf die Verfilmung.

Wir sprachen noch ein wenig über Mastozytose, ich hatte mir mittlerweile eine Menge dazu angelesen und wollte noch genauer wissen, ob es sich um eine systemische Mastozytose handelte, die die Lebensdauer einschränken kann, oder um eine der anderen Mastzellaktivierungserkrankungen. Dafür wollte ich zu richtigen Experten. Er unterstütze dies ausdrücklich und schrieb mir eine Überweisung. Er beendete unser Gespräch mit den wenig romantischen Abschiedsworten: „Gut, dann war es das hier für uns. Mehr kann ich nicht tun. Kommen Sie erst wieder, wenn Sie von denen neue Erkenntnisse haben. Die Medikamente kriegen Sie von hier." Tatsächlich verließ er bald daraufhin die Praxis und wir sahen uns traurigerweise wirklich nie wieder. Ich hoffe ich konnte ihm mit meinem Loblied zu Beginn verdeutlichen, wie wichtig seine Arbeit für mich war. Ich möchte mir gar nicht ausdenken, wo ich heute wäre und ob ich überhaupt noch wäre, wenn ich nicht ihn oder einen vergleichbaren Arzt gefunden hätte. Sein Einfluss auf mein Leben war sehr stark, er ist die prägende positive Figur meiner Ärztereise. Mein Prototyp eines Facharztes, wenn Sie so wollen. Meine

Dankbarkeit kennt keine Grenzen und ist nicht in Worte zu fassen. Das ist diesmal tatsächlich kein Sarkasmus.

Nach zweieinhalb Jahren herumirrender Suche waren die Diagnose und die Medikamente endlich der Silberstreif am Horizont. Es war eine enorme Erleichterung, dass ich endlich eine vernünftige, schlüssige Diagnose hatte. Gegen alle Zweifler auf dem Weg, die mich abschätzig behandelten, mir Einbildung unterstellten, egal ob im Umfeld oder im Expertenkreis rund um Ärzte, fühlte sich das ganz seltsam wie ein Sieg an. Kein Sieg, bei dem es eine Parade durch die ganze Stadt braucht, aber es fühlte sich wie Genugtuung an. Nicht, weil ich nicht ohnehin selbst immer wusste, dass ich eine handfeste Krankheit hatte und dafür eine Bestätigung brauchte, sondern weil ein Fachmann sich kümmerte und mir eine korrekte Diagnose stellte. Natürlich können Sie jetzt anmerken, dass in Berichten nur von der „Verdachtsdiagnose" gesprochen wird, aber – das habe ich bereits ausgeführt – ist wohl eher ein rechtlicher Schutz. Denn in den Gesprächen selbst, waren die Ärzte immer klar und nannten es „Diagnose". Dass diese Suche nach der Nadel im Heuhaufen endlich beendet war, nahm mir sehr viel Last von den Schultern. „Wovon redet der Verrückte? Ihm ist schon klar, dass das unheilbar ist", werden Sie sich zurecht denken. Natürlich wusste ich das, aber diese Diagnose hatte psychisch und für das eigene Selbstwertgefühl eine enorme Tragweite.

Das Wichtigste für mich war, dass es sich um eine behandelbare Krankheit handelte. Ich hatte nun Medikamente und diese halfen signifikant gegen meine Symptome. Das untermauerte die Verdachtsdiagnose und gab ihr einen höheren Stellenwert. Die Medikamente waren eine direkte und unkomplizierte Hilfe. Endlich hatte ich nicht mehr über fünfmal am Tag Durchfall und konnte gelegentlich ein Essen ohne Bauchschmerzen oder sonstige Probleme des Magen-Darm-Trakts zu mir nehmen. Ich hatte immer noch vermehrten Stuhlgang und Bauchschmerzen morgens, aber der Stuhl war fester, es war nicht mehr so schmerzhaft und kräftezehrend wie in den 22 Monaten zuvor. In der Endabrechnung gab es eine deutliche Besserung beim Durchfall und beim Bauchschmerz (durch Ranitidin) und im Bereich der Nesselsucht (durch Fexofenadin). Meine Symptome gehörten nicht vollends der Vergangenheit an, aber sie traten seltener oder in geringerer Intensität auf. Außerdem halfen die Medikamente auffällig gegen

Hitzewallungen, Schwindel und leicht gegen Konzentrationsschwächen, Taubheitsgefühle, Kurzatmigkeit und innere Unruhe. Kopfschmerzen, Gelenkschmerzen, Müdigkeit, Augenprobleme und alles weitere blieb weiterhin in ähnlicher Intensität oder nur mit geringen Verbesserungen bestehen. Wobei ich irgendwann auch nicht mehr wusste, wo die Krankheit endete und wo die Nebenwirkungen anfingen. Sonderlich schön zu lesen sind die Beipackzettel und möglichen Nebenwirkungen dieser Medikamente nämlich nicht.

Es war nicht alles super, ich hatte immer noch Symptome und Probleme, aber die Verbesserung war signifikant. Es war ein neues Lebensgefühl, eine neue Lebensqualität. Ab März 2019 konnte ich durch meine Medikation neu aufatmen. Eine interessante Nebenwirkung, die man nicht sofort erwartet, habe ich noch an meinem eigenen Charakter festgestellt. Ich war zu Beginn meiner Medikation etwas emotionaler, leichter reizbar, wurde schneller wütend. Nicht in der direkten Kommunikation mit meinen Mitmenschen, sondern wenn diese sich über etwas aufregten, stimmte ich wütender mit ein. Politische Unzulänglichkeiten und Ungerechtigkeiten auf der Welt nahmen mich mehr mit, hinterließen mich aufgebrachter. Ansonsten war ich immer der ruhige, besonnene Typ, ein Ruhepol. Ich brauchte ein paar Monate um mich selbst wieder zu regulieren und zu mir selbst zu finden. Eine leicht erhöhte Emotionalität ist aber definitiv geblieben, das ist aber nichts Schlechtes, vor allem wenn man zuvor eine Backsteinwand war. In den Nebenwirkungen der Medikamente ist manchmal auch von „depressiven Verstimmungen" zu lesen. Es wäre gelogen, wenn ich behaupten würde, dass sich meine depressiven Phasen nach der Einnahme der Medikamente komplett in Luft aufgelöst hätten, aber diese depressiven Nebenwirkungen habe ich nicht mitbekommen. Stattdessen war ich im Allgemeinen nach der Einnahme viel positiver und vielleicht sogar ein bisschen weniger zynisch. Die große Last, die mir in Form der schlimmen Symptome genommen wurde, wog deutlich schwerer als die möglichen Nebenwirkungen. Eine Verschlechterung meiner Symptome gab es erst wieder mit dem Ranitidin-Skandal, rund ein halbes Jahr später, aber dazu gibt es später noch mehr zu lesen.

Mir ist es auch wichtig festzuhalten, dass Medikamente zum Leben mancher Leute dazu gehören. In Film & Fernsehen sieht man häufig Figuren, die

Tabletten einschmeißen und meistens führt das zu einer (Drogen)-Sucht Thematik. Natürlich bin ich in gewisser Weise tablettensüchtig, weil ich ohne sie wieder ins tiefe Loch meiner starken Symptome fallen würde. Vielleicht hätte ich auch klassische Entzugserscheinungen. Aber Fakt ist, dass sie mir helfen, ich auf sie angewiesen bin, ich sie brauche. Medikamente können und sollten daher vermehrt als etwas Gutes angesehen werden und auch manchmal im positiven Licht dargestellt werden. Es gibt nicht immer nur Medikamentenmissbrauch, wir brauchen eine klare Abgrenzung von notwendiger Hilfe in Tablettenform im Gegensatz zum Missbrauch. Das stört mich in Unterhaltungsmedien.

Learning 1 (persönlich): Danken Sie Ihrem Arzt und zeigen Ihre Wertschätzung, wenn Ihnen wirklich geholfen wurde. Erstens gebietet das der Anstand und zweitens motiviert das die Ärzte vielleicht bei anderen hilfsbedürftigen Patienten ähnlich zu agieren.

Learning 2 (allgemein): Bei einigen Symptomen und deren Schwere muss es ein gut geschnürtes Medikamentenpaket sein. Das sollten Ärzte und Betroffene schnellstmöglich erkennen. Für Patienten gilt in der Folge: Lesen Sie immer erst die Packungsbeilagen, aber nehmen Sie die verschriebenen Medikamente wie verordnet.

Learning 3 (fachlich): Es gibt einen gesunden Umgang mit Medikamenten und der Langzeiteinnahme dieser. Kommen Sie in eine Routine, vergessen Sie die tägliche Einnahme nicht. Sie sind nicht drogenabhängig, dafür muss man sich nicht schämen. Wenn Sie Probleme mit der Dosierung oder besonders starke Nebenwirkungen feststellen, dann kontaktieren Sie wieder Ihren Arzt.

Trigger-Vermeidung und Ernährungsumstellung

Die neuen Erkenntnisse, die sich aus der Verdachtsdiagnose „Mastzellaktivierungserkrankung“ ergaben, sorgten für viele neue Ansatzpunkte. Bereits bemerkte Trigger waren nun „offiziell“ geworden, sie gehörten zum Krankheitsbild dazu. Ich möchte der Ernährungsumstellung dabei die meiste Zeit widmen, weil sie am relevantesten war. In der Folge möchte ich noch auf ein paar meiner persönlichen Trigger eingehen, auf die andere Betroffene eventuell auch reagieren, so dass meine Tipps weiterhelfen können.

Die Mastzellenansammlung im Duodenum (Zwölffingerdarm) und die Histaminintoleranz schmissen meinen Speiseplan komplett über den Haufen. Zunächst möchte ich allerdings ein paar generelle Worte zu Einschränkungen beim Essen verlieren. Ich bin starker Verfechter der verschiedenen informativen Listen zum Thema Histamin, Fructose, Sorbit und Co, die man leicht online finden kann. Häufig sind die unterschiedlichen Lebensmittel in Listen in grün (unbedenklich), gelb (mittel), rot (bedenklich) mit den entsprechenden Werten eingeteilt. Ich würde grundsätzlich empfehlen auf die rot markierten Lebensmittel in der Liste zu verzichten, außer es handelt sich um absolute Lieblingsspeisen. Dann empfehle ich sie mit Vorsicht und vielleicht einem Antihistaminikum in der Hinterhand ergebnisoffen auszuprobieren und sich nicht selbst zu belügen. Die grün markierten Lebensmittel sind unbedenklich. Probieren Sie auch Lebensmittel aus, die Sie vielleicht bislang nicht auf dem Speiseplan hatten oder aus Geschmacksgründen vor Jahren ablehnten. Geschmäcker können sich ändern, geben Sie allem eine zweite Chance. Das ist umso wichtiger, wenn man eingeschränkt ist.

Ich verzichte auch zumeist auf die gelb markierten Lebensmittel, die eine erhöhte, aber nicht hohe Konzentration aufweisen. Grundsätzlich empfiehlt sich allerdings besonders bei diesem Thema ein Ausprobieren. Geben Sie dem Lebensmittel mindestens zwei Versuche, um eine gewisse Aussagekraft zu haben, gerne auch mehr. Zahlreiche Testläufe bieten sich an, weil der eigene Speiseplan nicht zu klein, langweilig und unkreativ werden soll. Im schlimmsten Fall kann ein dogmatischer Fokus auf ausschließlich histaminlose oder histaminarme Lebensmittel, die grün markiert sind, auch zur Mangelernährung führen. Das wollen Sie natürlich unbedingt vermeiden, weil das wieder neue Probleme mit sich bringt. Falls für Sie Essen fast schon Hobby ist, dann treffen Sie diese Einschränkungen natürlich umso härter und niemand hat etwas davon, wenn Sie jegliche Freude und jeglichen Appetit verlieren. Dennoch müssen Sie natürlich auf Ihren Körper achten und nicht weiterhin Lebensmittel konsumieren, die Ihr Körper verachtet. Zusammenfassend sind die Listen sehr gute Richtlinien, aber sie sind nicht zu 100% objektiv. Manche vertragen unerklärlicherweise so etwas wie Sauerkraut, bei dem der Großteil der Histaminintoleranten nur mit dem Kopf schütteln kann. Deswegen sind die Selbsttests angebracht.

Wenn Sie eher so sind wie ich und sich Zeit ihres Lebens nichts aus Essen gemacht haben, ist dieser Schritt deutlich einfacher. Deswegen kann ich bei diesem Thema nur eine halb vernünftige Stütze und Hilfe sein und bleibe oberflächlich. Bleiben Sie dran, versuchen Sie neue Dinge zu entdecken und auszuprobieren. Wer weiß, vielleicht mögen Sie auf einmal Petersilienwurzeln, eine meiner Entdeckungen aus dem Jahr 2023, von der ich vorher nicht mal wusste, dass es sie gibt.

Meine damalige Nahrungsumstellung war die vorletzte, vor meinem aktuellen Speiseplan und die bis dahin größte. Wir begannen damit bereits im Dezember 2018 (also rund drei Monate vor dem Beginn der Einnahme meiner Medikamente). Die Umstellung führte zunächst zu leichten Verbesserungen, gerade im Magen-Darm-Bereich und nach dem jeweiligen Essen. Die besonders starken Reaktionen, wie sofortiger Durchfall nach einer Speise, konnten damit verhindert werden, allerdings nicht die großen Symptome. Es war ein Abmildern, aber keine signifikante Verbesserung. Dennoch zogen wir die Diät des Histaminverzichts weiterhin durch.

Zur Übersicht möchte ich einmal kurz die nun gesammelten Einschränkungen aufführen. Die Histaminintoleranz veränderte sehr viel. Für ein detailliertes Bild eignet sich z.B. die Webseite „nahrungsmittel-intoleranz.com“[40]. Besonders empfehlenswert sind auch die „SIGHI“-Listen (Schweizerische Interessengemeinschaft Histamin-Intoleranz). Die

---

[40] nahrungsmittel-intoleranz.com: Histaminintoleranz Lebensmittelliste (Abrufdatum: 30.05.2024)

Begrenzungen erstrecken sich über einige Themenfelder eines gesunden Speiseplans. Eingelegte/konservierte Lebensmittel, Fertiggerichte, geräucherte Fleischsorten, Sojaprodukte, viele Käsesorten (bei mir geht nur Mozzarella), Eiweiß, einige Obstsorten (mit Fructose war das ohnehin tabu für mich), alkoholische Getränke (Wein). Vorsicht auch vor den sogenannten Histaminliberatoren. Vor allem mit Tomaten hatte ich meine sehr schlechten Erfahrungen, auch Nüsse sollen beispielsweise übel sein. Meine Sorbitintoleranz ist darunter auch abgehandelt (vor allem Fertiggerichte) und fällt nicht mehr ins Gewicht. Besonders perfide ist für mich, dass eben auch noch eine Fructoseintoleranz vorliegt und ich bei der Lactose sehr nah an der Schwelle lag. Typischerweise fängt man eine histaminarme Ernährung gerne mit viel Obst und Milchprodukten auf, beides ist für mich aber leider nicht möglich. Zudem war eine Soße für mich zu dieser Zeit vollkommen tabu, weil diese nahezu „1 zu 1" auf dem Klo durchlief. Das verbesserte sich mit der Zeit aber glücklicherweise wieder.

Somit war ich recht eingeschränkt auf Fleisch, theoretisch auch Fisch (den ich nicht mag), Getreide/Beilagen, frisches Gemüse (der nicht Fructose-haltige Teil) und Teigwaren. Das sind weitgehende Begrenzungen, keine Frage, aber es ist machbar auch damit leckere und vernünftige Gerichte zu kochen. Ich begann im damaligen Schritt mit ein wenig Gemüse, war aber noch sehr festgelegt auf viel Fleisch und Beilagen. Die darauffolgende Umstellung war weniger aus Einschränkungen geboren, sondern mehr aus moralischen Gründen (deutlich weniger Fleischverzehr) und in Sachen gesünderer Gesamternährung (deutlich mehr Gemüse). Im Anhang des Buches finden Sie ein paar aktuelle Rezepte, viel vegetarisch, ein wenig vegan, ein wenig mit Fleisch. Eventuell als Anreiz um etwas Neues auszuprobieren oder – noch viel wichtiger – falls Sie selbst betroffen sind oder für jemand Betroffenen kochen möchten. Mein Krankheits- und Einschränkungsbild ist relativ speziell, aber sicher nicht einzigartig. Die Rezepte helfen hoffentlich dabei die vielen verschiedenen Intoleranzen unter einen Hut zu bekommen. Generell möchte ich noch einen trivialen Tipp loswerden: Essen Sie nicht bis zum absoluten Völlegefühl, sondern hören vorher auf. Teller leer essen war gestern, mittlerweile gibt es morgen gutes Wetter, wenn Sie eine vernünftige Menge Essen verspeisen.

Diese Nahrungsumstellung war eine große Anpassung, aber aufgrund meiner Einstellung zum Essen, fand ich es nicht weiter tragisch. Für meine Mutter war es mit großer Kraftanstrengung verbunden. Die Histaminintoleranz bedeutete gemeinsam mit den bisherigen Intoleranzen einige Einschränkungen, weil sowohl Sorbit als auch Fructose gerne in Fertigprodukten (z.B. auch Fertignudelteig) vorkommen. Das bedeutete letztlich mehr Arbeit für meine Mutter, die weiterhin täglich für mich kocht. So viel zum selbstständigen Menschen und der Norm in meinem Alter. Ich weiß auch, dass das nicht so sein sollte und ich damit großes Glück habe, keine Frage. So ganz langsam verbessern sich meine Koch-Skills, aber sind bei Weitem nicht auf dem Niveau auf dem Sie in meinem Alter sein sollten. Ich bin meiner Mutter dankbar, dass sie sich immer in die Ernährungsthemen hineindenkt. Sie hat ganze Listen, welche Speisen für mich in Ordnung sind, welche nicht, hat alles selbst recherchiert, damit ich mich mit dem Kram nicht rumschlagen muss. Damit ich verdrängen konnte, die schlechte Eigenart, die Sie bereits von mir kennen. Mittlerweile ist das glücklicherweise besser geworden. Damit beenden wir den Essenseinschub und gehen noch kurz auf weitere mögliche Trigger ein.

Meine speziellen Trigger sind nicht allgemeingültig. Betroffene Personen müssen nicht vorsorglich all diese möglichen Trigger meiden, man muss erneut viel ausprobieren, allerdings mit einer gewissen Vorsicht. Eine offizielle Liste gibt es erneut vom Mastozytose e.V.[41], ich werde auf ein paar meiner persönlichen Trigger eingehen. Denn es ist wichtig davon zu wissen, damit Sie nicht im schlimmsten Fall an einem anaphylaktischen Schock sterben. Denn das ist eine mögliche Todesursache von MCAS-Patienten. Eigentlich hat man beim MCAS keine eingeschränkte Lebenserwartung, aber es gibt dennoch besondere Gefahren, vor allem den allergischen Schock. Natürlich wird man diese Tode nicht als MCAS-Tode in offiziellen Listen finden, denn bei einem „anaphylaktischen Schock" wird nicht weiter diagnostiziert, auch hier befindet sich die Mastzelle als Problemauslöser unter der Oberfläche. Deswegen sollten Sie zwingend Ihre Trigger kennen, medikamentiert sein und ihnen möglichst ausweichen.

---

[41] Mastozytose e.V.: Mögliche Trigger der MCAS-Symptome (Abrufdatum: 30.05.2024)

Ich würde beispielsweise tunlichst vermeiden in ein Meer aus Brennnesseln zu springen oder einen Tee daraus zu konsumieren. Das hatten Sie ohnehin nicht vor? Umso besser. Generell erstreckt sich die Liste von Allergien, Lebensmittelunverträglichkeiten, äußeren Umwelteinflüssen über eigentlich positive Aktivitäten wie Sport und Physio zu geselligen Momenten wie dem Alkoholkonsum. Auch klassische gesundheitliche Faktoren spielen eine Rolle. Infektionen, besonders Virus-Infektionen, können problematischer als für den gesunden Menschen sein und auch bei ärztlichen Untersuchungen muss man mit Kontrastmitteln, lokaler Betäubung und der Narkose nun vorsichtiger sein.

Meine schon früh selbstdiagnostizierte „Sonnenallergie“ hielt mich aus guten Gründen von übermäßigem Aufenthalt in der Sonne ab. Schützen Sie ihre Haut gut, cremen sich immer ordentlich ein (Sonnenschutz 50+, sensitive Haut), bedecken die Extremitäten. Ebenso ist große Hitze problematisch für mich, genauso wie Kälte und vor allem der schnelle Wechsel (Sauna tabu). Tatsächlich gibt es nur einige wenige Grade bei denen ich mich komplett wohlfühle (zwischen 22-24°). Neben den benannten Lebensmittelunverträglichkeiten sind auch multiple Allergien problematisch. So sind die Tage, wenn die Nachbarn ihren Rasen mähen ziemlich unangenehm für meinen gesamten Augen-Nasen-Bereich. Das ist kein kleines Problem, denn finden Sie mal die Tage im Frühjahr oder im Sommer, wo in einer Kleinstadt in einer Wohngegend mit Gärten nicht irgendjemand seinen Rasen mäht. Egal ob morgens, mittags, abends. Der Rasen scheint der ganze Stolz zu sein, der wunderbar und regelmäßig häufig gepflegt werden muss. Frisch gemähtes Gras, ich hasse es. Die fliegenden Pollen, gerade im Frühjahr, sind natürlich auch kein Fest für die Sinne. Einigen hilft dagegen ein „Abduschen“ am Ende des Tages, mir nicht unbedingt. Vor allem möchte ich den Blick dafür schärfen, dass diverse Duschgel und Shampoo-Produkte für Hautreizungen sorgen können. Genau so sollten Sie auch bei Ihrem Waschmittel vorsichtiger sein, auch hier kann es zu Hautreizungen und Nesselsucht kommen. In beiden Fällen und generell so häufig bei diesem Krankheitsbild, ist die Lösung: Ausprobieren, bis Sie etwas Passendes für sich gefunden haben.

In diesen Bereich fällt auch meine Katzenallergie. Mehrere meiner guten Freunde haben Katzen daheim, auf die eine reagiere ich manchmal etwas stärker und muss medikamentös nachdosieren, in meinem Heimatort ist der feine weiße Kater etwas Allergiker-freundlich. Für Schmuseeinheiten müsste ich eher mit Cortison gegensteuern, damit das möglich wäre, aber da verzichte ich ohnehin gerne. Zu Kontrastmitteln und Narkosemitteln komme ich noch im weiteren Verlauf, nur schon mal zur Vorsicht: Selbst recherchieren und den Arzt damit vorher konfrontieren, damit nichts schief geht. Das ist nicht ungefährlich. Spannend ist auch, dass ich seit meiner Augenerkrankung deutlich besser rieche. Nicht falsch verstehen, ich dufte nun nicht wundervoll, sondern meine Nase ist sensibler geworden. Ich witzele manchmal herum, dass ich unter einem Rudel Wölfe gelebt hätte und von ihnen lernte oder dass mein Körper selbst die Augenprobleme kompensieren möchte. Als hätte er freie Kapazitäten, die die Augen hinterlassen haben, nun auf den Geruchssinn umgesattelt. Im Alltag bedeutet das, dass ich Duftstoffe, Duftkerzen und krasse Parfüms nicht ausstehen kann. Auch auf die grundsätzlichen Gerüche von Möbelhäusern verzichte ich gern. Als ich noch immer mit einer Maske in der Tasche rumgelaufen bin – danke Covid – habe ich mich so vor den Gerüchen geschützt. Wobei es auch eine gewisse Überwindung braucht, wenn eine bestimmte Person in einem Geschäft einen fürchterlichen Duft mit sich herumträgt und man nur in ihrem Umfeld die Maske aufsetzt.

Was mich mehr stört und häufiger begleitet, sind die Einschränkungen beim Sport. Theoretisch würde man mir Sport und Fitnesstraining jederzeit empfehlen. Ich habe kaum Muskeln, bin dünn, sitze den ganzen Tag viel auf meinem Schreibtischstuhl. Tatsächlich war Sport ohne meine Medikation aber immer ein Glücksspiel. Danach konnte es mir wirklich enorm beschissen gehen, ich kam stundenlang gar nicht mehr ordentlich zu Atem, währenddessen wurde die Sicht schwummriger, manchmal ein wenig „Schwarz vor Augen". So sollte es keinesfalls sein und dann würde ich vernunftbasiert zumindest von anstrengenden Sportarten absehen. Nach meiner Medikation wurde das deutlich besser, die Probleme verlagerten sich eher in den Bereich der Ausdauer. Mittlerweile muss ich eine sportliche Aktivität zwar gut vorbereiten, aber meistens gelingt es mir dafür recht fit zu sein. Ich sollte stundenlang vorher nichts gegessen haben und eine vernünftige Verdauung gehabt haben, so dass mich nicht Bauchschmerzen dabei plagen. Ansonsten reibe ich vorher ein paar besonders empfindliche

Stellen mit Schmerzgel ein (nicht Voltaren bei MCAS-Patienten, sondern beispielsweise Ibuprofen-basiertes Doc-Schmerzgel), werfe vorher eine Ibuprofen 400 ein, dope mich mit einigen Asthma-Spray Hüben und dann geht es. Die Schmerzmittel sind bei mir wegen der konstanten Gliederschmerzen und einigen Schmerzstellen am Körper (Schulter, Sprunggelenk) leider nötig, vielleicht bei Ihnen nicht. Probieren Sie es auf jeden Fall zunächst ohne und schauen wie es läuft. Mittlerweile bin ich soweit, dass ich sage: Das bringt mir etwas, es lohnt sich. Aber diese Prozedur ziehe ich natürlich nicht jeden Tag durch, sondern regelmäßig einmal in der Woche in einer kleinen Laufgruppe, die sich aus dem Freundes- und Familienkreis zusammensetzt. An einem anderen Tag in der Woche steht weiterhin Fußballspielen auf dem Programm. Ansonsten fängt Spazierengehen den Mangel an Bewegung auf. Vielleicht können Sie für sich eine ganz eigene Sportroutine finden, die Sie möglichst wenig triggert. Oder Sie probieren meine aus, wobei ich das im Kern nicht als „gesund“ bezeichnen würde.

Ich möchte noch kurz auf den allzeit beliebten Faktor des „Stress“ eingehen. Verantwortlich für jede Krankheit, wenn man es nur häufig genug erwähnt, diesen Eindruck könnte man zumindest gewinnen. Natürlich ist Stress ein Trigger, aber er ist gewissermaßen ein trojanisches Pferd. Denn eine unklare Diagnose, eine lange Ärztereise oder auch die Erkrankung selbst ist natürlich ein guter Ansatzpunkt für Stress. Wie soll ich das ausschalten? Genau. Das geht nicht. Ein gutes Mittel dagegen ist erneut die Ablenkung. Deswegen war meine Herangehensweise sehr häufig die Flucht in andere fiktionale Welten und ich habe mich der großen weiten Welt des Serienkosmos hingegeben. Keine Serie war vor meiner Ansicht sicher, zumindest nicht, wenn sie bei imdb[42] über 8 Sterne oder 7,5 (+interessantes Thema) auf einer Skala von 1-10 hatte. Ich habe wirklich viel geschaut, ob Dokus oder fiktionale Serien, die meine Probleme wieder zurück ins Körbchen steckten. Ich habe mittlerweile eine 200-seitige Serienliste erstellt. Jede Serie bekommt ihre textliche Zusammenfassung, was ich gut fand, was ich nicht so gut fand und eine abschließende Bewertung. Dieser Eskapismus

---

[42] Die Internet Movie Database, bei der auf einer Skala von 1-10 Filme & Serien gelistet sind und bewertet werden können.

half mir. Das heißt nicht: Fangen Sie an Serien und Filme zu schauen oder starten Sie eine Videospiel-Karriere wie ich. Probieren Sie es gerne aus, aber eigentlich möchte ich nur vermitteln: Eskapismus ist wichtig um Trigger zu vermeiden. Speziell um sich den Stress zu nehmen, aber auch generell zur Ablenkung. Es ist wichtig, dass Sie das für sich passende Hobby finden, bei dem Sie leidenschaftlich dabei sein können. Wenn Sie Grasallergiker sind wie ich, dann wird es vielleicht nicht die große Karriere als Gärtner oder Tomatenzüchter, aber es gibt andere Möglichkeiten. Suchen Sie danach, es ist wichtig etwas Interessantes für sich selbst zu haben, fernab der gewöhnlichen Trigger.

Ein Laser bei der Hautkrebsvorsorge

Als ich aufgrund meiner Histamin-Behandlung bereits in der Hautarztpraxis in Behandlung war, wollte ich zwei Fliegen mit einer Klappe schlagen und auch meine Muttermale abklären lassen. Mir fiel seit einiger Zeit auf, dass ich neue Muttermale entwickelte und sich alte ausbreiteten und veränderten, was grundsätzlich keine guten Anzeichen sind. Tatsächlich wurden bei der Ansicht durch die Expertin insgesamt drei Muttermale entdeckt, die Unregelmäßigkeiten zeigten. Ich hatte die Entscheidung zu treffen, ob ich diese herausschneiden lassen wollte (mit einem heißen Löffel werden die „lecker" ausgeschabt) oder sie weglasern lassen wollte. Das Lasern wird gemeinhin empfohlen, aber dafür muss man natürlich einen Aufpreis bezahlen, nur die alte Methode wird von der Krankenkasse bezahlt. Das ergibt wenig Sinn, ist das Lasern doch mit weniger Arbeitsaufwand und Risiken verbunden, aber irgendwer muss auch die teuren Lasergeräte bezahlen. Der folgende Eingriff selbst war mein angenehmster und einfachster von allen. Ich bekam etwas auf die Augen gelegt und danach wurden kleine Einschnitte in die Muttermale gesäbelt. Tatsächlich beinhaltet das Lasern nämlich auch ein Schneiden, denn die Muttermalreste müssen zur Laboranalyse weggeschickt werden. Die Laserzonen werden dementsprechend lokal betäubt (Vorsicht, war für mich aber nicht schlimm, aufgrund meiner korrekten Medikation zu diesem Zeitpunkt), so dass man keinen Schmerz spürt. Nur der leichte Geruch von gebratenem Fleisch war seltsam, aber letztlich war der Spaß nach fünf Minuten vorbei und ich hatte keinerlei Spätfolgen.

Die Abmachung war, dass ich von der Hautarztpraxis angerufen werden sollte, falls an den Ergebnissen etwas als „auffällig“ klassifiziert würde, falls nicht, sollte es keinen Kontakt geben. Stattdessen bekam ich rund zwei Wochen nach dem Lasern einen „Brief“. Wobei das kein Brief war, vielmehr handelte es sich um einen umfunktionierten Rezeptzettel auf dem geschrieben stand: „Machen Sie sich keine Sorgen. Rufen Sie zur Besprechung ihrer Ergebnisse zwischen 12 und 12.30 Uhr folgende Nummer an.“ Zur Beruhigung führt ein solcher Zettel allerdings nicht. Eine ganz seltsame Vorgehensweise der Praxis. Der Telefonanruf ergab, dass eines der Muttermale auf der obersten Schicht eine Dysplasie zeigte und ich nochmal einen zweiten Test und zweiten Lasereinsatz benötigte. Was diese Dysplasie genau bedeutete, musste ich mir natürlich wieder selbst ergooglen. Im Wesentlichen handelt es sich dabei um ein Hautkrebsanzeichen auf der obersten Schicht des Muttermals. Man schneidet nach um diese Problematik auch aus einer tieferen Hautschicht zu entfernen. Hoffentlich gelang das bei mir und es hatte sich nicht vorher noch weiterverbreitet. Auf den zweiten Eingriff gab es zumindest keine weitere Rückmeldung. Vielleicht weil der Rezept-Brief nicht angekommen war oder weil tatsächlich alles in Ordnung war. Bald darauf schlug Covid zu und ich entschied mich das Thema zunächst zu den Akten zu legen. Dennoch wachsen weiterhin bei mir neue Muttermale oder verändern sich ein wenig. Ich sollte wohl beim Hautarzt für eine neuerliche Prüfung vorbeischauen.

Learning 1 (fachlich): Gönnen Sie sich eine Untersuchung Ihrer Muttermale. Eine Früherkennung von möglichem Hautkrebs ist unheimlich relevant.

Learning 2 (für Ärzte/Praxen): Verschicken Sie keine kryptischen Nachrichten auf Rezeptvordrucken, wenn ein Telefonanruf vereinbart war. Das ist generell nicht die beste Kommunikationsmethode.

Die Suche nach der richtigen Anlaufstelle und die Terminfindung

Nach der Diagnose des Gastroenterologen beschäftigte ich mich in Form von Online Recherchen mit Mastzellaktivierungserkrankungen, bzw. damals vor allem mit dem Thema der Mastozytose, die noch präsenter war und am Horizont lauerte. Dabei stieß ich schnell auf den signifikanten Unterschied der systemischen Mastozytose zu MCAS, die Lebenserwartung. Während eine systemische Mastozytose eine (deutlich) verringerte Lebenserwartung bedeuteten kann, wird das mit dem sekundären Mastzellaktivierungssyndrom nicht assoziiert. Hier gilt eine Einschränkung der Lebensqualität, aber nicht der Lebensdauer. Das hielt ich für einen erheblichen und bedeutenden Unterschied, den ich deshalb noch weiter ergründen wollte. Bei meiner Suche nach Experten zum Thema Mastozytose schaute ich zunächst deutschlandweit und wurde auch schnell fündig, es gibt mehr Spezialisten als man auf den ersten Blick vermuten würde. Wer Teil des European Competence Network on Mastocytosis (ECNM) ist oder von diesem den Titel als „excellence center“ verliehen bekommen hat, ist grundsätzlich eine gute Wahl. Ich wählte somit eine Anlaufstelle zum Thema systemische Mastozytose. Dort musste man die Krankheit kennen, kannte vielleicht neue Therapieansätze, konnte mich richtig kategorisieren. Das hoffentlich „finale“ Ziel meiner Ärztereise war gefunden.

Im Übrigen nahm mich diese Ungewissheit über den Schweregrad der Erkrankung psychisch nicht so stark mit, wie man vielleicht glauben könnte. Ich war ziemlich sicher unheilbar krank, aber ich war medikamentiert und das half signifikant. Die Frage der Sterblichkeit war natürlich eine. Bekommt man eine Diagnose und hat nur noch fünf Jahre zu leben? Bekommt man eine Diagnose, die doch alles abschwächt und relativiert und man mit Einschränkungen ewig leben kann? Ich wusste es zu diesem Zeitpunkt nicht, aber es trieb mich auch nicht sonderlich um. Die Problematik hing nicht über jeder Nacht und ließ sie zu einer schlaflosen Nacht werden. Über die eigene Sterblichkeit hatte ich schon genügend nachgedacht, jetzt herrschte eine Positivität durch das Anschlagen der Medikamente. Dazu kam absurderweise eine gewisse Vorfreude einmal mit absoluten Experten zum Thema sprechen zu können. Die Terminfindung selbst war allerdings etwas schwierig.

Meine Mutter klemmte sich dahinter – wie fast immer beim Thema Termine. Bekanntermaßen musste sie diese Sachen bei vorherigen Arztbesuchen häufig anschieben, weil ich zu wütend oder resignativ unterwegs war. Dieses Mal war ich aber gerne involviert, ausgelöst durch meine neu gewonnene Hoffnung auf ein Ende meiner Ärztereise. Der Prozess ist heute weiterhin ähnlich, ich werde ihn aber nicht vollkommen aufdröseln, sondern nur kurz darlegen. Man musste seine gesammelten Unterlagen, alle Befunde, alles was dazugehörte, per Post einschicken. Ich aktualisierte im Zuge dessen meinen Symptomzettel. Da die Aufzählung meiner Symptome weniger repräsentativ ist, empfehle ich stattdessen die fundierte Aufzählung der Symptomliste von mastozytose.de[43] um die Symptome des MCAS mit den eigenen abzugleichen.

Nach der Einreichung der gesammelten Werke, sollte man innerhalb eines Monats eine Antwort erhalten, ob und wann man sich vorstellen durfte. Dies erinnerte ein wenig an einen Bewerbungsprozess, bei dem man ein kleines Anschreiben verfasst, seinen Lebens- bzw. Krankheitsverlauf darstellt und anschließend alle relevanten Unterlagen beifügt. Im Folgenden wartet man gespannt auf eine Antwort. Skurril, dass man einen solchen Prozess durchläuft um wegen einer Krankheit behandelt zu werden, im Endeffekt aber verständlich. Es gibt nur wenige Plätze in den Mastzellspezialkliniken und somit muss man im Vorfeld vernünftig aussortieren, damit die Patienten vor Ort an der richtigen Stelle landen. Nach einigen Wochen und mehreren Telefonaten bekamen wir letztlich einen Termin zugeteilt. Sieben Monate später. Der gesamte Prozess von Bewerbung bis Termin dauerte also etwa 10 Monate (März 2019 - Januar 2020). Leicht frustrierend, aber besser spät als nie. Es gibt und gab sicherlich noch genügend andere bedürftige Menschen, darunter befanden sich mutmaßlich auch viele Leute, die tatsächlich eine systemische Mastozytose diagnostiziert bekamen. Diese waren damit weitaus schlechter bedient als ich und hatten daher einen Termin deutlich mehr verdient. Ich bin wahrlich nicht so verblendet, dass ich mich von diesen langen Wartezeiten irgendwie persönlich angegriffen fühle. Aus meiner Sicht sind das zu lange Wartezeiten, aber dafür ist das System verantwortlich. Nicht die jeweilige Praxis, die einfach nicht mehr

---

[43] Mastozytose e.V.: Symptome MCAS (Abrufdatum: 30.05.2024)

Kapazitäten hat. Generell hilft das als „reality-check", im besten Fall bemerkt man, dass man nicht der einzige Kranke auf der Welt ist, man sich selbst nicht so wichtig nehmen sollte. Niemand wartet auf Sie oder mich als Patienten.

Dennoch kann eine lange Wartezeit frustrierend sein. Ich entschied mich diese Zeit nicht ungenutzt zu lassen. Die Idee war damals, dass ich für den Termin in der Mastzellspezialsprechstunde bereits alle relevanten Befunde zusammen hatte und man nicht vor Ort noch groß weiterforschen musste. Daher wollte ich im Vorfeld die Dinge abhaken, von denen ich wusste, dass sie eine hohe Relevanz bei der Diagnosefindung hatten. Namentlich die Knochenmarksbiopsie, die mir von der Hautärztin und dem Web als gute Überprüfungsmethode angepriesen wurde.

Der Tod meiner Oma

Während der Wartezeit auf Termine in der Mastzellsprechstunde und Onkologie, holte mich das Leben ein. Im Folgenden werde ich über den Tod meiner Großmutter schreiben, bei dem ich selbst anwesend war und der mich deswegen ziemlich prägte und auf weitere Todesfälle vorbereitete. Vielleicht kann es Ihnen helfen im Umgang mit Todesfällen, vielleicht würde es auch das Gegenteil bewirken. Es hat tatsächlich nichts mit meiner Krankheit zu tun.

Nach dem Tod meines Opas im Jahr 2009 lebte meine Oma alleine in ihrem Haus. Ich habe glücklicherweise schöne Erinnerungen mit meinen Großeltern mütterlicherseits aus der Kindheit. Gerade meine Oma war ganz objektiv eine gute Großmutter, mein Opa hatte durch seine Parkinson-Erkrankung Zeit meines Lebens leider schon viele Einschränkungen. Die beiden lebten nur quer über der Straße von meinem Elternhaus. Ich war also nicht ungern dort, aber ich war dennoch immer lieber zuhause. Was ich aber sehr schätze, ist, dass ich im Erwachsenenalter ein besseres Verhältnis zu meiner Oma aufbauen konnte, weil wir uns gut miteinander unterhalten konnten. Die lästigen Kinderspiele der Vergangenheit wie „Mau-Mau", „Herzblatt" und „Mühle" waren passé, stattdessen sprachen wir nun auch über ernste Themen. Sicherlich hat dazu mein großes damaliges

Geschichtsinteresse beigetragen. Ich gehöre zu der Fraktion, die es wichtig findet noch von Zeitzeugen von damals erzählt zu bekommen, weil es etwas leisten kann, was Geschichtsbücher nicht können. Wir sprachen viel über ihre Kindheit, die weitgehend in der Nazizeit und dem 2. Weltkrieg stattfand. Hier verlor sie sehr traumatisch an einem der letzten Kriegstage ihre Mutter. Ihr Vater konnte nach der Rückkehr aus dem Krieg leider keine wirkliche Verbindung zu meiner Oma und ihrer Schwester aufbauen. Auch die Judenverfolgung besprach ich mit ihr, wir konnten das in dem Alter. Ich bin ausgesprochen dankbar dafür, dass sie sich nicht wie viele andere vor der Frage drückte und auf „Wir haben davon nichts gewusst" umschwenkte. So habe ich erfahren, dass sie in ihrem kleinen Heimatort sogar eine Exekution durch die Nazis mitbekam. Das ganz große Ausmaß kannte sie – nach eigener Aussage – als Kind damals nicht. Aber ihr wurde natürlich Rassenideologie eingetrichtert und sie wusste auch um das Abholen, Ermorden und Verfolgen von Juden und andere Gruppen im Fadenkreuz. Genauso von den Zwangsarbeitern. Ich empfand das als großen Vertrauensbeweis, dass sie mir davon erzählte und als enorm wichtig, dass meine Generation solche Geschichten aus erster Hand erzählt bekommt. Somit ist das Erkennen dementsprechender politischer Strömungen viel einfacher, was gerade heutzutage wieder massiv relevant ist.

Ansonsten wurden meine Mutter und ich häufig angerufen, wenn meine Oma den Fernseher mal wieder nicht ordentlich bedienen konnte und somit der wichtige Lebensinhalt, das Fernsehen, nicht funktionierte. Das war letztlich sehr harmlos und in der Retrospektive ganz lustig, auch wenn es uns verdeutlichte, dass sie nicht mehr ewig alleine leben konnte. Dennoch war sie schon lange keine glückliche Frau mehr (wenn sie das jemals zu meinen Lebzeiten war). Sie äußerte häufig, dass sie fertig sei auf der Erde, dass sie sich den Tod wünsche, ihrem Ehemann folgen wollte. Ich fand es schwer darauf als junger Erwachsener oder überhaupt als Mensch eine geeignete Antwort zu finden. Dennoch waren wir sicher, dass sie in dem Sinne nie selbstmord-gefährdet war, womit wir glücklicherweise richtig lagen. Gesundheitlich ging es ihr mit fortschreitendem Alter nach und nach – in normalem Ausmaß – immer schlechter. Irgendwann funktionierte nach einigen Stürzen und Brüchen die Versorgung zuhause nicht mehr und sie musste ins Altenheim. Kleiner „Fun"-Fact, von dem Sie vielleicht etwas für Ihre eigenen Angehörigen mitnehmen können: Solange meine Oma ihr Zimmer mit einer weiteren Person teilen musste, lief es mit ihr gesundheitlich und vor allem kognitiv, in der „Gehirnfitness", noch gut. Das konstante Beschweren über die Zimmernachbarin, aber auch die Unterhaltungen mit ihr, hielten Körper und Geist fit. Nachdem sie ihr angestrebtes Einzelzimmer erlangte, ging es schnell bergab. Selbiges galt für ihre damalige Zimmernachbarin, die nur kurz nach meiner Großmutter verstarb. Das mag nur eine anekdotische Beobachtung sein, oder es steckt mehr dahinter zum Thema „Einsamkeit", die Stichprobe ist nicht groß.

Nachdem sich meine Oma einige Oberschenkelhalsbrüche im Heim zuzog, musste vor allem meine Mutter ein paar schwierige Gespräche mit ihrer Mutter führen: „Du nutzt jetzt den Rollator, du nutzt jetzt den Rollstuhl". Das ist keine leichte Phase, in der das eigene Kind für einen selbst bestimmt, aber im besten Fall sollten ältere Menschen die Situation vernünftig hinnehmen und nicht im hohen Alter ein trotziges Kind-Verhalten an den Tag legen. Generell wussten wir letztlich, dass es für meine Oma auf das Ende ihres Lebens zuging nach einem weiteren Krankenhausbesuch und als sie kein Eis mehr haben wollte. Bei jedem Besuch wollte sie immer eine Kugel Eis haben, irgendwann auch diese nicht mehr. Die Demenz setzte mittlerweile ein und wurde deutlicher. In der Folge wurde auf eine „palliative Behandlung" umgestellt, das heißt keine lebensverlängernden Maßnahmen mehr, sondern nur noch Medikamente und Hilfen um den Schmerz zu lindern. Allgemein muss man sagen, dass sich meine Mutter im Rahmen ihrer Möglichkeiten bestmöglich um ihre Mutter kümmerte. Zu den steten Besuchen müssen sich viele Angehörigen zwingen, wenn die besuchte Person mit niemandem mehr reden will, nur ihre Sehnsucht auf das Ende ausdrückt und einen nach spätestens zehn Minuten sogar mehr oder minder bittet zu gehen.

Der Todestag selbst war mit ein bisschen „Würze" gespickt. Schon am Nachmittag sah es um den Gesundheitszustand meiner Großmutter nicht rosig aus, aber meine Mutter schrieb mir noch per Textnachricht, dass alles soweit in Ordnung sei und wir (Bruder & ich) normal zu unserer abendlichen Fußballrunde aufbrechen sollten. Kurz vor Beginn, als wir schon auf dem Weg waren, rief mich meine Cousine an und meinte, dass sich der Zustand meiner Großmutter verschlechtert hatte. Die Entscheidung war letztlich nach ein paar Momenten des Grübelns leicht, wir konnten unsere Teilnahme am Fußball jederzeit zurückziehen.

Während der Rückfahrt überkamen mich leichte Gefühle, dass man hoffentlich noch nicht zu spät sei, glücklicherweise unbegründet. Im Zimmer meiner Oma im Altenheim fanden wir meine ziemlich aufgelöste Cousine und ihre Mutter vor, sowie meine Mutter in ihrem typischen „Funktionsmodus". Bei diesem lässt sie die Emotionen nicht an sich heran und bleibt stattdessen ruhig. Ganz ähnlich zu meinem Modus der Extremsituationen. Meine Oma hatte schon deutlich bessere Tage erlebt, das konnte man deutlich sehen. Die Farbe verließ das Gesicht, man konnte bereits Anzeichen des sogenannten „Todesdreiecks" erkennen. Das hat nichts mit Bermuda oder der Dreifaltigkeit zu tun, sondern bezeichnet besondere Blässe im Gesicht, vor allem im Dreieck, um Mund und Nase. Das ist nicht schön, aber tatsächlich ein guter Indikator, dass es in die letzte Phase des Lebens geht. Meine Oma war zunächst noch bei Bewusstsein, „wach" war aber vermutlich nicht mehr das richtige Wort. Ein Dämmerzustand, bei dem man weiterhin mit ihr redete, aber nicht wusste, ob noch etwas davon ankam. Dann ging es ans einzelne Verabschieden, wenn man denn wollte. Das wird bei diesen Situationen nach meiner Erfahrung immer von jemandem vorgeschlagen und ist grundsätzlich eine schöne Idee. Jede anwesende Person bekommt etwas Zeit allein am Bett der sterbenden Person. Wer in diesen Momenten richtig schlaue Dinge im Kopf hat und vielleicht sogar ausspricht, ist für mich ein Genie. Ich finde das schwer nachvollziehbar, aber auch bewundernswert. Genau wie am Grab, wenn man auf die Urne oder den Sarg blickt und Blütenblätter bei der Beerdigung niederlegt. Wenn Sie in diesen Situationen „on point" sind mit klaren Gedanken, dann sind Sie entweder ein Roboter oder 100% krisenresistent.

Der nächste klassische Teil eines solchen Prozederes, nach der Verabschiedung, ist die Frage wie lang man an der Seite der sterbenden Person bleiben möchte. Bis zum bitteren Ende? Noch eine Stunde? Sofort gehen, weil man sich schon verabschiedet hat? Ich weiß nicht, ob es ein richtig oder falsch auf diese Frage gibt, das Warten auf den Tod an der Seite der sterbenden Person wird als die „nobelste" Variante angesehen. Für mich war klar, dass ich zumindest noch etwas bleiben wollte, andere können das nicht und verabschieden sich schneller. Man darf darüber nicht urteilen. Manche Menschen trauen sich das nicht zu und wollen das für sich selbst nicht. Das gilt es zu respektieren. Meine Sichtweise ist, dass ich das nicht für mich durchlebe, sondern für die sterbende Person. Wenn ich ihr so den letzten Weg etwas erleichtern kann, nochmal zum Abschluss ein gutes Gefühl geben kann, eine gewisse Form der Geborgenheit, dann mache ich das. Man muss natürlich daran glauben, dass die eigene Präsenz wirklich zu den genannten positiven letzten Gefühlen führt. Wenn man ehrlich ist, ist es auch ein gewisser Eigennutz: Man hat dann alles getan, was man tun konnte. Man hat sich nicht weggeduckt, man muss sich im Nachhinein zumindest dazu nichts vorwerfen, keine Schuldgefühle aufkommen lassen. Für Menschen, denen die Schuldgefühl-Thematik ohnehin bekannt ist, ist das sicherlich besser nachzuvollziehen. Das ist höchstwahrscheinlich nicht zwingend ein gesundes Verhalten, nimmt man doch meist das ein oder andere unangenehme Bild oder Töne aus dem Sterbeprozess mit. Meine Cousine und ich standen Schulter an Schulter vor dem Bett, die beiden Töchter hielten beide jeweils eine Hand meiner Oma.

Dann folgte das, was man wohl einen „guten Tod" nennt. Die Zeit meiner Oma war abgelaufen, sie war im Kreise ihrer Familie, wollte schon lange nicht mehr. Man spricht von Erlösung und einer gewissen Form der Erleichterung, wenn es vorbei ist, vor allem danach. Das stimmt auch alles, aber es wird mir etwas zu sehr verharmlost. In der Situation selbst ist das verdammt hart. Wir hörten permanent auf die Atmung, wurde sie weniger, besprachen wir uns darüber: „Oh es ist weniger, ist es bald vorbei?" Außerdem gibt es das von mir sogenannte „Todesröcheln". Die letzten Atemzüge waren keine friedlichen, sondern welche aus denen ganz viel Anstrengung und Leid sprach. Das sind keine schönen Stunden und ich habe mit jeder Person großes Mitleid, die das eine längere Zeit mit ansehen oder durchleben muss. Wir hatten „Glück" mit der Kürze der Zeit bis zum Tode. Im Nachhinein wurde der Tod in Gesprächen mit anderen Personen romantisiert, was ich nicht teilen konnte. Zusammenfassend eine absolute scheiß Erfahrung, aber ich würde wieder so handeln.

Learning 1 (persönlich): Nutzen Sie die Zeit mit Ihren lieben Angehörigen, solange Sie sie noch haben.

Nach diesem Trauerabschnitt bin ich sicher, dass sie das schöne „Feeling“ einer Arztpraxis schon vermissen, deswegen nehme ich Sie gern mit zum schmerzhaften Highlight: Der Knochenmarksbiopsie.

Die Knochenmarksbiopsie und eine skurrile Bitte

Während der Wartezeit auf den Termin in der Mastzellsprechstunde, wendeten wir uns an die von der Hautärztin empfohlenen Onkologie. Es gab etwas Wartezeit auf den Termin, wir hätten aber mehr erwartet, es passte problemlos in den Zeitplan. Die Wahl fiel auf diese Klinik, weil Knochenmarksbiopsien vor Ort absolute Routine bedeuteten, da viele Krebspatienten und Schwerkranke die Praxis frequentierten. Die Knochenmarksbiopsie ist ein Standarddiagnose-Verfahren bei Mastozytose-Verdachtsfällen. Dabei kann man mittels der Entnahme von intakten Knochenmarksstücken erkennen, welche Zellen und in welcher Dichte im Knochenmark vorliegen. Manchmal reicht auch nur eine Knochenmarksaspiration, bei der vor allem die Flüssigkeit und Zellen herausgesaugt werden, die allerdings etwas weniger Erkenntnisse liefert.[44] Findet man bei diesen Untersuchungen viele und mutierte Mastzellen, ist das ein starker Indikator für eine Mastozytose. Meine Hautärztin wies mich zuvor daraufhin, dass eine Knochenmarksbiopsie „kein Zuckerschlecken“ und mit ordentlichem Schmerz verbunden sei. Schmerz konnte mich aber nicht abschrecken. Ich war ihn in gewisser Weise gewohnt, hatte über die Jahre gelernt immer besser damit umzugehen, ihn zu verstecken. Außerdem konnte meine eigene Angst vor etwas Schmerz nie im Weg einer vernünftigen Diagnose stehen. Wenn nur ich das Problem war, dann war es kein Problem. Ich und meine eigenen Gefühle durften mir selbst nicht im Wege stehen, ich hatte genügend äußere Hindernisse zu überspringen, da baute ich mir selbst keine in den Weg.

Somit fuhr mich meine Mutter zum Termin. Bereits vor der Praxis und auch innen bekam ich den Eindruck großer Professionalität und Ernsthaftigkeit. Das war einige Stufen über dem, was ich von vielen anderen Ärzten kannte.

---

[44] MSD Manual: Knochenmarksuntersuchungen (Abrufdatum: 30.05.2024)

Die Einrichtung wirkte auf mich wie ein seltsamer Hybrid aus Krankenhaus und sehr geräumiger, moderner Praxis mit Lounge. Beim Betreten der Räumlichkeiten sah ich zunächst eine lange Rezeption und direkt daneben in einem Seitenraum eine ganze Vielzahl von Menschen, die an Geräten oder Infusionen hingen. Mir war nicht klar, welche Therapie die Menschen erhielten, aber das war bereits ein guter Einblick. Es stellte ein sehr ernstes, etwas bedrückendes Flair her. Zum ersten Mal wirkte auch die Aufnahme in die Kundenkartei vollkommen fachkundig. Ich musste einen langen Anamnesebogen ausfüllen und eintragen welche Medikamente ich zu der Zeit nahm. Hier war ich nicht der Autist, weil ich Befunde und meine eigene Symptomliste mitbrachte. Hier war das normal, es wurde sogar darum gebeten, danach gefragt. Eine neue, aber sehr gute Erfahrung für mich.

Ich wurde hinauf ins Wartezimmer gebeten und dort war ich richtiggehend eingeschüchtert. Ich bekam mit voller Breitseite einen „reality-check" verpasst, es diente als nachhaltige Hilfe zur Einordnung meiner Erkrankung. Ich ging nie mit meiner Krankheit hausieren oder habe irgendwem erzählt, wie schlimm ich alles hatte. Ich glaubte das auch selbst nie und sagte mir immer wieder, dass ich es noch gut erwischt hatte im Vergleich zu so vielen anderen Menschen. Das waren wirklich meine Gedanken und keine Floskeln oder Plattitüden. Damit in dieser Praxis direkt konfrontiert zu werden und es mit eigenen Augen in dieser Masse zu erleben, war aber nachhaltig prägend für mich. Ich grüßte nett in die Runde und sah in eine ganze Reihe von gezeichneten Gesichtern. Das sollte mich nicht überraschen, ich war in einer Onkologie, die Menschen haben hier Krebs oder andere seltene, schlimme Erkrankungen, das blühende Leben kann man nicht erwarten. In diesem Wartezimmer war die Stimmung gedrückt, schlecht, voller Angst. Ich setze mich aus Respekt zunächst nicht auf den einzigen noch freien Stuhl um nicht einer viel kränkeren Person den Platz wegzunehmen. Ich fühlte mich nach langer Zeit mal wieder wie der gesündeste Mensch im Raum. Ein bittersüßes Gefühl, das ich nicht so recht verarbeiten konnte.

Während der Wartezeit bekam ich einige Horror Geschichten mit. Viele der Patienten waren vollkommen aufgelöst, sie malten sich aus was passieren würde, wenn Ihnen wirklich Krebs diagnostiziert würde. Generell waren viele Personen nicht allein gekommen, sondern saßen mit einer

Begleitperson im Wartezimmer. Dies führt natürlich dazu, dass ich mehr Geschichten von anderen aufschnappte, weil Menschen tendenziell eher selten Selbstgespräche in Wartezimmern führen, aber natürlich aufgeregte und nervöse Gespräche mit ihren Liebsten. Es war schockierend für mich. Ich fühlte mich wie der Trottel im „Elfenbeinturm“, der hier fehl am Platze war. Ich hatte noch nicht häufig Kontakt zu Krebspatienten oder habe deren Verzweiflung vollends gespürt. Mein volles Mitgefühl und mein Respekt für alle Betroffene und deren liebende Angehörige. Ich lernte hier viel Demut.

Ich beobachtete im Wartezimmer ein kleines Phänomen oder auch nur Zufälle, die sich bei meinen Folgebesuchen in der Onkologie bestätigten: Die kranken Männer wurden in fast allen Fällen von einer weiblichen Begleitung flankiert. Bis etwa 25 oder 30 Jahren häufig von der Mutter, danach von der mutmaßlichen Frau, Freundin oder Lebensgefährtin. In diesen Duos ist die Anspannung sehr zu spüren, sie reden viel über ihre Ängste und weinten zum Teil bereits im Wartezimmer. Die erkrankten Frauen kommen in überwiegender Häufigkeit allein. Diese drückten meist eine innerliche Stärke aus, dass sie allein damit klarkamen. Ich fiel etwas aus dem Raster, weil ich auch alleine war, aber ansonsten war das die Beobachtung meiner insgesamt drei Besuche vor Ort. Eventuell etwas zum Nachdenken, oder einfach nur ein Zufall und nicht mehr als das Ergebnis einer nicht repräsentativen Stichprobe.

Theoretisch hätte ich mit der systemischen Mastozytose oder der noch schlimmeren Mastzell-Leukämie diagnostiziert werden können, aber diese Gedanken verflüchtigten sich in diesem Wartezimmer sehr schnell. Ich konnte mir das auf einmal gar nicht mehr richtig vorstellen. So krank war ich doch nicht. Im Verlauf meines Besuchs wurde mir zunächst eine ganze Menge Blut abgenommen. Das geschah nicht wirklich in einem Behandlungszimmer, sondern in einer kleinen Nische auf dem Flur, in der für einen Stuhl und etwas Spritzbesteck (medizinisches natürlich) geradeso Platz war. Die nette Frau, die mir das Blut abnahm, warnte mich vorab, dass es eine größere Menge werden würde. Alles cool, ich war vorbereitet. Ich hatte danach eine eher ungewöhnliche Nachfrage: „Kann es sein, dass ich hier einen neuen persönlichen Rekord erreiche an der Menge der Blutröhrchen? Mein bisheriger liegt bei 12.“ Sie zählte bereitwillig durch, selbst hinschauen wollte ich aus bekannten Gründen nicht unbedingt.

Diesmal waren es 13. Neuer Rekord! Mein Arm hatte sich noch nie so leer angefühlt, aber die Fachfrau machte das fantastisch, ich spürte kaum etwas während der längeren Prozedur. Vor allem den Wechsel der Röhrchen erledigte sie viel besser, als es damals bei den 12 Röhrchen gelungen war. Von der Nadelstecherei beim Gastroenterologen reden wir lieber ohnehin nicht mehr. Danach wurde ich wieder ins Wartezimmer gebeten, nicht ohne Komplimente für die gute Arbeit zu verteilen. Ich finde es sehr wichtig gute Arbeit auch zu loben, vor allem wenn es stimmt. Aus Nettigkeit und weil sie es einfach verdient haben.

Zurück im Wartezimmer bemerkte ich, dass der vorherige Patient gegangen war, die Ärztin allerdings rund 20 Minuten lang niemanden sonst hineinbat. Dann war ich am Zuge und ich bemerkte, dass ich der Grund für diese Wartedauer war. Denn meine ganzen Unterlagen waren über ihren Schreibtisch verteilt. Sie hatte sich eingelesen und musste nur noch Nachfragen stellen, ich musste nicht alles komplett von vorne erklären. Das wirkte etwas seltsam und stark abweichend von den bisherigen Arztgesprächen, aber es hatte viel Schönes, war erfrischend anders. Harmlose, konkrete Ja/Nein Fragen („haben Sie Probleme beim Wasserlassen?") standen zu Beginn. Es verlief gut, auch wenn ich nach fünf Minuten nicht mehr als fünf Worte gesagt hatte. Sie erklärte mir sachlich, dass sie eine Knochenmarksbiopsie machen könnten und sogar bereits drei Tage später, da jemand kurzfristig aus Angst davor abgesprungen war. Ich antwortete schnell: „Wow, das ist ja großartig. Den Termin würde ich gerne wahrnehmen." Sie war sehr verwundert aufgrund meiner positiven Reaktion und meinte, dass sie selten jemanden gesehen hätte, der sich über eine Knochenmarksbiopsie freuen würde. Die Ärztin klärte mich über das Verfahren einer solchen Biopsie, den Schmerz und ein paar Risiken auf. Das störte mich aber nicht, ich war auf das Ziel fokussiert.

Drei Tage später war die Stimmung im Auto auf der Hinfahrt etwas angespannter, als mich meine Mutter fuhr. Sie hatte ein wenig Angst, war nicht so überzeugt von der Untersuchung wie ich. Aber letztlich bekräftigte ich mehrfach, dass sie sich keine Sorgen um mich machen müsse, dass es die richtige Entscheidung sei und die Biopsie sicherlich auch nicht wahnsinnig schmerzhaft. Damit konnte ich sie irgendwann recht gut beruhigen – glaube ich zumindest. Ich selbst war ziemlich ruhig und entspannt.

Dieses Mal war das Wartezimmer deutlich leerer. Außer mir saßen dort nur noch ein rund 25-jähriger mit seiner (mutmaßlichen) Mutter. Die beiden wirkten sehr angespannt, flüsterten etwas und schienen leicht gereizt. Auf einmal hörte man im Wartezimmer bei geöffneter Tür zunächst ein leises Winseln, ein Stöhnen, das sich den Weg über den Flur zu uns bahnte. Kurz darauf konnten wir es besser zuordnen, es war jemand der leise ein langgezogenes „Hilfeeee" ausstieß. Dann überrannten uns die Zombies, es war der Beginn von „The Walking Dead", die Apokalypse war ausgebrochen, nein, natürlich nicht. Es war auch kein Horrorfilm, das hier war real. Der junge Mann und ich schauten uns verwirrt, fragend und leicht schockiert an, ehe ich meinte: „Na das klingt doch vielversprechend, jetzt habe ich richtig Lust auf die Knochenmarksbiopsie." Er lachte laut und brach damit die sehr angespannte Stimmung, die zu fühlende Spannung im Raum. Seine Mutter hatte hingegen den Ausdruck absoluten Horrors ins Gesicht geschrieben. Ich hoffe der betroffenen, offenbar hilfsbedürftigen, Person wurde geholfen, ich konnte mich nicht darum kümmern, da ich kurz darauf ins Behandlungszimmer gerufen wurde.

Dort empfing mich überraschend nicht die vorherige Ärztin, sie war kurzfristig krank geworden, sondern ein Arzt. Er versicherte mir bei der Knochenmarksbiopsie äußerst routiniert zu sein – er bezeichnete sich als „guten Pieckser" – nur um dann zu einem „Ist schließlich mein erster Tag hier" überzuleiten. Natürlich ein Witz, er konnte sehr gut die Stimmung locker halten, es handelte sich um einen richtigen Scherzkeks. Ich mochte diese „Vibes" und verstand, warum er gerne und gut die Knochenmarksuntersuchungen erledigte, so eine Laune ist ansteckend und gefällt mir besser als der bittere Ernst. Noch schöner ist es, wenn es wie in diesem Fall, auch fachlich sehr gut durchgeführt wird. Ich legte mich auf den Bauch und zog die Hose etwas hinab, sowie das Shirt hoch, so dass er gut an seinen Arbeitsbereich gelangte. Konkret führte er eine Knochenmarkspunktion mit Biopsie der rechten/linken Spina iliaca posterior durch. Dabei handelt es sich um einen Knochenvorsprung am hinteren Darmbein. Falls Sie nicht wissen, wo das liegt: Ziemlich direkt über den Arschbacken. Ich kann den genauen Ablauf nicht mehr exakt rezitieren, aber ich weiß noch, dass er mich stets vorwarnte, er skizzierte mir den möglichen Schmerz oder das jeweilige ungute Gefühl was folgen würde.

Seine Routine war deutlich spürbar. Außerdem fragte er mich häufiger zur Ablenkung komplett irrelevante Fragen, die nichts mit Medizin zu tun hatten, beispielsweise zum Lieblings-Fußballverein.

Ein Spaß ist der Eingriff sicherlich nicht. Am Anfang wird einem eine Betäubungsspritze in die betroffene Stelle am unteren Rücken hineingejagt, gefühlt auf den Knochen. Daraufhin beginnt eine Phase, in der auf dem Knochen herumgeschabt wird um festzustellen, ob die Betäubung schon vollends wirkt und man keinerlei Schmerz mehr verspürt. Sobald man den direkten Schmerz nicht mehr fühlt, wird begonnen. Es bleibt dennoch unangenehm, weil die ganze Zeit auf dem Knochen herumgeackert und abgeschabt wird. Visualisieren Sie es besser nicht, weder wenn Sie vor Ort auf der Trage liegen, noch daheim in den sicheren vier Wänden. Das ist unangenehm, aber noch akzeptabel. Doch dann kommt es zum bedeutenden Moment, zur Absorption. Ich nenne es das „Absaugen" des Knochenmarks, weil es sich wie ein festgezogener Staubsauger anfühlte. Mutmaßlich handelt es sich hierbei auch nur um eine Spritze – wie gesagt ich bin kein Arzt, ich weiß es nicht so genau und ich hasse Spritzen zu sehr um es zu recherchieren – mit der die Knochenmarksflüssigkeit entnommen wird. Dieser Vorgang war für mich das schmerzhafte an diesem Gesamtkunstwerk einer Knochenmarksuntersuchung. Er bescherte mir den schlimmsten körperlichen Schmerz meines Lebens. Zumindest wenn es um kurzen Schmerz geht, die Weisheitszähne belegen Platz 2. Aber die Absorption des Knochenmarks war absolut grauenvoll, mir wurde ganz heiß, ich schwitzte wie ein Schwein, der Kreislauf spielte verrückt, mir wurde schwummrig, leicht schwarz vor Augen, die Tränen liefen vor Schmerz aus den Augen. Glücklicherweise hält dieser schlimmste Schmerz aber weniger als zehn Sekunden an. Da es nur kurz ist, ist das erträglich und vertretbar.

Bald danach ist die Tortur vorbei und man wird noch fachmännisch verbunden. Währenddessen fragte mich der Arzt nach einer Bewertung „seiner Skills" auf einer Skala von 1 bis 10. Er erklärte noch kurz seine Methode: Den Patienten immer am Reden zu halten, damit dieser abgelenkt sei. Ich bestätigte ihm, dass seine Methode bei mir gut gewirkt hatte und ich sehr zufrieden war. Er wollte aber gerne eine Zahl hören, woraufhin sich folgendes abspielte:

Ich: „Ich geb Ihnen so eine 8,5?"

„Der Pieckser": **„Was? Keine 10 von 10?"**

Ich: „Ich habe ja noch keine Erfahrung damit, ob es auch besser geht."

„Der Pieckser": **„Ich kann gerne an der anderen Seite weitermachen."**

Ich: „Lieber ein anderes Mal."

Aber ernsthaft, das war ein sehr starker Auftritt von ihm, persönlich und fachlich. In Folge dessen zeigte er sich noch überrascht davon, dass das meine erste Knochenmarksuntersuchung war, angeblich weil ich so ruhig und vernünftig blieb. Ich hätte es sehr tapfer gemacht, extrem viele seiner Patienten würden herumschreien, viel weinen, währenddessen oder davor in Panik geraten, manche fielen sogar in Ohnmacht. Das klang etwas übertrieben, aber das war anscheinend mein persönliches Olympia. Ob er das jedem sagte, weil er einfach ein netter Typ war, oder nur mir, kann ich natürlich nicht beurteilen, aber es ist immer schön so etwas zu hören. Alles in allem vermute ich, dass diese starken emotionalen Reaktionen eher aus der Angst, als aus dem Schmerz selbst geboren sind. Lassen Sie sich darauf ein, falls es bei Ihnen notwendig ist. So schlimm ist es nicht.

Nach der Untersuchung schrieb ich meiner Mutter kurz zur Beruhigung, dass alles gut verlaufen war. Ich musste allerdings noch rund 30 Minuten lang in der Praxis verbleiben, auf dem Bauch liegend übte ein Sandsack Druck auf die Einstichstelle aus um die Blutung im Keim zu ersticken. Danach sprang ich betont fröhlich ins Auto meiner Mutter. Sie erinnern sich an ihre vorherigen Ängste, die wollte ich bestmöglich zerstreuen. Ich versicherte ihr, dass alles okay war. Natürlich schmerzt eine Knochenmarksbiopsie am selben Tag und auch etwas weniger an den Folgetagen. So ganz agil ist man nicht, ich würde vom Fosbury-Flop auf jeden Fall absehen, sogar generell von Sport und Turnen. Aber das geht relativ schnell vorbei.

Bei meinem dritten Besuch in der Onkologischen Praxis war das Wartezimmer wieder dichter gefüllt und die Schicksale der Menschen hörten sich erneut nicht sonderlich gut an. Ich war zum Arztgespräch wieder bei der ersten Ärztin angemeldet, nicht zum Kollegen, der die

Biopsie durchführte. Ich empfand das als etwas schade, weil die andere Verbindung etwas besser passte. Die Ärztin schien noch etwas krank zu sein und war (daher) nicht bei bester Laune. Sie begann das Gespräch wie folgt.

Onkologin: **„Erstmal können Sie wahnsinnig froh sein, dass ich mich in den letzten 20 Minuten da mal richtig eingelesen habe, das machen nicht viele Ärzte."**

Ich: „Oh, das weiß ich sehr zu schätzen, vielen Dank."

Onkologin: **„Ja, das macht wirklich nicht jeder und ich hätte es auch nicht machen müssen."**

Ich: „Ja, nochmals danke. Also wie sind denn die Ergebnisse?"

Sie erklärte mir, dass mein Knochenmark zwar entzündet sei, sie aber keine eindeutigen Anzeichen auf eine systemische Mastozytose gefunden hätten. Die Mastzellen seien zwar erneut in zu großer Anzahl vorhanden (Hyperplasie), aber sie konnten keine Mutationen feststellen. Diese erhöhte Mastzellenzahl würde auf ein MCAS hinweisen. Letztlich ergab sich ein ähnliches Bild wie bei der vorherigen Biopsie beim Gastroenterologen. Ich verkürze das Gespräch auf die relevanten Informationen, weil das Gespräch recht chaotisch und durcheinander war. Teilweise widersprach sie sich selbst, revidierte sich kurze Zeit später, nur um zum selben Ergebnis zu kommen. Meiner Interpretation nach war der Tenor ihrer Aussagen, dass ich zu diesem Zeitpunkt wohl keine systemische Mastozytose hatte. Sie schloss aber ein „es kann jederzeit schlimmer werden" daran an, worauf ich fragte, was dann passieren würde. „Dann machen wir das hier nochmal", erwiderte sie nur. Das fand ich nicht sonderlich eindeutig, ich hätte lieber einen klaren Ausschluss der Diagnose gehört, als eine in der Luft hängende Analyse. Deswegen fragte ich, was das letztlich für mich bedeuten würde. Sollte ich noch weitersuchen? Sie erklärte, dass es wahrscheinlich sei, dass überall in den verschiedenen Organen meines Körpers zu viele Mastzellen seien, aber vermutlich keine Mutationen. Dann stellte sie die rhetorische Frage, was denn weitere Biopsien und Probenentnahmen in anderen Organen mir bringen würden? Meine Behandlung und Medikation blieben die gleiche, egal ob positive oder negative Befunde folgen würden. Das war kurz erschütternd, vor allem da ich vorher noch sicher war den ganzen Weg gehen zu wollen, aber im Endeffekt hatte sie komplett recht.

Ich will immer alles wissen, zu allem die Bestätigung haben, die Dinge schwarz auf weiß sehen, aber brachte mich das an dieser Stelle wirklich weiter? Ihre Argumentation klang schlüssig, dennoch konnte ich ihrer Mastozytose Expertise nicht ganz vertrauen und entschied mich weitere Untersuchungen frühestens nach meinem Termin in der Mastzellsprechstunde in Angriff zu nehmen. Die Ärztin in der Onkologie wusste grob von der Krankheit, war aber keine Spezialistin, was ich ihr keinesfalls verüble. Nach meinem Bericht der neuen Erkenntnisse, war meine Mutter darauf fixiert weiter zu suchen. Für Gewissheit, gerade im Bereich der Lebensdauer. Aber mein Urteil war gefällt. Ich wollte erstmal die Mastzellsprechstunde abwarten, weil ich keine Lust auf neue Arztbesuche hatte, die mir aktiv meine Kräfte raubten. Das galt vor allem, wenn ich dort von vorne erzählen musste und keine Expertise zu meiner Krankheit vorlag, ich aktiv um Gehör kämpfen musste.

Learning 1 (Praxisangestellte): Schließen Sie immer gut die Türen in Ihrer Praxis, gerade zu Behandlungsräumen. Wartende Patienten sollten nicht unbedingt die Hilferufe anderen Patienten hören.

Learning 2 (für Ärzte): Falls es Ihre Zeit zulässt, nehmen Sie sich gerne vor dem Patientengespräch ein paar Minuten um sich einzulesen und auf den Patienten vorzubereiten. Diese Vorbereitung wirkt auf den Patienten viel professioneller als wenn Sie das nebenbei während des eigentlichen Gesprächs erledigen. Es legt die Grundlage für einen viel besseren Start.

Learning 3 (für Ärzte, persönlich) Eine lockere, gleichzeitig kompetente und in den richtigen Momenten ernsthafte Behandlung wäre ein Traum. Angepasst auf die akuten Bedürfnisse des Patienten. Mein Arzt der Knochenmarksbiospie hatte dies an diesem Tag hervorragend beherrscht.

Learning 4 (persönlich): Wenn eine Untersuchung relevant, wichtig und sinnvoll ist, dann sollten diese positiven Faktoren im Mittelpunkt stehen. Natürlich möchte niemand Schmerzen dabei erleiden, aber das ist zweitrangig, da müssen Sie durch. Schmerz alleine oder die Angst davor, sollte nicht zur Ablehnung solcher Verfahren führen. Vielleicht müssen Sie über Ihren Schatten springen, ich kann es nur empfehlen und werde Sie von der Seitenlinie aus anfeuern. Klar, dafür braucht es Mut. Aber seien Sie gewiss, das haben schon so viele andere Leute ertragen, es ist vielleicht nicht einfach, aber Sie schaffen das auch! Und wenn es am Ende etwas bringt, in diesem Bereich hilft jeder Befund, dann hat sich das kurzzeitige Leiden absolut gelohnt. Ich würde eine Knochenmarksbiopsie deshalb weiterempfehlen, zumindest wenn es Sinn ergibt und Experten Ihnen dazu raten.

Nach dieser Erfahrung wollte ich nochmal meiner Hautärztin einen Besuch abstatten. Ich konnte den Erklärungen der onkologischen Fachärztin nicht ganz folgen und hatte einige Probleme den Befund selbst komplett zu verstehen. Da meine Hautärztin sich zuvor bereits als Expertin für Histamin und anteilig auch Mastozytose erwies, dachte ich mir, dass ich ihr vielleicht den Bericht vorlegen könnte um etwas mehr Licht ins Dunkle meines Hirns zu bringen. Dieser Wunsch erfüllte sich nicht unbedingt bei diesem recht bizarren Besuch.

Leider wurde bei der Hautärztin schnell deutlich, dass sie zwar auf dem Gebiet des Histamins große Expertise versprühte, mutmaßlich auch im Bereich der kutanen Mastozytose herausragend war, aber im Bereich der sekundären Mastzellaktivierungserkrankungen oder der systemischen Mastozytose nicht wirklich geschult war. Das ist erneut überhaupt nicht verwerflich, weil die Krankheiten unbekannter sind. Die Ärztin las den Bericht der Onkologie nur durch und kommentierte ihn nicht weiter, wollte darauf nicht eingehen. Stattdessen leitete sie das Gespräch in eine völlig andere Richtung. Ich hätte darauf bestehen können, dass sie mir den Bericht erklärte, aber ich konnte Körpersprachen von Ärzten mittlerweile ganz gut lesen. Sie fühlte sich damit nicht wohl und ging zu etwas anderem über, dann bringt es nichts auf etwas zu bestehen. Ihr Hauptanliegen an diesem Tag war ihre Beschwerde darüber, dass sie online einige schlechte Bewertungen erhielt. Sie begab sich direkt in den Erklärungsmodus: „Ich sage den Leuten eben die Wahrheit. Direkt, auf den Kopf zu. Manche kommen damit nicht so klar. Und dann habe ich so schlechte Bewertungen online. Sie wissen doch bestimmt wie das geht." Mit ihrer Analyse, dass nicht jeder mit ihrer bestimmten Art klarkam, lag sie sicherlich richtig. Ich hätte ansonsten noch die stets langen Wartezeiten als negativen Punkt auf der Liste gehabt, aber mir war nicht ganz klar, was das Ziel ihrer Ausführungen war.

Ich: Meinen Sie negative Bewertungen bei Google oder bei jameda?

Hautärztin 3: **„Egal, ist beides schlecht. Lieber gute Bewertungen bei Google, das sehen die Leute schneller. Und Sie wissen doch bestimmt wie das geht, oder nicht? Schreiben Sie doch mal was Positives. Sie müssen nicht ihren Klarnamen wählen, schreiben Sie einfach das Stichwort Mastozytose herein, dann weiß ich, dass es von Ihnen ist."**

Ich war verblüfft und erstaunt, dass sie mich direkt dazu aufforderte ein gutes Review für sie online zu hinterlassen. Wow. Bei wie vielen ihrer Patienten sie diese Bitte oder Aufforderung wohl äußerte? Zweifellos hatte ich ihr ein paar gute Ideen und Tipps zu verdanken. Beispielsweise die Spezifizierung im Bereich der Histamin-Intoleranz, die die Mastzellen-Theorie stärkte, einen guten Buchtipp, das Entdecken von ein paar mutmaßlich problematischen Muttermalen. Meine fachliche Erfahrung mit ihr war fast durchgängig positiv, keine Frage. Dennoch wirkte es sehr seltsam und verzweifelt, dass eine Ärztin den Patienten um ein gutes Review bat, fast ein bisschen Druck ausübte. Ich schätze das als mindestens befremdlich, vielleicht auch unmoralisch ein.

Ich war immer noch etwas verdutzt, wollte das Gespräch aber wieder zurück auf meine Krankheit lenken. Ich erklärte, dass ich mir nicht sicher war über meine nächsten Schritte, mit Ausnahme des Termins in der Mastzellsprechstunde. In diesem Gespräch bewies sie ein ganz feines Gespür für meine damalige Situation. Als erste ihres Berufsstandes fragte sie nach meinen Gedanken, woraus sich am Ende ein Gespräch mit Smarties-Referenz entwickelte:

Hautärztin 3: **„Ich merke aber, dass Ihnen das nicht genug ist, dass sie noch irgendwas stört."**

Ich: „Stimmt schon. Ich frage mich eben wirklich, ob das alles ist, sollte ich nun aufhören? Ich habe schon damit abgeschlossen, dass es je wieder besser wird und weiß, dass ich nur behandelt werden kann. Aber ich frage mich eben, kann eine Mastzellerkrankung wirklich alles erklären, oder ist da noch mehr?"

Hautärztin 3: **„Hmm"**

Ich: „Und wie weiß ich beispielsweise ob die Kopfschmerzen gerade von Mastzellen kommen oder von was anderem?"

Hautärztin 3: **„Sie nehmen einfach eine von den „Lora", wenn es weggeht, dann davon, wenn nicht dann nicht."**

Ich: „Aber davon kann ich doch auch nicht unendlich viele nehmen."

Hautärztin 3: **„Einige Leute nehmen davon 5 am Tag. Alle sagen maximal 1 oder 2, aber das ist egal. Das sagt Ihnen niemand so, nur ich. Ich bin ehrlich. Ich darf das auch gar nicht sagen. Aber nehmen Sie so viele wie sie wollen."**

Ich: „Okay, wie siehts mit den anderen aus? Fexofenadin ja wohl leider nicht?"

Hautärztin 3: **„Nein, das keinesfalls. Das greift so schon den Herzmuskel an, davon nicht mehr."**

Ich: „Alles klar, das bringt mich doch weiter. Danke."

Sie war eine sehr pragmatische Ärztin. Im Bedarfsfall quälte ich mich nicht mehr über den Tag, weil ich zwanghaft an einer bestimmten Anzahl Tabletten festhielt, sondern behandelte akute Nesselsucht oder starken Bauchschmerz mit den Antihistaminika, die auch ohne Rezept frei in der Apotheke erhältlich sind. Ihre Direktheit konnte ich immer wertschätzen. Sie war nie um klare Aussagen verlegen und hatte gut umsetzbare Tipps für mich parat. Letzten Endes ist ihr Weg ein seltsamer, aber kein schlechter. Fachliche Expertise und Hilfe werde ich immer höher gewichten, als komische Exkurse zu den Themen Online-Reviews, Politik und Co. Das besagte Review habe ich übrigens wirklich einige Wochen später unter einem Pseudonym geschrieben. Sicherlich keine Sternstunde von mir, aber fachlich ist sie wirklich sehr gut, das darf sich in Bewertungen auch widerspiegeln.

Learning 1 (für Ärzte): Bitten Sie Ihre Patienten nicht für Sie positive Reviews online zu schreiben. Das wirkt bizarr und etwas verzweifelt.

Learning 2 (fachlich/persönlich): Es bringt nichts den Arzt auf ein Thema immer wieder hinzuweisen, wenn er sich damit nicht wohlfühlt und dazu keine große Expertise liefern kann. Das zerstört nur mehr von der vielleicht guten vorherigen Arzt-Patienten Beziehung. Die Abwägung ist manchmal schwierig, das eigene Verzweiflungsmeter vielleicht zu hoch. Aber versuchen Sie mittels Ihrer Menschenkenntnis abzuwägen, wann es sich lohnt genau nachzufragen und wann nicht.

Das Ranitidin-Ende und H2-Blocker im Allgemeinen

Mit meiner grundsätzlichen Medikation von Ranitidin Basics 150mg, Fexofenadin 120mg, Vitamin C Retard 500, Rupatadin 10mg abends und Lorano akut oder Lorano pro im Bedarfsfall kam ich in dieser Zeit gut zurecht. Die Verbesserungen waren klar ersichtlich, das Leben deutlich einfacher. Doch leider wurde das Medikamentenglück schnell eingetrübt vom Ranitidin-Skandal im September 2019. Zur genaueren Nachlese empfehle ich beispielsweise die Deutsche Apotheker Zeitung[45] oder auch andere Quellen. Ich fasse kurz zusammen: Bei der Überprüfung des Medikaments Ranitidin, das sich bereits seit 30 Jahren auf dem Markt befand, wurde Nitrosamin als Verunreinigung gefunden. Ob diese durch die verwendeten Lösemittel, die Ranitidin-Synthese selbst oder durch eine unsachgemäße Lagerung in die Arznei gelangten, war unklar. „Ranitidin scheint ein sehr instabiler Wirkstoff zu sein", konstatierte die DAZ.[46] Nitrosamine gelten als krebserregend und möglicherweise DNA-verändernd, etwas was man nicht im Körper haben möchte. Deswegen entschied sich die Europäische Arzneimittelagentur (EMA) im September 2019 zur Aussetzung der Zulassung von Ranitidin-haltigen Arzneien. Die Engpässe folgten umgehend. Ein kleiner Einschub aus der Gegenwart: Die Aussetzung von Ranitidin wird alle paar Jahre um weitere zwei Jahre verlängert. Mittlerweile ist der Wirkstoff bis mindestens Anfang 2025 gesperrt und mir fehlt jede Fantasie, dass sich daran in absehbarer Zeit noch etwas ändern könnte.

---

[45] DAZ-online, „Was wurde eigentlich aus Ranitidin?" (Abrufdatum: 30.05.2024)

[46] Ebenda (Abrufdatum: 30.05.2024)

Dieser Stopp war für mich tatsächlich ein zweischneidiges Schwert. Eigentlich komplett verrückt, aber so waren (und sind zum Teil) meine Gedanken zu dem Thema. Natürlich wollte ich keine Medikamente nehmen, die krebserregend sind, das will niemand. Auf der anderen Seite half mir Ranitidin sehr gut bei meinen Magen-Darm-Beschwerden. Doch zunächst schien das Wegfallen von Ranitidin kein großes Problem zu sein, da Famotidin als klassisches Alternativmedikament für Ranitidin bereitstand. Nach dessen Nutzung und der weiteren Alternative Cimetidin muss ich aber klar sagen: Ich weine Ranitidin nicht nur eine Träne nach. Es half mir enorm viel besser als seine zwei Wettbewerber, war wirklich ein „game changer" für mich. In der Retrospektive ist es natürlich gut, dass ich ein möglicherweise krebserregendes Medikament nur etwas länger als ein halbes Jahr einnahm, aber bitter, dass ich den – für mich – grandiosen Wirkstoff wohl nie mehr kriegen werde. Gerade angesichts der aktuellen, sich noch verschärfenden H2-Blocker Krise, wäre ein Comeback ohne Nitrosamine massiv wichtig für Patienten der Mastzellaktivierungserkrankungen (und sicherlich noch anderer Bereiche, von denen ich nicht viel weiß). Ich möchte deswegen einen Appell richten an alle, die daran vielleicht etwas ändern könnten: Bemühen Sie sich um eine Wiederzulassung von sicherem Ranitidin! Es wäre so wichtig.

Warum spricht der Typ von einem krebserregenden Medikament wie vom Heiland persönlich, fragen Sie sich? Das liegt an meinen Alternativen. Zunächst ein kleiner Überblick über das Thema der H2-Antihistaminika (oder auch H2-Blocker genannt), diesmal mit Hilfe der Gelben Liste, die ich schon häufiger frequentierte und im Medikamenten-Kosmos empfehle. Zunächst möchte ich die Frage beantworten, wofür und wann diese Medikamente überhaupt verwendet werden. „H_2-Rezeptor-Antagonisten wurden mit dem Ziel entwickelt die Histamin-vermittelte Säureproduktion der Magenschleimhaut zu blockieren."[47] Während sich die H1 Blocker eher um Probleme wie Nesselsucht und Co. kümmern, werden die H2-Blocker speziell im Magen-Darm-Bereich verwendet. Wenn es sich nicht um Mastzell-Patienten handelt, dann wurden sie früher häufig gegen Sodbrennen, eine Übersäuerung des Magens verschrieben. Mittlerweile

---

[47] Gelbe Liste: H2-Antihistaminika (Abrufdatum: 30.05.2024)

verloren die H2-Blocker auf diesem Markt allerdings fast vollständig ihre Relevanz, da sie von den sogenannten Protonenpumpenhemmern, oder auch Protonenpumpeninhibitoren (PPI), abgelöst wurden.[48] Das wissen Sie aus diesem Text oder ohnehin aus Ihrem Leben: Nach meiner Darmspiegelung und der diagnostizierten Entzündung der Magenschleimhaut bekam ich schließlich Pantoprazol und keinen H2-Blocker.

Grundsätzlich gab es auf dem deutschen Markt immer nur drei verschiedene H2-Blocker. Ranitidin, Famotidin und Cimetidin. Das Ranitidin wurde vom Markt entfernt, das Cimetidin verschrieb man damals schon ungern aufgrund der teils starken Nebenwirkungen (erneuter kleiner Blick in die Gegenwart: Mittlerweile wird auch Cimetidin in Deutschland nicht mehr hergestellt, eine Katastrophe, aber dazu später mehr). Somit blieb als einzig logische Konsequenz das Famotidin.

In diesen ganzen beschriebenen Vorgängen und Problematiken war ich damals noch nicht so eingelesen wie heute. Ich bekam keine Arzneimittel-News als Push-Nachricht aufs Handy (auch heute nicht, aber Sie verstehen was ich meine). Deswegen fiel uns die Ranitidin-Problematik erst auf, als ich neue Medikamente benötigte, die ich vom Gastroenterologen anfangs etwa im dreimonatigen Rhythmus erhielt. Bei der Apotheke bemerkten wir beim Versuch das Rezepts einzulösen, dass Ranitidin nicht lieferbar war. Der eigentliche Grund wurde zunächst nicht genannt, stattdessen verwies die Apotheke darauf das herstellende Unternehmen direkt zu kontaktieren. Mit geringem Erfolg, der Versuch des Pharmakonzerns die Problematik vor den nicht fachkundigen, gutgläubigen, nicht recherchierenden Kunden zu verbergen, führte zu einer Reihe von Vertröstungen: „Nächsten Monat wieder“ und Ähnliches. Eine vernünftige Online-Recherche förderte die Problematik zu Tage. Wir informierten Apotheken und Arzt darüber, warum Ranitidin wirklich nicht mehr verfügbar war, damit sie das an andere Patienten weitergeben konnten. Die Umwandlung des Rezepts von Ranitidin zu Famotidin war schnell erledigt, das war überall der

---

[48] Ebenda (Abrufdatum: 30.05.2024)

standardisierte Vorgang, der logische Lösungsansatz: Ranitidin wird durch Famotidin ersetzt.

Somit nahm ich ab etwa Ende 2019 Famotidin zur Bekämpfung meiner gastrointestinalen Probleme. Leider war das katastrophal. Die ersten paar Tage waren in Ordnung, danach fühlte ich wie der Stuhl wieder dünner und dünner wurde, die Bauchschmerzen größer, irgendwann war ich wieder fast bei der ursprünglichen Durchfallanzahl angekommen. Das war für mich auf Dauer nicht zielführend, ich nahm es aber noch einige Zeit weiter um dazu eine fundierte Meinung abgeben zu können. Vielleicht brauchte es einfach einige Wochen Zeit? Leider nicht, es blieb für mich miserabel. Die Nebenwirkung, dass es Übelkeit nach der Einnahme verursachte, hätte ich ignoriert. Aber bei mir fehlte jegliche angedachte Wirkung der Arznei.

Diese Erfahrung ließ mich das Ranitidin noch deutlich mehr vermissen, innerhalb dieser Zeit habe ich auch einmal die Aussage getätigt: „Ist mir doch egal, wenn ich in 20 oder 30 Jahren Krebs bekommen würde, solange ich nicht ständig Durchfall habe." Sicherlich nicht sehr klug, sondern unvernünftig, ich wollte und will damit sicherlich nicht Krebs verniedlichen. Es dient nur der Verdeutlichung meiner damaligen Verzweiflung und Frustration. Ich wüsste wirklich gerne, wo das Problem mit meinem Körper und Famotidin liegt. Vielleicht haben die beiden sich in der Kindheit geprügelt. Aber ernsthaft, es ist mir schleierhaft, woran das liegen könnte. Eine Theorie ist, dass mein Körper das Famotidin einfach nicht gut aufnimmt und ich davon eine deutlich höhere Dosierung bräuchte um eine Wirkung zu erzielen. So oder so ist es schade, dass es bei mir nicht wirkt wie bei vielen anderen Patienten, die mit Famotidin gut klarkommen, manche sogar besser als mit Ranitidin. Mein Medikamentenweg führte mich danach weiter zum Cimetidin (unter Anleitung der Mastzellexperten, Genaueres in folgendem Kapitel).

Das Cimetidin funktionierte für mich deutlich besser als das Famotidin. Im Vergleich mit Ranitidin siedele ich es bei etwa 50% von dessen Wirkung an. Ranitidin war 100% Hilfe, Famotidin 0-1%, Cimetidin 50%. Cimetidin war eine signifikante Verbesserung zum Famotidin, aber nicht ganz zufriedenstellend, weil ich es schon besser kannte. Die Einnahme von Cimetidin bedeutete für mich grundsätzlich mehr Bauchschmerzen, mehr

Krämpfe als beim Ranitidin, auch etwas mehr der anderen Symptome in anderen Teilbereichen. Im Bereich des Durchfalls wirkte es aber gut und das war für mich das Hauptkriterium. Nach der Anpassung ging es mir dennoch schlechter als noch in der Ranitidin-Ära, die Nesselsucht und die verschlechterte Darmsituation waren übel. Ich wollte aber nichts der „härteren Medikamente" überdosieren. Stattdessen versuchte ich meine Probleme durch die Endlosdosierung von Lorano akut und Pro zu regeln, wie es mir meine Hautärztin riet. Gerade das Lorano Pro ist die bessere, schneller wirkende Variante. Aus der Gegenwart kann ich auch „Allegra" (Wirkstoff Bilastin) durchaus empfehlen. Bilastin funktioniert für Sie vielleicht besser, generell gilt Allegra auch als nicht müde machend.

Mein Schlafrhythmus passte sich nach der Einnahme von Cimetidin erheblich an. Ich war abends deutlich müder, gerade als ich aufgrund der höheren Dosierung später gegen 18 Uhr noch eine weitere Cimetidin einnahm. Bis 2 Uhr nachts konnte ich nicht mehr wachbleiben, mir fielen vor Erschöpfung zu Beginn früher am Abend die Augen zu. Mittlerweile schlafe ich etwa zwischen 0:30 und 1 Uhr ein und stehe zwischen 8 und 9 Uhr auf. Auch wenn der Grund dafür kein schöner ist, bin ich im Laufe der Zeit immer mehr zu halbwegs normalen Zeiten abgedriftet. Ich weiß, Sie stehen vermutlich immer noch (deutlich) früher auf als ich, aber vielleicht kennen Sie diese Zeiten vom Wochenende oder wenn Sie ausschlafen können. Der folgende Abschnitt erklärt nochmal genauer wie ich zum Cimetidin kam und wie meine Ärztereise auf der Suche nach der Diagnose ihr (vorläufiges) Ende fand. Feuerwerk!

Kapitel 6: Der Abschluss meiner Ärzte-Odyssee 2020, Medikamentenprobleme und Vorsichtsmaßnahmen

Eine fundierte, finale Diagnose

Im Januar 2020 konnte ich endlich zu meinem Termin in der Mastzellsprechstunde aufbrechen. Ich hatte dank dem Gastroenterologen und der Knochenmarksbiospie viele der relevanten Tests bereits im Vorfeld erledigt, somit erhoffte ich mir vor Ort eine klare Kategorisierung und eine finale Diagnose. Dazu kam mit der fehlenden Wirkung des Famotidins eine ganz akute Problematik hinzu, für Nachfragen sah ich mich genau an der richtigen Adresse. Dieses Mal ging meine Mutter zumindest mit hinein in das Riesengebäude, allein aus Gründen der Navigation. Mit meinen schwächeren Augen waren das Fixieren und schnelle Herausfinden von relevanten Informationen aus einem größeren, mir unbekannten Gebiet nicht so einfach. Es gab farbige Markierungen auf den Böden, alles wurde nur mit Buchstaben und Zahlen gekennzeichnet. Ich vermute, dass das für die interne Navigation alles sinnvoll und logisch erscheint, als Außenstehender hatte ich das leichte Gefühl erst einen Code lernen zu müssen. Die Information in der Eingangshalle half letztlich weiter und schickte uns in ein oberes Stockwerk. Dort versuchte ich mich für meinen Termin anzumelden. Leider gab es einige Verwirrung, denn der Termin war im System nicht sofort aufgeführt. Später lernte ich, dass ich unwissentlich an einer ersten Anmeldung im Foyer des oberen Stockwerks vorbeigelaufen war, wie gesagt, die Orientierung empfand ich als schwierig. Das führte zu Problemen, da ich nun zehn Monate auf einen Termin gewartet hatte und dieser irgendwie nicht im System aufzufinden war? Meine Mutter schoss direkt die Wut in die Adern, sie wollte sich beschweren, konnte sich nicht erklären, wie diese Verwirrung zustande kam. Ich beruhigte sie letztlich und meinte, dass schon alles funktionieren würde.

Nach rund einer Stunde Wartezeit versicherte die Dame an der Anmeldung, dass ich nicht umsonst gekommen war und bald darauf mit einer Ärztin sprechen konnte. Wie kam es also zu dieser Konfusion um den Termin? Ob es sich bei der Terminfindung am Telefon um ein Missverständnis hielt, etwas falsch verstanden wurde, die Dame am Telefon es einfach nicht korrekt ins System eintrug, oder ob ich mit dem Vorbeigehen an der ersten Anmeldung alles zerstörte? Letztlich bleibt es unklar und ist auch irrelevant. Fehler können immer passieren, das möchte ich niemandem vorwerfen. Ich fand es herausragend vom Klinikpersonal, dass sie mir dennoch in Aussicht stellten an diesem Tag noch behandelt zu werden. Meine vorherigen Unterlagen und Befunde fanden sie in ihrem System und dort war ein Besuch bewilligt worden, insofern war ihnen klar, dass ich mir meine Geschichte nicht ausdachte. Wichtig ist für mich immer, wie man mit Schwierigkeiten umgeht und diese Problemlösung funktionierte hier auffällig gut. Einziges Manko war zwar, dass ich den Oberarzt nicht direkt sprechen konnte, aber eine Assistenzärztin, die eng mit ihm auf dem Feld der Mastozytose zusammenarbeitete. Das empfand ich aber als komplett unproblematisch.

Während der etwas längeren Wartezeit hatte ich etwas Zeit mich umzuschauen. Dort gab es Mastozytose Aufklärungsbögen und Flyer, auch das Mastzellaktivierungssyndrom wurde dargestellt. Es war ein ganz anderer Anblick als in sonstigen Wartezimmern, wo lieber die Bunte oder andere zweifelhafte Illustrierte auslagen. Durch diese Umgebung hatte ich das Gefühl nicht an der falschen Adresse zu sein. Im Wartezimmer bekam ich noch eine eher amüsante Kommunikation mit. Das Handy eines Patienten klingelte, es war eine „Melodie“ aus der Serie „24“, wenn das noch jemand kennt. Genauer handelte es sich um das Herunterticken der Zeit, was sehr prominent in der Serie vorkam. Das nenne ich einen mutigen und individuellen Klingelton. Am Telefon sprach der Mann, für alle im Wartezimmer hörbar, von irgendwelchen 9000€, die man doch nicht einfach ungeprüft liegen lassen könne. Spannend, aber nicht mein Metier. Eine andere Dame im Wartezimmer lieferte hingegen wieder den „reality-check“. Sie war eine imposante Erscheinung, von Kopf bis Fuß im Leoparden-Look. Hose, Jacke, Ohrringe. Sie stöhnte sehr viel auf, war sichtlich unzufrieden und redebedürftig. Ich ignorierte sowas meistens, aber sie kam mit meiner Mutter ins Gespräch und erzählte von ihrem Schicksal. „Die sind ja alle ganz nett hier, aber helfen kann mir keiner, keiner kann mir sagen wie lange ich noch habe.“ Unheilbarer Krebs. Und dann hatte auch ihr Mann schlimme

Symptome: „Wenn ich nicht mehr bin, soll es ihn ja zumindest noch länger geben." Autsch, es könnte alles viel schlimmer sein, das wurde mir auch hier in den Gängen des Klinikums immer wieder bewusst. Vor allem bei jungen Erwachsenen überkommt mich dann immer ein sehr mulmiges Gefühl. Ganz ähnlich zu dem vorherigen in der Onkologie.

Bald darauf wurde ich über den Flur in einen Behandlungsraum geleitet, in dem noch einige Blutwerte erhoben wurden. Hier war das „Nüchtern sein" und eine bestimmte Uhrzeit allerdings kein Problem, da sie über ein eigenes Labor verfügten. Gegessen hatte ich bei einem Termin um 12 Uhr natürlich dennoch nichts und auch mit meiner Medikamenteneinnahme wollte ich bis danach warten. Das bereute ich während meines Aufenthalts etwas, weil ich spürte, wie vor allem die Nesselsucht mehr und mehr Überhand erlangte und mich nervte. Aber ich hatte damit Erfahrungen, ich verbarg es und stand das durch. Direkt nach der Rückkehr ins Auto „erlöste" ich mich durch die Einnahme von Fexofenadin. Kurz bevor die blutabnehmende Dame mit der Spritze ansetzen konnte, wurde sie zu einem Notfall gerufen. Sie entschuldigte sich kurz und verschwand für einige Minuten. Als sie wiederkam, erklärte sie mir, dass jemand allergisch auf eine Vitamin C-Infusion reagierte und sie sich schnell darum kümmern musste. Dafür hatte ich natürlich großes Verständnis – wer hätte es nicht – und versicherte ihr, dass sie sich für nichts zu entschuldigen brauche. Sie meinte dann noch: „Gut, dass sie das so sehen, andere Patienten sind da leider anders." Das konnte ich mir erst nicht vorstellen in einem Krankenhaus, aber klar, manche Menschen sind schwierig. Sie nahm das Blut ab und ich durfte nochmal im Wartezimmer Platz nehmen. Generell empfand ich die Stimmung als recht positiv. Hauptverantwortlich dafür war aus meiner Sicht, dass die vielen Mitarbeitenden menschlich und fachlich einen guten Eindruck hinterließen. Von der Rezeption, über die Helferinnen bis zur Ärztin.

Die Ärztin wirkte im Gespräch sehr bodenständig und dabei kompetent. Sie ließ mich zunächst ausreden, schrieb etwas mit, stellte mir sinnvolle, präzise Fragen. Zur genaueren Kategorisierung und Abgrenzung erklärte sie mir die verschiedenen Mastzellaktivierungserkrankungen (MCAD) von Grund auf, malte dafür ein Schaubild aus dem Kopf auf. Sie fing mit den absoluten Basics an, die ich mir natürlich schon angelesen hatte, und blieb dabei recht allgemein. Im Hinblick auf meine Befunde sah sie die systemische

Mastozytose als ausgeschlossen an, stattdessen diagnostizierte sie ein starkes Mastzellaktivierungssyndrom (MCAS), ohne genauere Kategorisierung. Ihr war es sehr wichtig diese beiden Themen voneinander abzugrenzen um mir die Angst zu nehmen. Ihre wichtige Grundaussage war: Mein MCAS bedeutet keine Verkürzung meiner erwarteten Lebensdauer. Ein starkes MCAS schränkt die Lebensqualität ein, aber es ist nicht tödlich. Es war gut und wichtig, dass direkt aus dem Mund einer Expertin auf dem Gebiet zu hören.

Danach kam ich auf meine akuten Probleme zu sprechen, wollte mit ihr grundsätzlich besprechen, ob sich die Medikation und der Therapieansatz mit ihrer Expertise deckten. Das tat er, in Gedanken gab ich meinem Gastroenterologen nochmal ein „High-Five". Des Weiteren merkte ich an, dass meine Nesselsucht immer noch etwas zu stark sei und dass ich rund um die Mahlzeiten noch größere Magenprobleme hatte. Außerdem erwähnte ich natürlich das große Medikamentenproblem, aufgrund der Aussetzung des Ranitidins. Sie war zum damaligen Zeitpunkt damit bereits vertraut, strahlte noch Hoffnung aus, dass Ranitidin wieder auf den Markt zurückkehren könnte. Sie unterstrich die große Bedeutung von Ranitidin in diesem Krankheitsbereich. Auf meine negativen Erfahrungen mit Famotidin angesprochen, war ihr auch das nicht neu. Sie meinte, dass sie das Phänomen schon häufiger mitbekommen hätte und dass diese Patienten stattdessen Cimetidin zu sich nehmen würden. In diesem sehr angenehmen Gespräch kam Sie letztlich zu dem Schluss, dass meine bisherigen Dosierungen etwas zu gering waren für die Intensität meiner Symptome. Somit bekam ich beim Fexofenadin ein Upgrade auf 180mg (was rückblickend absolut wertvoll im Bereich der Nesselsucht war, eine sehr gute Entscheidung), Cimetidin 400mg statt dem Famotidin und als neuen Zusatz Pentatop 200mg Granulat. Ein Antiallergikum bei Nahrungsmittel-Allergien und Unverträglichkeiten, dass man rund 20 Minuten vor dem Essen in Wasser aufgelöst trinken soll. Das Pentatop bildete eine weitere Verbesserung, die den Durchfall nach den jeweiligen Mahlzeiten auf ein Mindestmaß reduzierte.

Alles in allem waren diese Anpassungen demnach sehr gut und wertvoll für mich. Für Gliederschmerzen und Co. schmiss sie die Möglichkeit einer Physiotherapie in den Raum, die einigen geholfen hatte, die Augenprobleme konnte sie sich damals noch nicht richtig erklären, hatte dafür allerdings auch eine Idee. Sie verschrieb mir andere Augentropfen, „Cromo", die speziell auf allergiebedingte Entzündungen ausgelegt sind und besser funktionierten als die vorherigen „Hylo"-Tropfen. Ich hatte das bereits an anderer Stelle angemerkt: „Verschwommenes Sehen" wurde erst verspätet als Symptom ins Repertoire der MCAS aufgenommen, zu diesem Zeitpunkt war das wohl noch nicht der Fall. Die Kopfschmerzen in meinem Ausmaß passten für sie besser, aber auch nicht vollständig ins Bild. Im weiteren Verlauf hatte sie auch noch eine weitere Idee:

Mastzell-Ärztin: **„Einige Patienten berichten auch mit Erfolgen bei der Nutzung des CBD-Öls, haben Sie davon schon mal gehört?**

Ich: „Nein, nicht direkt"

Mastzell-Ärztin: **„Das ist diese Cannabis-Öl, aber ohne das THC drin, kriegt man in der Drogerie.**

Ich (leicht grinsend): „Doch davon hab ich gehört. Und das hilft ohne THC?"

Mastzell-Ärztin: **„Manchen scheinbar schon."**

Interessante Idee, aber das war nicht mein Ding. Dennoch wollte ich immer offen für neue Ideen sein, das bin ich weiterhin – wenn sie denn von fundierter Stelle kommen. So probierte ich das später eine Zeit lang aus, leider ohne irgendeinen Erfolg.

Nachdem die Ärztin mich vernünftig medikamentös eingestellt hatte und sie mir einige Vorschläge unterbreitete, wollte ich noch etwas zur Gesamtlage der Krankheit wissen. Warum MCAS kein Arzt kennt, wie man daran etwas ändern könnte, wie es mit der Forschung auf diesem Gebiet aussah. Letztlich konnte sie mir das natürlich nicht vollumfänglich beantworten, das hatte ich auch nicht erwartet. Aber Sie hatte ein paar Anhaltspunkte und Ideen. Für andere Ärzte stellte sie heraus, dass die sich jederzeit per Mail an die Mastzellsprechstunde wenden könnten bei Sach- und Medikationsfragen. Ein gutes Angebot, das Hausärzte häufiger wahrnehmen sollten. Zum Thema der Forschung erzählte sie von einem führenden Experten auf dem Gebiet, der kurz zuvor aus den USA angereist war und im Klinikum vor Ort seine Expertise präsentierte. Laut ihm hätte schätzungsweise jeder fünfte Mensch Probleme mit Mastzellaktivierungserkrankungen. Warum ist die Krankheit aber dann nicht viel bekannter? Erstens sind es die unterschiedlichen Ausprägungen, Schweregrade und zweitens – mutmaßlich noch relevanter – Fehldiagnosen oder zu allgemeine Diagnosen. Das Beispiel umfasste den „Reizdarm" oder das „Reizdarmsyndrom", chronische Bauchschmerzen und Durchfall, die der US-Forscher mit Mastzellen in Verbindung brachte. Das alles sind natürlich Theorien, die von hohen Dunkelziffern ausgehen.

Am Ende des fachkundigen Gesprächs bedankte ich mich sehr herzlich. Im Endeffekt gab es für mich nicht viel Neues, aber es war angenehm einmal das Gefühl zu haben, dass mir jemand auf meine Fragen komplett fundiert antworten konnte. Zudem war die vernünftige Medikationsanpassung, die mein Gastroenterologe in der Folge übernahm, ein sehr wichtiger Punkt für mich.

Ich möchte an dieser Stelle meine exakten damaligen Gedanken – Tagebuchartig notiert – ungefiltert präsentieren. Dies trifft meine Einstellung direkt nach „dem Finale" am besten. In den folgenden Wochen wurde ich noch etwas positiver, weil die neue Medikation gut anschlug.

„Die Diagnose starkes Mastzellaktivierungssyndrom (MCAS) ist jetzt bestätigt, gleichzeitig die systemische Mastozytose (SM) für den Moment ausgeschlossen. MCAS bedeutet langfristig, dass die Lebenserwartung maximal „relativ gering" eingeschränkt ist, die Lebensqualität in dem Ausmaß wie bei mir aber „recht stark". Letztlich hatte ich mit der Knochenmarksbiopsie schon alle möglichen und sinnvollen Tests gemacht. Es geht jetzt darum, dass ich medikamentös gut eingestellt werde. Habe also erstmal höhere Dosen bekommen und zum Teil andere Medikamente bzw. noch welche hinzu. Da es auf dem Gebiet wenig Studien und Forschung gibt, ist die Nummer aber jetzt ziemlich viel ausprobieren, was hilft und was nicht, weil die Krankheit einfach zu unbekannt und selten ist. Die Sache mit den Augendoppelbildern ist das Einzige, was nicht zur Krankheit passt von den Symptomen und auch die Kopfschmerzen in diesem Maße nicht komplett. Sollte also eventuell in der Richtung nochmal schauen, aber auch die Migräne als Ausgangspunkt dafür ist nicht unwahrscheinlich. Ich habe keine Garantie, dass meine Mastzellen nicht irgendwann mutieren und ich die systemische Mastozytose noch kriege, die dann die Lebenserwartung „sehr stark" einschränken kann. Ich habe sie aber aktuell nicht und das gilt als eher unwahrscheinlich. Da gibts auch keine Vorkehrungen, aber erstmal bin ich noch ziemlich glimpflich davongekommen, im Spektrum der Erkrankung hätte es mich deutlich schlechter treffen können. Glück gehabt! Jetzt hoffe ich erstmal, dass die neue Medikation gut funktionieren wird. Ansonsten sollte ich mal über einen Epipen[49] nachdenken, damit ich nicht irgendwann an einem allergischen Schock sterbe, sondern mir das Ding im Notfall in den Oberschenkel rammen kann. Ich bin für viele andere Autoimmunerkrankungen und Viren jetzt auch anfälliger, aber auch dagegen gibt es keine Vorsorgemaßnahmen."

Learning 1 (fachlich): Falls Sie mit einem chronischen Reizdarmsyndrom diagnostiziert sind oder jemanden mit dieser Diagnose kennen, dann leiten Sie die Aufmerksamkeit auf den Mastzellaktivierungs-Fragebogen. Vielleicht würde eine spezifischere Behandlung Ihre Beschwerden besser bekämpfen können.

Learning 2 (fachlich): Besprechen Sie Medikamentenanpassungen und Dosierungsanpassungen mit dem Fachpersonal. Entscheiden Sie das nicht einfach selbst.

Learning 3 (fachlich): Nutzen Sie die Zeit bei den Experten und stellen möglichst relevante und zielführende Fragen. Mir fiel im Nachhinein auf, dass ich gerne mehr auf meine individuelle Diagnose eingegangen wäre. Dazu hätte ich mich im Vorfeld aber mehr über die Unterkategorisierungen belesen müssen.

Ich war im Januar 2020 bei diesem Termin und Sie wissen alle was danach kam. Eine globale Pandemie. Damals gab es bereits die ersten Berichte aus China, im März regnete Covid dann richtig auf uns herab. Doch währenddessen hatte ich natürlich weiterhin meine MCAS-Probleme und mein Medikamentenzulauf musste gesichert werden. Verständlicherweise

---

[49] Bei einem Epipen handelt es sich um eine Einmalspritze, die sich der Patient selbst oder ein Angehöriger bei einem akuten anaphylaktischen Schock verabreichen kann. Im Wesentlichen handelt es sich um Adrenalin, deshalb sollte man nach Gebrauch den Krankenwagen anrufen.

wollte mein Gastroenterologe einen Bericht der Mastzellsprechstunde erhalten, damit er die Medikation und Dosierung anpassen konnte. Da vertraut ein Arzt ganz zurecht nicht nur dem Patienten. Der ursprüngliche Plan war einen Kennenlern-Termin mit meinem neuen Gastroenterologen in der alten Praxis zu vereinbaren. Bei diesem wollten wir den Bericht gemeinsam besprechen und er mir dementsprechend neue Rezepte ausstellen. Das Verfassen und Übersenden des Berichts dauerte etwas länger als ursprünglich veranschlagt und letztlich wurde aus diesem persönlichen Termin ein Telefontermin, es war die Corona-Anfangszeit. Vormals undenkbare Dinge konnten nun sehr schnell und vernünftig funktionieren. Leider war vor diesem Termin der Bericht immer noch nicht da, aber der neue Arzt war sehr verständnisvoll, gab mir einen Vertrauensvorschuss und schrieb die korrekten Medikamente auf um sie später rückblickend abzugleichen. Ich verlangte eben auch nichts Sonderbares und Verrücktes. Es ging nur um einen Austausch des H2-Blockers, das Pentatop und eine leicht erhöhte Dosierung des Fexofenadins. Durch weitere Recherche und vor allem einen Flyer aus dem Klinikum kam ich auf die Idee, dass man per Ultraschall die Größe der Milz abklären und auch eine Knochendichte-Messung vornehmen könnte, alles um die systemische Mastozytose weiter auszuschließen. Letztlich fuhr mir Covid aber in die Parade, einen Ultraschall gab es zur Covid-Anfangszeit (für so etwas) nicht, was mutmaßlich auch ganz gut für mich war. Das führte zu einem ganz natürlichen Ende meiner Ärztereise mit dem ich mich im Laufe der Zeit immer besser arrangieren konnte.

Mastozytose Verein und Notfallmedikamente

In Folge dessen, angeregt durch zahlreiche Flyer, wollte ich beim Thema Mastozytose und MCAS auf dem neuesten Stand bleiben. Nach einiger Abwägung entschied ich mich für einen Verein, bei dem sich Flyer und Website nicht komplett auf die systemische Mastozytose beschränkten, sondern auch das MCAS behandelten. Wägen Sie selbst ab, welcher Verein für Sie passt, falls Sie generell Interesse an einem Selbsthilfeverein haben. Ich empfehle es durchaus.

Denn diese Vereine sind essentiell wichtig, weil sie mehr Aufmerksamkeit für die Krankheiten schaffen. Ihre Online-Präsenz ist relevant als Recherche- und Hilfsangebot für Mastzellerkrankte und es ist enorm hilfreich, dass es seriöse Seiten gibt, die den Mastzellerkrankungen Platz einräumen und deren Symptome beschreiben. Das verleiht mehr Legitimation und ist ein guter Ort um sich schnell zu informieren. Im hauseigenen Forum "meines" Vereins, zu dem ich als Mitglied Zugang erlangte, ertappte ich mich bei Gedanken, die ich nie denken wollte. Wenn ich mir etwa durchlas, dass jemand ein spezielles Lebensmittel nicht mehr vertrug, sonst aber alles in Ordnung sei, dann dachte ich mir: „Wow, deine Probleme müsste man haben". Das war erneut absolut unfair von mir, man muss jede Problematik ernst nehmen und nichts gegeneinander aufwiegen. Gerade ich müsste das am besten wissen, ist mir das doch zu häufig bei Ärzten selbst widerfahren. Leichte Zweifel hatte ich zu Beginn beim Blick auf die Newsletter, die mir etwas zu sorgenfrei durch die rosa-rote Brille schauten, gerade zu Beginn von Covid. Man erhielt kaum neue Informationen zu Therapiemöglichkeiten, Medikamenten, Weiterentwicklungen, Impfempfehlungen, es ging komplett um den persönlichen Umgang mit der Krankheit. In diesem Themenbereich fand ich die Rezeptideen deutlich besser als beispielsweise Gedichte. Eine Typfrage. Generell wäre ich wohl lieber in einem fachlichen Verteiler (für Ärzte) zur Krankheit als in einer Selbsthilfe-Vereinigung. Das ist aber ein „Me-problem", ein Problem meiner Erwartungshaltung. Letztlich kann und sollte das Angebot eines solchen Vereins nicht auf mich angepasst sein, sondern eine breitere Masse erreichen. Ich muss generell konstatieren, dass ich mit der Qualität der Newsletter und dem Verein im Allgemeinen seit meinem Besuch und dem persönlichen Kontakt bei der Fachtagung 2023 noch zufriedener bin. Es wirkt professionell und fokussiert auf Hilfsangebote.

Nun folgt eine Erzählung aus den Covid-Zeiten. Ich hielt und halte Covid für eine ernsthafte Erkrankung, ich spürte es im weiteren Verlauf am eigenen Leib. Grundsätzlich wollte ich den Kontakt mit anderen Menschen damals natürlich vermeiden, aber ich sah meine Bitte nach Notfallmedikamenten als zu wichtig an, um dies schleifen zu lassen. Mittlerweile gab es die Maskenpflicht in Arztpraxen und in der Praxis meiner Hautärztin hielten sich alle gewissenhaft daran. Nach einiger

Wartezeit wurde ich in ein Behandlungszimmer geführt, die Fenster waren weit geöffnet, die Luft zog hindurch. Obwohl ich einen Termin mit meiner vorherigen Histamin-Expertin vereinbart hatte, begrüßte mich zunächst erneut ihre Kollegin, die eine Histaminintoleranz bei einem früheren Besuch ins Reich der Fabeln verbannt hatte. Nach etwa einer Minute wurde uns beiden klar, dass sie die falsche Ansprechpartnerin für mein Anliegen war und mir gar nicht meine Bitte erfüllen konnte. Das konnte lediglich die Ärztin mit der ich ursprünglich den Termin vereinbarte. Soweit so gut, Geschichten aus der Planungshölle. Ich verbrachte somit noch eine weitere halbe Stunde in diesem Behandlungsraum. Als ich dann endlich die richtige Ansprechpartnerin hatte, erinnerte ich die Ärztin daran, dass sie mir im Fall von Mastozytose Patienten oder besonders schlimmer Histaminintoleranz einmal von einer anderen Patientin und ihrem Epipen erzählte. Daraufhin brachte ich mein Anliegen bezüglich Notfallmedikamenten vor. Sie erklärte mir daraufhin, dass ich immer erst alle anderen Antihistaminika ausschöpfen solle. Danach wäre die zweite Stufe bis zu drei Cortison-Tabletten (insgesamt dann 60 mg) einzunehmen, wenn möglich auch weniger. Der Epipen blieb reserviert für die höchste Stufe. Nach dessen Gebrauch müsste man sofort den Notarzt rufen, weil man sich Adrenalin spritzt. Sie verwendete weiterhin viel Zeit darauf zu erklären, dass man den Epipen nur in Notfällen nutzen solle. Ich entnahm daraus, dass sie glaubte, dass das für mich noch nicht relevant sei und bereitete mich mental auf eine Enttäuschung vor. Überraschenderweise war sie der Meinung, dass das eine gute Idee für mich sei. Nicht allerdings ohne mir nochmal zu erklären, dass Notfallmedikamente den Namen nicht ohne Grund hätten. Es wirkte fast wie ein Disclaimer. Mein zweites Anliegen war die Auswertung der Blutwerte, die ich aus der Mastzellsprechstunde ohne Analyse bekommen hatte. Sie schaut sich diese an und fragt: „Wo ist jetzt hier irgendwas anders?“ Als ich Sie auf Granulozyten und Leukozyten außerhalb der Norm hinwies, ließ sie ein „pff“ Geräusch heraus und sagte: „Alles egal.“ Folsäure und Vitamin D auch. Okay. Ich verließ die Praxis letztlich mit einem Rezept für „Prednisolon 20mg“, die Cortison-Arznei für weniger gravierende Fälle, und dem richtigen Notfallmedikament, einem Epipen.

Diese gaben und geben mir wirklich Sicherheit. Ich hätte das vorher nicht erwartet, aber einen „Backup-Plan“ zu haben, wenn der Körper komplett verrückt agiert und man das Gefühl hat die Kontrolle zu verlieren, ist sehr bedeutsam. Vielleicht passt der Vergleich mit der Sicherung beim Bergsteigen. Amüsant war meine Präsentation des Epipens bei meinen Freunden. Zu größeren Feiern, auf denen auch Alkohol konsumiert wurde, nahm ich den folglich mit. Für den absoluten Ausnahmefall erklärte ich einigen die Handhabung des Epipens. Es gab ein paar Trockenübungen, ein paar fühlten die zu große Verantwortung und hatten noch einige Nachfragen, für andere schien es ganz selbstverständlich. Bisher ist es glücklicherweise nie dazu gekommen, dass ich oder jemand anderes die Adrenalinspritze bei mir ansetzen musste. Dennoch ist sie für mich als Absicherung sehr relevant.

Die Cortison-Tabletten nahm ich hingegen einige Male ein, jedoch nie leichtfertig zu früh, sondern eher zu spät. Einmal nach einer durchzechten Nacht, als mir der nasse Schweiß nach dem Aufwachen in Strömen den Körper hinablief, mir langsam schwummrig wurde und ich einige schmerzhafte Durchfälle zu verkraften hatte. Da half es mir sehr gut. Das war sicherlich nicht der eigentliche Anwendungsbereich, hatte ich mich doch dummerweise selbstverschuldet in diese Lage manövriert. Aber immerhin hatte das zur Folge, dass ich meine Grenzen beim Alkoholkonsum nun besser kannte und mehr danach handelte. Als erste Maßnahme begann ich bereits „Konter-Wasser" zu trinken, etwa nach dem zweiten oder dritten Bier beginnend, um ein Dehydrieren zu vermeiden. Außerdem lernte ich daraus, generell weniger Alkohol zu konsumieren, meine Grenzen etwas enger zu stecken. Das ist sicherlich keine große Erkenntnis, aber ein gelungener Mittelweg. Andernfalls können Sie es als Zwischenschritt betrachten auf Ihrem Weg komplett mit Alkohol aufzuhören. Eine weitere Anwendung war an einem eigentlich ruhigen Sonntag mit Freunden, an dessen Morgen ich nichts aß, keine Kraft hatte und ohne vernünftige Vorbereitungen der Meinung war in der Hitze einen 100 Meter Lauf absolvieren zu müssen. Wäre es noch bei einem geblieben, okay, aber nein, es kam noch zu einem weiteren Versuch um eine bessere Zeit zu erzielen. Beim ersten Versuch zog ich mir schon eine Zerrung links zu und hätte es besser dabei belassen. Nach dem zweiten Lauf bemerkte ich, dass ich überhaupt nicht mehr zu Atem kam, mein Magen sich umdrehte, ich stark schwitzte und kaum einen klaren Gedanken fassen konnte. Deswegen war es Zeit für eine weitere Runde Cortison. Diese zwei Anwendungen zeigen nur meine eigene Dummheit. Manchmal kenne ich meine Grenzen selber nicht, versuche sie auszutesten, möchte mir fehlgeleitet etwas beweisen.

Das leitet zum Thema der Akzeptanz über. Eigentlich akzeptiere ich meine Krankheit und meine Einschränkungen und weiß, dass nicht mehr alles so funktioniert, wie ich es mir vorstelle oder es bei einem gesunden Menschen der Fall wäre. Aber manchmal gibt es ein paar Ausschläge an denen ich dämlichen Quatsch fabriziere. Das muss und möchte ich mehr und mehr abstellen, gleichzeitig möchte ich aber weiter spontan lustigen Unsinn machen und mich nicht aus allem raushalten. Deswegen ist es manchmal eine schmale Gratwanderung bei der ich froh bin, dass mich die Notfallmedikamente absichern.

Zwei weitere Nutzungen der Cortison-Tabletten waren nicht aus eigenem Verschulden geboren, sondern anderen Krankheiten. Einmal traf mich eine Grippe (oder grippeähnliche Symptome mit Befall der Nasennebenhöhlen) sehr hart und stapelte noch ein paar Symptome auf meinen Jenga Turm der Beschwerden, der ihn kurzzeitig zum Einsturz brachte. Dann nahm ich eine Tablette. Bei Covid war das Ganze noch eine ganze Ecke schlimmer, dazu später mehr.

Eine Wölbung am Kopf, Kontrastmittel und die Covidimpfungen

Nach meinem Besuch in der fachkundigen Mastzellsprechstunde hatte ich bezüglich meiner Symptome keine großen Fragezeichen mehr auf der Stirn stehen. Jedoch immer noch gelegentlich Schmerzen auf der Stirn und noch häufiger über den Augen. Da Kopfschmerzen allerdings bei MCAS-Patienten meist nur eine Randnotiz sind, war ich mir nicht sicher, ob ich alles auf die Mastzellerkrankung schieben konnte. Gleichzeitig bemerkte ich zu dieser Zeit eine kleine Wölbung oberhalb meiner rechten Schläfe. Dieser Bereich fühlte sich größer, dicker und auch härter an als derselbe Bereich auf der anderen Seite. Das wollte ich von Neurologen abklären lassen. Die Arztberichte werde ich nun allerdings zusammenfassen und nicht in ihrer

Gänze präsentieren, da sich davon vieles wiederholen würde. Dennoch gab es dabei auch neue Erkenntnisse für Mastzell-Patienten.

Einer ersten Neurologin berichtete ich zunächst von meiner gefühlten Wölbung am Kopf. Leider war es schon der Beginn der Covid-Zeit (Ende März 2020) und somit verweigerte sie mir den Wunsch auf ein Abtasten des Kopfes mit den Worten: „Ich darf Sie zurzeit nicht anfassen". Verständlich. Damit war aber leider der Hauptgrund für meinen Besuch hinfällig. Um dennoch das Beste daraus zu machen, erzählte ich von weiteren Beschwerden. Spannungskopfschmerzen und anteilig meinen Migräne-Attacken, die ich aber eigentlich ganz gut im Griff hatte. Interessanterweise wollte sie mir direkt Medikamente für Migräne verschreiben, das war für mich neu, weil ich bisher nur „Machen Sie Sport!" dazu gehört hatte. Ich berichtete noch von meiner MCAS-Diagnose, bat ihr Flyer und Infomaterial an, doch sie lehnte das dankend ab mit dem Verweis, dass sie die Erkrankung kennen würde. Dann kamen wir zur Medikamentenvergabe:

Neurologin 4: **„Nehmen Sie denn noch weitere Medikamente, eher nicht oder?"**

Ich: „Doch eine ganze Reihe."

So viel zum Thema Kenntnis über die Erkrankung. Als Sie mir Medikamente aufschreiben wollte, geriet sie plötzlich in Stress, Sie hätte noch einen Termin außer Haus. Ich bat Sie dennoch kurz zu überprüfen, ob ihre Medikamente mit meiner Krankheit oder meiner Medikation in Konflikt stehen würden. Dafür führe ich immer eine Notiz auf meinem Smartphone, die ich schnell den Ärzten vorlegen kann, so dass sie diese abschreiben können. Vorlesen oder Buchstabieren führt nur zu Peinlichkeiten, falls jemand die Medikamente nicht kennt. Letztlich verschrieb Sie mir ein sinnvolles Medikament, Sumatriptan, und Amitriptylin. Letzteres steht leider auf der schwarzen Liste der MCAS-Patienten, da es Histaminschübe auslösen kann. Ich sollte Amitriptylin also sicherlich nicht nehmen. In höherer Dosierung handelt es sich übrigens um ein Antidepressivum. Ich empfand es als enttäuschend und gefährlich, dass sie keine Zeit für eine Prüfung der Medikamente hatte.

Learning 1 (fachlich): Sie wissen mittlerweile schon, dass Sie selbst Packungsbeilagen lesen sollen oder einen Wechselwirkungsrechner bedienen müssen, aber ganz generell lohnt es sich Medikamente im Zusammenhang mit Ihrer Krankheit zu googlen um mögliche Probleme festzustellen. Amitriptylin geht beispielsweise nicht, was sowohl für Migräne als auch für Depressions-Patienten relevant ist.

Learning 2 (fachlich): Führen Sie Ihre aktuelle Medikationsliste schriftlich mit. Ob auf dem Smartphone oder in Papierform bleibt Ihnen überlassen.

Learning 3 (für Ärzte): Wechselwirkungen von Medikamenten untereinander oder mit bestimmten Krankheiten sind relevant. Falls Sie es nicht besser wissen – was nicht schlimm ist – und sich in Zeitnot befinden oder nicht selbst schnell nachschauen können, dann sagen Sie das dem Patienten. Geben Sie keine falsche Gewissheit mit, dass ein Medikament in Ordnung für den Patienten ist, sondern kommunizieren Sie deutlich, dass der Patient selbst recherchieren muss oder in einer Apotheke nachfragen soll.

Im Oktober 2020 besuchte ich eine ganzheitliche neurologische Klinik um meine Kopfwölbung abklären zu lassen. Ärztegespräche und Untersuchungen ergaben neue Erkenntnisse für MCAS-Patienten.

Vorsicht beim Kontrastmittel. Ich bin niemand der bei gesunden Personen Kontrastmittel in Zweifel ziehen möchte, generell gilt, dass man normalerweise die Entscheidung einem Arzt überlassen sollte. Die meisten Kontrastmittel sind allerdings leider jodhaltig, außerdem können Gadolinium-haltige Kontrastmittel bei Nierenschwäche mit Schwierigkeiten verbunden sein. Auf das Jod reagieren Mastzellerkrankte meistens schlecht bis hin zu gefährlich, vor allem wenn man nicht medikamentiert ist. Daher empfehle ich deutlich sich zuvor mit dem Arzt zu besprechen und zwar nachdrücklich und eindringlich. Braucht es überhaupt ein Kontrastmittel? Falls ja, dann verlangen Sie den genauen Namen des Kontrastmittels um zu recherchieren und um fundiert mit Ihrem Arzt die Problematik beim nächsten Termin zu erörtern. Mein erster Arzt vor Ort war beispielsweise der Meinung, dass Kontrastmittel bei Mastzellerkrankten „eigentlich problemlos“ sein sollten. Später recherchierte ich das Kontrastmittel Gadolinium. Dies gilt sogar als eines der schlimmstmöglichen

Kontrastmittel für Personen mit meinem Krankheitsbild. Besagter Arzt wirkte eigentlich kompetent, eben bis darauf, dass er mich „killen" wollte...

Natürlich ist das zu hart formuliert, aber er nahm die Problematik nicht ernst und verwies darauf, dass ich das mit seinem Kollegen nochmal genauer besprechen müsste. Der Kollege war dem gegenüber etwas aufgeschlossener. Er leugnete nicht die möglichen Probleme des Kontrastmittels, war aber der Meinung, dass man das dennoch durchziehen sollte. „Dann spritzen wir einfach. Wir haben dann Antihistaminika und Cortison da, wenns sein muss." Immerhin war die Praxis vorgewarnt. Ich empfehle ausdrücklich die Probleme mit Kontrastmitteln bei der Untersuchung selbst nochmal zu erwähnen. Damit das Fachpersonal Bescheid weiß, falls es zu schwerwiegenden Symptomen kommen sollte. In meinem Fall war es in der Akte vermerkt und ich wurde am Tag der Untersuchung nochmal darauf angesprochen. Dann wurde mir endlich etwas von der Angst genommen. Ich dosierte mich dennoch doppelt an diesem Morgen und bin damit sehr gut gefahren. Die direkten Folgen des Kontrastmittels waren Hitzewallungen, Kribbeln in Extremitäten, Kopfschmerzen, Müdigkeit, etwas Nesselsucht, aber es war erträglich. Insgesamt war ich deshalb froh über meine Dosierungsentscheidung, würde das aber grundsätzlich dennoch niemandem empfehlen. Schöner ist, wenn von Seiten der Ärzte ein gewisser Wissensschatz vorliegt, auf den Sie zurückgreifen können um gemeinsam eine vernünftige Entscheidung zu treffen. Das war für mich bei dieser Praxis leider nicht möglich, deswegen habe ich für mich selbst entschieden. Das sollte man nicht, aber ich habe damit auch keine Höchst-Tagesmenge eines meiner Medikamente überschritten. Darauf sollte man besonders achten.

Learning 1 (fachlich): Kontrastmittel sind potenzielle Gefahrenquellen für betroffene Personen. Besprechen Sie mit dem Arzt, ob es wirklich nötig ist und auch das weitere Vorgehen. Welche Medikamente sollten Sie vorher nehmen? In welcher Dosierung? Und vor allem: Stellen Sie sicher, dass im Fall der Fälle Notfallmedikamente von Seiten der Ärzte bereitliegen. Drängen Sie darauf, es geht um Ihre Sicherheit.

Learning 2 (Ärzte): Jodhaltige Kontrastmittel sind für Mastzell-Patienten problematisch. Erarbeiten Sie gemeinsam einen Plan und legen

Notfallmedikation bereit. Das ist fachlich notwendig und menschlich sinnvoll um den Patienten zu beruhigen.

Das Ergebnis der ganzen Prozedur? Nichts. Die Wölbung liegt mutmaßlich an der falschen Drüsenlage zur Versorgung meines Hirns, die ich bei einem vorherigen Neurologentermin schon mal erwähnte. Ich ertappte mich danach gleichzeitig erleichtert und enttäuscht zu sein. Erleichtert natürlich, da es sich um keinen Tumor oder Ähnliches handelte, enttäuscht, weil mir auch hier nicht geholfen werden konnte. Meine Hoffnung war erneut etwas „Kleines", was man entfernen könnte, damit es danach besser ist. Aber ich wusste schon damals, dass das absolut nicht rational war und ich froh sein konnte, dass es hier keine weitere Baustelle gab. Diese Gedanken haben sich in den Folgewochen glücklicherweise auch durchgesetzt. Ich schämte und schäme mich immer noch für meine vorherigen Gedanken. Es ist wohl das stete Problem der MCAD. Man weiß nie, was es gerade genau auslöst, für welchen Schmerz es verantwortlich ist. Aber letztlich kippte ich diese Probleme in den großen Kochtopf der Mastzell-Symptome hinzu. Für mich gehören Kopfschmerzen dazu, dadurch bemerkbar, dass teilweise Antihistaminika dagegen helfen.

Mittlerweile befanden wir uns im Jahr 2021, ich möchte die fiesen Erinnerungen an die Covid-Zeit bei Ihnen nicht in Gänze wecken. Dennoch war die Impfung zu Beginn des Jahres 2021 natürlich ein großes Thema. Grundsätzlich war die Impfdebatte eine grauenvoll anstrengende, die das schlechteste in Teilen der Gesellschaft hervorbrachte. Ich stand und stehe dabei immer auf der Seite des Impfens und sehe darin eine enorme gesellschaftliche Relevanz. Natürlich zusätzlich zu ihrer gesundheitlichen Relevanz, denn die Impfung verhindert eine Infektion oder schwächt sie zumindest ab. Etwas wofür ich gerade bei Covid massiv dankbar war. Vor der Impfung musste ich allerdings abklären, inwiefern diese Impfungen für MCAS-Patienten problematischer waren als für einen gesunden Menschen. Ich recherchierte dazu viel online, fand mal einen anaphylaktischen Schock, mal Betroffene, die ohne jegliche Probleme geimpft wurden. mRNA klang grundsätzlich besser als der AstraZeneca Impfstoff.

Natürlich schrieb ich viele Mails, an meinen Mastozytose-Verein, an die Mastzellsprechstunde, an meinen behandelnden Gastroenterologen.

Letztlich konnte mir aber niemand weiterhelfen, was ich niemanden vorwerfen möchte. Diese Zeit war von großer Unwissenheit von allen Seiten geprägt, wo sollte man auch noch spezielle Impf-Empfehlungen für eine seltene Krankheit herbekommen? Online überwogen aber mehr und mehr die positiven Erfahrungsberichte und somit entschloss ich mich zur Impfung. Zunächst Johnson & Johnson, später dann nur noch mRNA-Impfungen von BioNTech. Dafür kontaktierte ich zunächst meinen Hausarzt, Sie erinnern sich vielleicht an den Herrn und seine „Alternativmedizin". Er schrieb mir immer noch die Überweisungen. In diesem Themenkomplex gab es einen unangenehmen Mailaustausch, der Arzt ging tatsächlich erstmal eine Woche in Urlaub, als Hausärzte endlich mit der Covid-Impfung beliefert wurden. Das nenne ich Einsatz für den Patienten. Demnach schaute ich mich stattdessen in Impfzentren und bei anderen Ärzten um – Teil einer Priorisierungsgruppe waren MCAS-Patienten nicht. Ich musste viel Mühe in die Suche stecken und bekam letztlich meine erste Impfung, die ich im Übrigen – wie alle folgenden – sehr gut vertrug. Selbstverständlich traten am Abend die typischen Nebenwirkungen auf, aber mehr auch nicht. Ich kann aufgrund eigener Erfahrungen jedem MCAS-Patienten die Covid-Impfung empfehlen, ich hatte damit keinerlei Schwierigkeiten und ich habe auch online von keinen besonderen Komplikationen gelesen. Dennoch ist das natürlich keine allgemeingültige Aussage.

Spätestens nach dieser Aktion war mir klar, dass ich einen neuen Hausarzt benötigte. Jemanden, der dem Thema der Mastzellerkrankungen nicht abgeneigt war und mich im Folgenden mit weiteren Covid-Impfungen versorgen konnte.

Dosierungsanpassung und endlich ein guter Hausarzt

Im April 2021 traf ich mich zum ersten Mal persönlich mit meinem neuen Gastroenterologen in der alten Praxis. Unser einziges vorheriges Gespräch war telefonisch, damals ging es um die Anpassung der Medikation in Folge der Mastzellsprechstunde. Um eine neuerliche Anpassung ging es auch diesmal. Ich bemerkte zu dieser Zeit vor allem, dass abends mehr meiner Symptome auftraten. Vor allem im Magen-Darm-Bereich, aber auch im Bereich der Nesselsucht. Ich hatte zunehmend das Gefühl, dass meine morgendlichen Tabletten nicht mehr für den ganzen Tag reichten, mich nicht mehr über die Ziellinie trugen. Diese Probleme schilderte ich ihm und stellte die These auf, dass das vor allem am Cimetidin lag. Ich erklärte dem Arzt kurz die Problematik rund um die H2-Blocker, das kennen Sie schon. Ranitidin verunreinigt, Famotidin hilft bei mir nicht, also muss es Cimetidin sein, aber vielleicht stimmte die Dosierung nicht. Letztlich bestätigte er mir, was ich schon wusste: Pech gehabt. Er meinte aber, dass es problemlos möglich sei, das Cimetidin etwas höher zu dosieren. Neben der einen Tablette morgens, sollte ich nun auch abends eine einnehmen. Wenn man beide morgens einnehmen würde, wäre man wohl „so müde, dass man nie über den Tag kommt." Glücklicherweise half diese Anpassung sofort. Meine abendlichen, täglichen Symptome konnten dadurch wieder zurückgedrängt werden. Ich war zwar nachts früher müde und fiel wie ein Stein ins Bett, aber dafür ging es mir am Abend besser. Im Endeffekt ein sehr guter Tausch.

Nur für den Schlaf selbst half diese andere Dosierung immer noch nicht ordentlich. Eigentlich schlafe ich ziemlich gut, habe einen festen Schlaf. Theoretisch habe ich Probleme mit großem Harndrang über den Tag verteilt, aber das basiert bei mir vor allem auf dem Trinken. Deswegen trinke ich in den letzten zwei bis drei Stunden vor dem Schlafengehen keine Flüssigkeiten mehr. Seitdem schlafe ich normalerweise nachts durch. Wären da nicht die fast täglichen – oder besser nächtlichen – Schweißausbrüche. Davon wachte ich nachts komplett schweißgebadet auf, vor allem an den Beinen und dem Rückenbereich, teilweise mit Tropfen, die herunterliefen. Das lag aber nie an einer zu warmen Decke oder großer äußerer Hitze, sondern an meinem Körper, der für die Nacht auf keine ordentliche

Medikation mehr zurückgreifen konnte und sich in Form von massiven Hitzewallungen selbst verwirklichen wollte. Mir waren diese Träume und Ideen der Selbstverwirklichung allerdings ziemlich egal und ich wollte sie mit harter Hand niederschlagen. So kam ich letztlich zum Wirkstoff Bilastin, beispielsweise in „Allegra" enthalten, den es rezeptfrei in der Apotheke gibt. Dies sorgt dafür, dass schweißnasse Nächte deutlich seltener geworden sind. Keine massive Kälte mehr im Winter, wo man im kalten Schweiß in einer Flüssigkeitslache liegt und mit dem Zittern beginnt, keine extra Hitze im Sommer. Für mich funktioniert es aktuell ganz gut, probieren Sie es vielleicht aus. Dieses Medikament bietet den vorläufigen Endpunkt meines Medikamentenarsenals, daran hat sich bis zum Cimetidin Ende nichts mehr geändert. Ich komme damit gut klar, es waren einige Stellschrauben, die gedreht werden mussten. Ich habe weiterhin Symptome, aber die größeren Probleme werden unter Verschluss gehalten. Besonders im direkten Vergleich von keiner Medikation zu meiner aktuellen Medikation liegen Welten dazwischen.

Nach dieser Anpassung intensivierte ich die Suche nach einem neuen Hausarzt. Da traf es sich gut, dass ein neuer Arzt in die Gegend wechselte und noch neue Patienten aufnahm – etwas was nicht selbstverständlich bei Hausärzten ist aufgrund von Überlastung und zu vielen Patienten. Meine desaströsen Erfahrungen beim vorherigen Hausarzt in Bezug auf das Arzt-Patient-Verhalten und die Impfgeschichte, trieben meinen Wunsch nach einem Wechsel an. Ich wollte endlich wieder einen Hausarzt haben, eine Kommandozentrale, zu dem ich mit kleineren Problemen oder Bitten gehen konnte. Der mich an die korrekten Stellen weiterschickte, wenn es nötig war. Wo eine Vertrauensbasis herrschen konnte und man sich fachlich, sowie persönlich verstand. Ein gewisses Interesse an Mastzellerkrankungen wäre ein lohnenswerter Bonus gewesen. Es ist sehr erfreulich, dass ich genau dieses Profil im ersten Versuch fand.

Zu Beginn unseres Gesprächs entfernte der Doktor erstmal einen Käfer von meiner Schulter, bzw. meinem Hemd und entließ ihn aus einem Fenster in die Freiheit. Ein ungewöhnlicher Einstieg, aber ein guter Einstieg. Er hatte sich auf die Schnelle meinen Anamnesebogen angesehen und stellte sofort fest, dass ich der erste Patient mit einer Mastzellerkrankung für ihn sei. Er hatte jedoch bereits zuvor mit Nesselsucht Erfahrungen gemacht. Zunächst stellte er sich selbst vor, das fand ich als ungewöhnlich, aber gut. Nicht nur mit dem Namen – was viele seine Kollegen nicht tun – sondern ein wenig mit persönlicher Laufbahn und Spezialgebieten. Danach stellte ich mich vor, also nicht den beruflichen Werdegang – welchen Werdegang? – und auch nicht wie in der Selbsthilfegruppe, sondern meine Diagnose und meine Erkrankung. Er bemerkte schnell, dass ich über die Mastzellaktivierungserkrankungen schon recht viel wusste und mich umfassend mit dem Thema beschäftigt hatte. Das ist ein wichtiger Punkt in einem Arztgespräch, gewissermaßen ein Scheideweg. Entweder der Arzt hat wirklich Ahnung vom Thema (eigentlich nur bei Spezialisten der Fall, also sehr selten), er gibt vor darüber Bescheid zu wissen (und fällt dann später blöd auf, wenn es nicht der Fall ist) oder er hat keine großen Vorerfahrungen damit und spricht das klar aus. In der letzten Gruppe gibt es eine wichtige Unterscheidung. Entweder die Ärzte stellen auf Durchzug, bleiben bei „Keine Ahnung“ und wollen sich nicht mit dem Thema beschäftigen, oder sie sind interessiert und hören aufmerksam zu, stellen relevante Nachfragen. Dieser Hausarzt gehörte glücklicherweise zur letzten dargestellten Gruppe. Dabei sprach er einige sehr clevere Sätze, die meine Vorerfahrungen zu dem Thema gut zusammenfassten. Es war schön, dass von einem Arzt zu hören.

Hausarzt 3: „Einige Ärzte kommen ja dann nicht damit klar, dass der Patient mehr über die Krankheit weiß als man selbst, einige haben Probleme, wenn sie eine Augenhöhe mit dem Patienten haben.“

Eine sehr treffende Beobachtung. Ich hatte absolut das Gefühl, dass er jemand war, der die Krankheit ernst nahm. Er fragte mich sogar, ob ich bereits über Behinderungsgrade nachgedacht hatte, als ich ihm von meinen Symptomen und Einschränkungen erzählte. Aber das ist ein Thema an das ich mich noch nicht herantrauen möchte. Grundsätzlich wirkten seine ersten Ideen sehr positiv, auch wenn die Expertise in dem speziellen Krankheitsfall natürlich (noch) nicht komplett vorhanden sein konnte. Das überbordende Gefühl des Gespräches war ein sehr gutes. Es wirkte nicht wie ein normales Patient-Arzt Gespräch mit ordentlichem Machtgefälle, sondern fast eher wie ein Plaudern. Die Wellenlänge stimmte. Auch in folgenden Besuchen war er immer gut informiert über das Thema. Er ist kein Arzt, der zum Patienten hereinkommt, ihn nicht erkennt und keine Ahnung hat, was der Grund für den Besuch ist. Das schätze ich.

Der Tod meines Vaters

Gesundheitlich war ich zu diesem Zeitpunkt in Ordnung. Meine aktuelle Medikamentendosierung brachte zumindest eine Linderung meiner zahlreichen Symptome, auch wenn mein Zustand weiterhin nicht mehr als okay war. Aber auch ohne zahlreiche Arztbesuche passierten ein paar unschöne Dinge in meinem Leben. Im Februar 2022 verstarb mein Vater, im Folgenden gibt es einen weiteren Abschnitt über den Tod und alles was mich daran prägte. Diesmal betrifft es zumindest anteilig meine Krankheit. Der Schock des Todes und meine folgende Appetitlosigkeit, führten zu Gewichtsverlust und einer kurzzeitigen 180 Grad Drehung meines Darmgeschehens. Außerdem kann die nächste Passage als Warnschuss an viele Menschen gelten, die offenkundige deutliche Symptome mit sich herumtragen und keinen Arzt aufsuchen. Der folgende Abschnitt wird das beste Beispiel dafür liefern, warum Sie verdammt nochmal endlich zum Arzt gehen sollten.

Wie Sie schon bei der bisherigen Lektüre mitbekommen haben, hatte ich weder ein gutes, noch ein schlechtes Verhältnis zu meinem Vater, er konnte mir leider keine Stütze bei meiner Krankheit sein. Dennoch schockierte und traf mich sein Tod im Februar natürlich, ich lebte schließlich gemeinsam mit ihm in einem Haus und er klagte mir viele seiner Probleme. Er hatte kurz zuvor sehr mit einer Makuladegeneration zu kämpfen und bekam deshalb viele Spritzen beim Augenarzt. Mein Vater war eher der Typ, der sich schnell ins Selbstmitleid flüchtete. Seine ganzen Lebensträume, für die noch bevorstehende Rente, schienen für ihn in weite Ferne zu rücken, er plante noch viele Reisen. Nun haderte er sehr stark mit seinem Schicksal, dass er schlechter sehen konnte. In dieser Zeit suchte er viel Unterstützung bei mir. Wenn man ehrlich ist, war es ziemlich paradox, dass er mir davon erzählte, wie diese Krankheit seine Lebensträume für den Lebensabend torpedierte. Ein Gefühl, dass ich bereits seit spätestens 2016 zu Genüge kannte, damit seit über fünf Jahren lebte und wofür er leider nie ein offenes Ohr hatte. Er sah das als „Bonding-Möglichkeit“ zwischen Vater und Sohn, jetzt wo wir beide „krank“ waren. Leider fand ich das sehr schwierig. Ohne die Probleme einer Makuladegeneration im Alter zu schmälern, empfand ich es als unpassend von ihm diese Gemeinsamkeiten bei uns herzustellen. Ich fühlte mich etwas verhöhnt von der ganzen Nummer, versuchte aber dennoch unterstützend zu sein.

Ab Ende 2021 wurde es richtig ernst bei meinem Vater. Es kam ein wirklich großes Problem auf, viel schlimmer als meine Beschwerden, was wir aber nicht sofort erkannten. Er hatte große Probleme mit Hustenanfällen, war stets angestrengt und kurzatmig. Er schob das zunächst auf seine Nasenproblematik, hatte er doch einige Zeit zuvor eine Nasennebenhöhlenbegradigung erhalten. Sowohl mein Bruder und ich, als auch noch viel mehr meine Mutter, redeten mit ihm über seine Symptome und empfahlen ihm deutlich einen Arzt aufzusuchen. Wir drängten ihn aber nie so sehr, dass wir für ihn einen Termin vereinbarten. Er schleppte seine Beschwerden bis in den Januar 2022, als er endlich zum Arzt ging, der ihn zunächst noch vertröstete und seine Probleme stark relativierte. Bis mein Vater wegen der erhobenen Blutwerte in der Praxis anrief und auf Basis dessen sofort in ein Krankenhaus gebracht wurde. Dort wurde er zunächst behandelt, später in ein anderes Krankenhaus verlegt. Zu diesem Zeitpunkt befinden wir uns noch tief in der Covid-Zeit. Somit gab es diverse Restriktionen bei Besuchen und anderen Teilbereichen. Beispielsweise durfte immer nur eine Person den Patienten besuchen, meine Mutter übernahm dies. Dabei holte Sie sich bei einem Aufenthalt im Krankenhaus Covid, was zu einer strengen räumlichen Trennung bei uns im Hause führte, so dass ich tatsächlich damals noch um eine Covid-Infektion herumkam. Leider halfen die Umstände nicht dabei sich gegenseitig zu unterstützen. Wir redeten nur mit Maske und Abstand über Dinge mit meinem Vater. Mal schrieb ich ihn hauptverantwortlich am Tag an, mal meine Mutter, die ihre beiden Covid-Erkrankungen übrigens gut verkraftete.

Während dieser häufigen textbasierten Kommunikation, gab es irgendwann eine ganz seltsame Nachricht von ihm, bei der mir eine vernünftige Antwort schwerfiel. Er rechtfertigte darin in gewisser Weise sein gesamtes Leben, sein gesamtes Handeln als Vater. Er wisse darum, dass nicht alles perfekt war, er immer priorisiert hatte für uns angemessen sorgen zu können. Seine

Textnachricht war eine krude Mischung aus der Bitte um Absolution und Entlastung für die 30 Jahren zuvor, ohne Entschuldigung. Ich empfand das als sehr dramatisch und zu diesem Zeitpunkt noch als unnötig dramatisch – wie in einem Film – so dass ich darauf nur ausweichend antwortete. Rückblickend klingt das maximal falsch und gemein von meiner Seite aus, ich dachte danach viel darüber nach. Mit dem Inhalt seines Textes war aber alles zu seiner Selbstreflexion gesagt, ich sah es eben anders. Dennoch war es sicherlich nicht gut, dass ich darauf keine richtige Antwort fand. Hätte ich ihm heuchlerisch per Text „vergeben" sollen? Wahrscheinlich schon, aber ich fühlte es nicht. Was für ein grauenvoller Mensch ich doch bin. Zu diesem Zeitpunkt war von der Schwere seiner Probleme noch keine Rede (drei Wochen vor seinem Tod) und ich hätte nie gedacht, dass ich ihn erst wieder an Maschinen hängend wiedersehen würde. Hätte ich das damals schon gewusst, hätte ich vielleicht anders gehandelt. Vielleicht auch nicht.

Im Endeffekt waren sowohl das Herz als auch die Lunge meines Vaters nicht in Ordnung. Er wurden Stents gesetzt, womit man verengte Gefäße im Herzen wieder aufstemmen wollte. Außerdem wurde sein Herzrhythmus wieder auf die richtige Frequenz „resettet". Danach war er kurzzeitig auf der Intensivstation, weil die Frage aufkam, ob er vielleicht noch aktives Covid hatte oder vielleicht bereits Long Covid. Letztlich verliefen diese Eingriffe sehr gut und es wurden von Seiten des Krankenhauses Pläne geschmiedet, wie eine Reha aussehen könnte. Meine Mutter beschäftigte sich sehr damit, sprach bereits mit dem sozialen Dienst des Krankenhauses und wollte vorbereitet sein. Zu Wochenbeginn wurden wir aber von einem Telefonanruf des Krankenhauses überrascht, der nichts Gutes erahnen ließ. Plötzlich wurde mein Vater ins künstliche Koma versetzt und künstlich beatmet. Das kam für uns aus dem Nichts, auch seine Textnachrichten hatten keine drastische Verschlechterung erahnen lassen. Auf einmal klang alles sehr brenzlig.

Ab diesem Zeitpunkt brachte ich mich deutlich mehr ein, ich bemerkte, dass könnte eine schlimme Krisensituation werden. Fortan übernahm ich die Kommunikation mit anderen Familienangehörigen und erklärte bereits pessimistisch, dass das ziemlich schlechte Neuigkeiten waren. Ich wusste von den ganzen Covid-Erkrankten und Toten, dass es nicht zwingend leicht ist wieder selbst zu atmen, wenn man einmal von einer Maschine künstlich beatmet wird. Meine Mutter stellte für Zuhause bereits Planungen an, wie wir umbauen müssten, wenn mein Vater als (temporärer) Pflegefall nach Hause kommen würde. Sie wollte den Ernst der Lage nicht recht wahrhaben, für uns war das ein Schock und kaum greifbar. Ich sagte ihr mit einem mulmigen Gefühl, dass sie erstmal die weiteren Entwicklungen abwarten sollte. Am Mittwoch konnten wir endlich nach Absprache mit den Ärzten ins Krankenhaus fahren um uns selbst ein Bild zu machen und mit behandelnden Ärzten zu sprechen. Das war während Covid nicht gern gesehen bzw. sogar verboten bei mehr als einer Person. Wir konnten das tags zuvor abklären und quasi einen Termin vereinbaren, zu dem wir auch die Patientenverfügung meines Vaters mitbringen sollten. Spätestens jetzt sollte jedem klar sein, wie ernst die Nummer war. Der junge Arzt erklärte uns die Lage sehr eindringlich und bezifferte die Überlebenschancen auf „50/50".

Ich muss an dieser Stelle ein kleines Loblied auf Patientenverfügungen halten und jedem ans Herz legen selbst eine zu erstellen. Selbstverständlich ist das Ausfüllen und darüber in Gedanken versinken keine schöne Zeit und kein schöner Moment. Aber Sie können Ihren Angehörigen so viel ersparen. So viel „hätte ich doch" oder „hätte er das so gewollt" bleibt erspart, weil darin einfach steht, was man will. Also bitte, egal welches Alter Sie haben, begeben Sie sich ans Ausfüllen der Patientenverfügung. Aus Liebe zu und Rücksicht vor Ihren Angehörigen.

Als wir nach dem Arztgespräch kurz zu meinem Vater ins Zimmer dürften, war das ein surrealer – für mich schon traumatischer – Anblick. Wir sahen ihn dort völlig ohne Bewusstsein liegen, seine Körperfarbe war gesund, aber das war auch das Einzige, was Gesundheit suggerierte. Er hatte eine Atemmaske auf, wurde künstlich beatmet, um ihn herum stand eine Vielzahl von Monitoren, er hing an einer ganzen Reihe von Kabeln. Es sah wirklich nicht gut aus.

Nachdem meine Mutter und ich wieder zuhause ankamen, gaben wir den Angehörigen zunächst das „50/50"-Update der Überlebenschancen. Über unser Update bekamen wir einen Anruf des Krankenhauses, dessen Inhalt meine Mutter uns unter Tränen mitteilte: „Er befindet sich im akuten Sterbeprozess." Ein weiterer Schock, nachdem wir gerade erst zurück waren. Die erneute Fahrt ins Krankenhaus war seltsam, ich kann das Gefühl gar nicht beschreiben. Ich war froh darüber, dass meine Mutter nicht fahren musste und wir von meiner Cousine und ihrem Ehemann begleitet wurden. Ich fühlte mich traurig, gleichzeitig leer, war nervös, geschockt. Vor der Krankenhauspforte mussten wir argumentieren, warum wir jemanden mit drei Leuten – mein Bruder, meine Mutter, ich – besuchen kamen. Das Code-Wort „Palliativbehandlung“ sollten wir nennen, man begann dann schnell zu realisieren und danach bekamen wir keine Hürden mehr in den Weg gesetzt.

Drinnen war alles erschreckend eindeutig. Als wir ins Zimmer meines Vaters geleitet wurden, waren wir kurz mit ihm allein, bis eine Ärztin dazu kam. Ihre erste Amtshandlung war uns nacheinander das herzliche Beileid auszusprechen. Wenn wir den Ernst der Lage immer noch nicht verstanden hatten: Jetzt war alles klar, daran ließ die Ärztin mit ihrer Art eines Dampfhammers keinerlei Zweifel. Im weiteren Verlauf sagte uns die Ärztin, dass mein Vater de facto schon tot sei, nur noch die Maschinen würden ihn am Leben erhalten. Das war einfach nur unfassbar, waren wir doch erst drei Stunden zuvor an selber Stelle gewesen und hatten noch eine ambivalente Prognose bekommen. Aus den schrecklichen Bildern des ersten Besuchs wurde grauenvolle Gewissheit. Das Schlimmste war für mich das fast gewaltvolle Reinpumpen des Sauerstoffs in diesen eigentlich schon toten Körper, der diesen immer brutal anhob. Ich verlor vollkommen die Fassung und hatte erstmal einen minutenlangen Heulkrampf unter meiner FFP-2 Maske. Es war auf einmal so endgültig. Ich wäre vermutlich bis zum klinischen Ende des Lebens geblieben, aus einem falschen Pflichtgefühl heraus, dass ich oben bereits ins Feld führte. Gut wäre es für mich sicherlich nicht gewesen. Wir entschieden uns letztlich dagegen. Doch zunächst gab es die bereits bekannten großen Verabschiedungsgesten. Ich legte seine Hand in meine und setzte zur Abschiedsrede an. Aber was sagt man bei sowas, vollkommen schockiert und an der nervlichen Belastungsgrenze? Geht man nochmal das Leben durch? Konflikte? Gute Zeiten, wenn man sich denn daran erinnert? „Vergibt“ man irgendetwas, wie ein Priester und das bei einem nicht religiösen Menschen? Oder ist das alles einfach zu bedeutungsschwanger und etwas was nur in Filmen Platz findet? Ich glaube ich habe ihm gesagt, dass es sehr bitter ist, dass er noch so viel vorhatte und davon nichts mehr umsetzen kann. Dass es viel zu früh für ihn sei zu gehen.

Dass er sich aber auch endlich ausruhen kann und nicht mehr arbeiten muss. Und ihm dann alles Gute für die letzte Reise gewünscht. Ist doof? Kann gut sein. Insgesamt war das für uns als Familie sehr hart, am Schlimmsten offensichtlich für meinen Vater. Die Bilder, wie er an den Maschinen hängt, werden für immer bleiben.

Zuhause schaute ich mir emotionsbefreit die aktuelle Nintendo Direct an mit einer unglaublichen Schwermut über dem Körper. Ich war wie taub, eigentlich war mein Vater schon verstorben, aber nicht klinisch, weil die Maschinen ihn noch am Leben hielten. Eine grausame Zeit. Gegen 0:30 Uhr wurden wir angerufen, er war kurz zuvor verstorben. Es war auf der einen Seite ein Schlag in den Magen, auf der anderen Seite gut, dass man Gewissheit hatte. Ich war so müde und erschöpft, dass ich sogar einige Stunde Schlaf aneinandergereiht bekam. Am Folgetag hatten wir natürlich einiges auf der Agenda. Ich finde es persönlich gar nicht schlecht, wenn man nicht mit seinen Gedanken alleine ist, sondern dazu gezwungen ist sich um organisatorische Dinge zu kümmern. Zunächst stand die Benachrichtigung von Angehörigen an. Als Erstes informierten wir unsere nahen Verwandten, meinen Bruder und meine Cousine, danach die Angehörigen meines Vaters und weitere Personen aus dem direkten Umfeld. Diese Gespräche waren natürlich maximal hart. Immer wieder dieselbe fiese Geschichte erzählen zu müssen, aber vor allem den Schmerz der anderen Angehörigen und Bekannten zu spüren. Außerdem musste ich mich leider über einige Menschen sehr ärgern, die den Tod als Randnotiz betrachteten und stattdessen die Gelegenheit günstig sahen über ihre eigenen Probleme zu reden. Sowas ist für mich schwer zu verstehen oder zu verdauen, wenn man akut selbst mit großer Trauer konfrontiert ist.

Die Zeit zwischen Tod und Beerdigung war recht lang und fühlte sich an wie im Limbo. Gefühlsmäßig war ich zu nicht viel im Stande, ich habe einfach funktioniert. Ich erinnere mich aus dieser Zeit an nicht mehr viel, nur dass nichts Freude bereitete. Weder Filme noch Serien, die mich sonst immer abholten, konnten dies leisten. Ich konnte mich auf nichts konzentrieren. Gesundheitlich war diese Zeit für mein MCAS sehr verrückt. Mein Darm begann sich zunächst anders zu verhalten. Weg vom steten Durchfall, hin zu vielen Blähungen und Verstopfungen. Das lag natürlich vor allem daran, dass ich zu Beginn sehr wenig aß und keinerlei Appetit hatte, vermutlich dem Schock geschuldet. Besser war die Veränderung nicht wirklich, aber anders und mit mehr Bauchschmerzen gekoppelt. Ansonsten durchlebte ich eine starke körperliche und geistige Anstrengung, die mit viel Kopfschmerzen und großer Müdigkeit verbunden war. Mir fielen immer schon gegen 23 Uhr abends die Augen zu an diesen Tagen. Dennoch blieb ich im „Funktions-Modus."

Ich bin kein Fan davon verstorbene Menschen nach ihrem Tod auf ein Podest zu stellen und auf der Beerdigung positive Lügengeschichte zu erzählen. Die Menschen und die Erinnerung an sie bleiben nach dem Tod dieselben wie zuvor. „Man darf nicht schlecht über Tote reden" ist vielleicht eine Redensart, die Sie kennen. Ich halte davon nichts, man sollte weder alles beschönigen, noch alles schlecht reden, sondern bei der Wahrheit bleiben. Vielleicht wird Ihnen das als undankbar und falsch aufstoßen oder aufgestoßen sein, aber es ist meine feste Überzeugung, dass das der richtige Weg ist, den wir auch bei der Vorbereitung der Beerdigung wählten. Wir orientierten uns stark an den Wünschen und Interessen meines Vaters bei der Planung und Umsetzung. Die Rede des Trauerredners auf der Beerdigung war weitgehend ehrlich, es gab keine rosarote Brille. Es war nicht so verlogen und eklig wie bei vielen Beerdigungen auf denen ich bereits war. Ich konzentrierte mich an diesem Tag auf eine unterstützende Rolle. Zuerst begrüßte ich einige Leute, später am Grab unterstütze ich meinen Bruder. Aber auf den Moment, wenn man allein auf die herabgelassene Urne im Grab blickt, kann einen niemand vorbereiten.

Die sehr positive Resonanz auf Trauerrede und Trauerfeier gab uns und dem Trauerredner letztlich recht. Ein gutes Gefühl, wenn man von Freunden und Familie bestätigt bekommt, dass man eine auf den Verstorbenen passende Beerdigung organisiert hatte. Ich erinnere mich noch gut daran, dass der Tag auf den Beginn des russischen Angriffskrieges gegen die Ukraine fiel. Damals glaubte man noch, die Ukraine sei in ein paar Tagen überrannt. Glücklicherweise sieht die Realität anders aus, aber es war extrem surreal an diesem Tag mit der großen Weltpolitik konfrontiert zu werden.

Learning 1 (fachlich/menschlich): Wenn Sie eine signifikante Zeit lang an Kurzatmigkeit leiden und Treppengänge Sie schon zu Schweißausbrüchen treiben, dann gehen Sie lieber früher als später zum Arzt. Bei meinem Vater hätte bei einer Früherkennung viel vermieden werden können, unter anderem seine fortlaufende Vernarbung der Lunge und auch die Probleme an seinem Herzen.

Learning 2 (für Ärzte): Sofort das „herzliche Beileid" am Sterbebett des eigentlich noch nicht verstorbenen Patienten auszusprechen und die Angehörigen damit zu begrüßen… Ich würde von diesem Vorgehen abraten.

Learning 3 (persönlich): Seien Sie vernünftig, wenn Sie auf die Todesnachricht von Freunden & Familien reagieren. Seien Sie bitte nicht egoistisch, sondern üben sich in Empathie.

Learning 4 (persönlich): Lassen Sie die Beerdigung nicht zur letzten Lüge und verlogenen Geschichte eines Menschen werden. Seien Sie respektvoll, färben Sie es gerne auch etwas schön, aber lügen bitte nicht pausenlos.

Als kleinen Nachsatz möchte ich noch einen weiteren Arztbesuch ins Spiel bringen. Aufgrund der Geschichte meines Vaters wollte ich bei einem Lungenfacharzt meine Lunge vernünftig überprüfen lassen. Damit war alles in Ordnung. Im Gespräch hatte sie verhältnismäßig großes Interesse an meinem MCAS. Das fand ich zunächst gut, bis es umschlug: „Kannten Sie die Krankheit schon bevor Sie die Diagnose erhalten haben?" Langsam dämmerte mir, dass sie die Diagnose wohl nicht glaubte und wir uns gefährlich nah endlich mal wieder dem Bereich der Unterstellungen näherten. Ich ging darauf nicht weiter ein, ich wollte schließlich noch ihre Expertise hören. Eine Sache, die mich im Nachhinein häufig fuchste. Der Spagat zwischen: „Sei nett, du brauchst hier noch was" und „Eigentlich müsstest du jetzt die Meinung geigen und gehen." Ansonsten erwähnte ich im Gespräch den Tod meines Vaters und meinte, dass ich deswegen die Untersuchungen anstrebte. Ich kann von dieser Vorgehensweise nur abraten. Sie erzählte mir daraufhin gefühlt von jedem Todesfall in ihrer Familie und wie sie mit der Trauer umging. Das war nicht das Ziel meines Arzttermins, aber danke. Sie empfahl mir unter anderem das Buch „Staring at the sun" – vielleicht lesen Sie also besser das Buch als meines. Ich war nach dem Arztbesuch deprimierter als davor. Das ist doch der Sinn der Sache, oder?

Learning (persönlich/fachlich): Erwähnen Sie besser beim Arzt nicht den Todesfall von jemandem aus der Familie. Zumindest nicht, wenn Sie darüber nicht den Großteil des Gesprächs sprechen wollen, sondern eigentlich noch die Expertise vom Facharzt benötigen.

Im September 2022 schlägt Covid doch noch zu

Ich hatte mich sehr gut und möglichst vorsichtig durch die Covid-Pandemie geschlängelt. 2020 haben wir – wie alle – auf viele soziale Kontakte verzichtet, haben diese stattdessen über Online-Videocalls abgehalten. Das hatte etwas, wir hatten in unserer Freundesgruppe einige gute Abende mit Geotastic, einem Spiel das einen irgendwo auf der Welt herauslässt und man herausfinden muss wo man ist, oder dem Covid-Klassiker Gartic Phone. Hier gibt man einen Begriff vor, eine andere Person muss dies malen, dann muss eine dritte Person wiederum erraten, was das Bild darstellt. Immer so weiter. Dabei habe ich erneut bemerkt, dass die Malfähigkeiten einer fünf Jährigen die meinigen bereits weit übersteigen, es ist wirklich katastrophal. Dennoch waren wir natürlich froh, als wir uns wieder treffen durften, anfangs vermehrt noch draußen. Außerdem ließ ich weiterhin Vorsicht walten. In sämtlichen Läden lief ich mit Maske umher, verwendete viel Desinfektionsspray. Selbst aus der Beerdigung zu Beginn des Jahres kam ich unversehrt heraus. Im Sommer 2022 bemühte ich mich noch um eine fünfte Impfung, es war fast ein halbes Jahr vergangen seit meiner vorherigen. Eine fünfte wurde damals aber leider kategorisch ausgeschlossen. Und so kam es vielleicht wie es kommen musste und Covid klopfte bei uns an der Tür.

Meine Mutter feierte nach sehr vielen Jahren endlich wieder ihren Geburtstag. Sie war ganz fröhlich und erwartungsfroh im Vorfeld, wollte mit ihren Kindern und Freunden bei uns daheim feiern. Insgesamt waren wir in etwa 15 Leute. Das war damals natürlich schon längst wieder erlaubt, aber daran störte sich Covid ohnehin noch nie. Es wurde leider ein schönes „Spreading-Event". Meine Mutter trieb zunächst die Frage um, wer „Patient Zero" der Gruppe war, später ging sie dazu über sich die Schuld als Gastgeberin selbst zu geben. Interessant daran war, dass ausnahmslos alle Erwachsenen (bis auf meinen Bruder), die bis in den späteren Abend hinein geblieben waren, danach Covid-positiv waren. Nicht alle zum selben

Zeitpunkt, aber es war interessant zu beobachten, dass tröpfchenweise die positiven Tests bei uns gemeldet wurden. Besonders bitter war, dass ein älteres Ehepaar aufgrund ihrer Covid-Erkrankung die Hochzeit einer ihrer Enkelinnen eine Woche später verpasste. Grundsätzlich haben alle Coviderkrankten dieses Abends die Infektion gut überstanden. Im Kern war es echt ein lustiger Abend, eben bis die Symptome aufkamen, dann wurde daraus ziemlich schnell bitterer Ernst. Bereits rund 48 Stunden nach dem Event begannen bei mir die Symptome, bei meiner Mutter etwas später.

Ich war mir allerdings ziemlich schnell sicher, dass es sich um Covid handeln musste. Es fühlte sich sofort schlimmer an, zudem waren die zweieinhalb Jahre zuvor nicht spurlos an uns vorbei gegangen. Von typischen Covid-Symptomen hatten wir genügend aus erster oder zweiter Hand gehört. Bei mir kam es sehr schnell zum Verlust des Geschmackssinns, mein gesamter Nasenbereich war verstopft, ich hatte Husten, Kurzatmigkeit und Kopfschmerzen, sowie starke Gliederschmerzen. Gerade bei den Gliederschmerzen fühlte es sich so an, als wären sie auf meine normalen Gliederschmerzen aufaddiert worden. Endlich fühlte ich mich wie ein 80-jähriger. Die Probleme gipfelten in einer horrordurchzogenen 4.Nacht seit der Inkubation. Ich hatte zuvor schon ein paar Probleme einzuschlafen und wachte gegen vier Uhr nachts nach etwa zwei bis drei Stunden Schlaf auf. Ich lag in einer Lache, glücklicherweise nur aus Schweiß und nicht aus Blut, aber die Matratze war nass und der Schweiß lief mir in die Augen. Dazu kam ein Schüttelfrost, wie ich ihn noch nie in meinem Leben erlebt hatte. Die Zähne klapperten unaufhörlich wie bei einem Piratenskelett, ich zitterte so stark, dass ich kaum einen klaren Gedanken fassen konnte. Dazu war mir so ungehörig kalt, ich lag in meinem nassen und nun kalten Schweiß und der September 2022 war nicht so warm wie der des Jahres 2023. Meine Nerven spielten komplett verrückt, ich zuckte unaufhörlich, meine Muskeln entwickelten ein Eigenleben, ich hatte Angst die komplette Kontrolle über meinen Körper zu verlieren. Ich versuchte für eine Form der Wärme zu sorgen mittels Kirschkernkissen, die ich in der Mikrowelle erwärmte. Es muss ein tolles Bild gewesen, ein komplett durchnässter Typ mit einer Bettdecke wie ein Umhang, dem der Schweiß auf den Boden tropfte. Zitternd wie Onkel Hans, wenn er mal zwei Wochen lang keinen Alkohol bekam, zähneklappernd und leicht blau angelaufen, wartend auf das

Wunder der Technik: Die Erwärmung eines Kirschkernkissens durch eine Mikrowelle. Währenddessen wurde mir häufiger sehr schwummrig, ich hatte Probleme auf den Beinen zu bleiben und noch mehr Probleme damit, dass mein Körper mir einfach nicht gehorchen wollte. Meine Nerven drehten völlig durch, so dass ich es trotz großen Anstrengungen und Wärme rund 45 Minuten lang einfach nicht schaffte das Zucken und Zittern am ganzen Leib abzustellen. Problematisch war auch, dass mein Hirn blockiert war, der Brain Fog war real, ich traf nicht sofort die richtigen Entscheidungen. Irgendwann ging mir endlich auf, dass wohl die Zeit für meine Cortison-Medikamente gekommen war. Einige weitere sehr kalte, aber nicht mehr so schlimm zitternde, 45 Minuten nach der Einnahme ging es mir dann endlich wieder okay. Ich war komplett gerädert, hatte nur sehr wenig Schlaf – nach dieser Aktion war daran nicht mehr zu denken – und hatte natürlich weiterhin die Symptome des Vortags.

Am nächsten Morgen rief ich in meinem beschissenen Zustand meinen Hausarzt an und schilderte meine Erlebnisse. Ich hatte natürlich etwas Schiss, dass es noch schlimmer werden würde. Es war bekannt, dass Covid auch nach dem ersten Höhepunkt und einer anschließenden Besserung nochmal zurückschlagen konnte und genau das bedrückte mich. Diese Grenzen meines Körpers wollte ich wirklich nicht austesten. Ich drückte im Gespräch mein Interesse am Covid-Medikament Paxlovid aus, wovon mein Hausarzt aber nicht sonderlich überzeugt war. Nicht wegen der Wirkung, sondern eher der Begleitumstände des Medikaments. Er meinte allerdings, dass ich einer der wenigen Patienten sei, bei dem er es aufgrund meiner starken Symptome und meines vorherigen Krankheitsbildes erwägen würde, aber er zeigte mir auch die möglichen Risiken auf. Wie Paxlovid mit meinen Langzeit-Medikamenten reagieren würde, konnte natürlich niemand wissen. Der Arzt konnte mich in meiner Verzweiflung aber gut beruhigen. Somit verblieben wir damit, die folgende Nacht noch abzuwarten, falls es sich hier verschlimmert hätte, hätte ich das Medikament wohl bekommen. Glücklicherweise war die kommende Nacht nicht mehr so schlimm. Ich schwitzte wieder ordentlich und hatte Kopfschmerzen, aber mit vor und während der Nacht eingenommenen Schmerzmitteln war es erträglich. Daher muss ich auch hier meinem Hausarzt wieder ein Kompliment aussprechen, das war die absolut richtige Entscheidung.

Danach schwächte sich Covid mit seinen Symptomen nach und nach ab, ich brauchte noch ein paar Nächte lang Schmerzmittel, aber irgendwann war der Alltag gekommen, wo ich mir sicher war: Die Gelenkschmerzen kommen wieder von Mastzellen und nicht von Covid. Was für eine Erleichterung. Dennoch traf es mich ziemlich hart, jedoch glücklicherweise ohne besonderen Befall der Lunge. Es fällt mir nicht schwer mir vorzustellen, wie übel das ohne Impfungen hätte aussehen können. Das bleibt natürlich spekulativ, aber ist nicht unwahrscheinlich.

Was mich allerdings stört, sind die Spätfolgen dessen. Ich haben erfreulicherweise nichts, was man mit „Long Covid" beschreiben würde – glaube ich zumindest. Ob der Brain Fog und die Konzentrationsstörungen, die in der direkten Folge vermehrt auftraten, letztlich ein Symptom von Covid oder meiner MCAS sind? Keine Ahnung, beide Optionen teilen sich diese Symptome. Auffälliger und speziell Covid zuzuschreiben, ist aber die starke Verschlechterung meines Gedächtnisses. Vielleicht kennt man ihn: Den Türrahmeneffekt. Man geht durch eine andere Tür im Haus oder der Wohnung und weiß plötzlich nicht mehr, was man dort eigentlich tun wollte. Oder anders ausgedrückt: Mein Ultra-Kurzzeitgedächtnis ist spürbar schlechter geworden. Ich kann mir manchmal nicht merken, woran ich gerade noch dachte, weiß nicht, ob ich jetzt die Tablette bereits einnahm oder nicht. Gerade im Zeitabschnitt von etwa zehn Sekunden ist das eklatant. Wenn ich mich nicht auf die Sache konzentriere, habe ich sie schnell vergessen. Das ist unangenehm und erst ein Problem seit meiner Covid-Erkrankung. Ein weiteres eher anekdotisches Problem meines Körpers trat in der Folge auf. Ich empfinde es als eines der sinnlosesten. Denn ich kann kein Sprudelwasser mehr trinken ohne Beschwerden. Meine Zunge beginnt beim Trinken auffällig zu kribbeln, manchmal zu brennen, es fühlt sich so an als würden die Wassertropfen meine Zunge für eine Hüpfburg halten. Ob Covid oder MCAS dafür verantwortlich sind, weiß ich leider nicht. Aber ich weiß, dass Sprudel für mich den Getränkeplan verließ und stattdessen stilles Wasser den Platz einnahm. Das ist kein Problem, aber durchaus kurios.

Learning 1 (fachlich/persönlich): Impfungen helfen.

Learning 2 (persönlich): Beobachten Sie an sich Long-Covid Folgen? Der aktuelle Gesundheitsminister Lauterbach (Stand Juni 2024) setzt sich dafür ein, dass dort ein Bewusstsein – auch bei Krankenkassen – geschaffen wird. Informieren Sie sich gerne zum Thema.

Mein Leistenbruch und allgemeine Narkoseprobleme bei MCAD-Patienten

Der Körper ist ein Krawallmacher. Immer wenn er irgendwelche Probleme hat, ruft er aufmerksamkeitsbedürftig direkt nach dem Chef um Gegenmaßnahmen zu ergreifen. Ich stehe daher schon länger mit ihm auf Kriegsfuß und habe mich nicht sonderlich gefreut als Ende 2022 ein neues Problem zu meinem reichhaltigen Symptomarsenal dazukam. Zunächst hatte ich wieder meine typischen Gedanken: Ist das ein MCAS-Symptom? Aber diesmal stammte es doch deutlich aus einer anderen Region, der linken Leistengegend, manchmal unter Beteiligung des linken Hodens. Sie werden sich jetzt zurecht fragen, was zur Hölle hat diese Nummer mit MCAS zu tun und muss ich wirklich über Urologen Besuche lesen? Das mit den Urologen Besuchen könnte ich vermeiden, finde es aber zu lustig. Der wichtige Teil dieses Abschnitts ist die Narkose. MCAS und Mastozytose-Patienten müssen auch hier auf einige Einschränkungen achten und vorherige Maßnahmen treffen, damit es kein böses oder gar kein Erwachen nach der Narkose gibt. Klingt dramatisch, aber je nach Ausprägung der Krankheit kann es das auch wirklich werden. Daher ist man als Betroffener erneut in der Bringschuld dies mit den Ärzten vorher dezidiert und fundiert zu besprechen, sie immer wieder darauf hinzuweisen. Auf einer Fachtagung zum Thema Mastozytose habe ich aufgeschnappt, dass man sich als Patient mit systemischer Mastozytose um einen „Mastozytose-Pass“ bemühen kann, der gerade den Umgang bei anderen Ärzten mit Narkosen und lokalen Betäubenden massiv erleichtern soll. Falls das für Sie in Frage kommt, sollten Sie das in die Wege leiten. Ansonsten benötigt es mühevolle Kleinarbeit im Gespräch mit Ärzten, die ich im Folgenden erläutern werde.

Ende 2022 suchte ich zunächst meinen Hausarzt auf und schilderte meine Leistenbeschwerden. Problematisch war, dass ich es nicht zu 100%

lokalisieren konnte, keinen direkten Zeitpunkt nennen konnte, nach dem meine Symptome begannen. Ein klassischer Auslöser wäre beispielsweise so etwas: Ich habe alleine eine Waschmaschine aus dem sechsten Stock getragen und bin dafür durch den Schnee gewatet oder vielleicht war auch die Maschine mit Schnee gefüllt. Zumindest etwas heldenhaftes. Dabei oder danach verspürt man dann einen starken Schmerz in der Leistengegend: Das ist eine klare Diagnose. Falls es keinen eindeutigen Zeitpunkt gibt und der Schmerz in die Hodengegend „abstrahlt", ist die Diagnostik schwieriger. Ich wartete daher noch ein wenig ab, ob sich das Problem von alleine lösen würde, was mir allerdings vermehrt unmöglich erschien. Dieser Eindruck verfestigte sich, als ich die Schmerzen stark beim Fußball und sonstigem Sport spürte und diese Aktivitäten erstmal pausieren musste. Außerdem nutzte ich die Zeit zum besseren Verständnis der Schmerzen. Somit wusste ich, dass ich parallel bei einem Chirurgen und bei einem Urologen Termine vereinbaren sollte. Zunächst möchte ich den Urologen Termin abfrühstücken, da er der irrelevante der beiden war.

Ich war zum ersten Mal in meinem Leben bei einem Urologen. Ein Privileg – von so vielen – das Männer in der Gesellschaft haben. Frauen müssen ständig zum Frauenarzt und haben dort nicht zwingend die angenehmsten Besuche, Männer gehen allenfalls zum Urologen, wenn es direkte Probleme gibt. Das ist sicherlich nicht ganz sinnvoll, hier dürfte die Vorsorge ab einem gewissen Alter früher beginnen. Aber es ist natürlich kein angenehmer Arztbesuch. Die Vorgeschichte mit viel zu vielen alten Männern im Wartezimmer, die offen und lautstark mit der Rezeption oder anderen Patienten über ihre Intimsalbe und wie sie diese auftragen müssen, debattieren – spare ich lieber in ihrer Gänze aus. Stattdessen kommen wir direkt zu meiner Untersuchung, die sich als ziemlich ungemütlich herausstellte. Zunächst sprach ich kurz mit dem Urologen über meine Probleme und mögliche Ursachen, er sollte letztlich bestätigen, dass am linken Hoden keine Schwierigkeiten vorlagen. Er hörte nur sehr wenig zu, wollte stattdessen Berufs-Smalltalk betreiben und sprach von irgendeinem Reporter, der mal sein Freund gewesen war. Keine Ahnung, warum Arztgespräche manchmal so verlaufen, wie sie es tun. Danach sollte ich mich auf die Liege legen und „untenrum freimachen". Er ließ mich noch rund zehn Minuten auf der kalten Liege warten, ehe es noch etwas kälter wurde.

Denn dann knetete er ordentlich mit seinen kalten Händen (immerhin in Handschuhen) meine Eier durch. Danach ging er zum Ultraschall über, der feststellte, dass ich keinen Hodentumor hatte. Schon mal eine gute Nachricht. Sie kennen das von jeglichem Ultraschall, vorher werden Sie an den relevanten Stellen etwas mit Gel bestrichen, ich erledige das Saubermachen nach dem Ultraschall gerne selber. Dafür halte ich bewusst meine Hand hin um den Zewa-Verschnitt zu übernehmen und mich selbst zu säubern. Dieser Arzt ging hier bewusst oder unbewusst an meiner Hand vorbei und „trocknete" mich selbst ab. Was sollte das? Ich dachte nun die Untersuchung sei abgeschlossen, ein Tumor war ausgeschlossen und damit alles in Ordnung. Der Arzt fiel aber zurück in alte Muster. Namentlich: Die Hoden durchkneten, von links nach rechts drücken. Eine durchaus schmerzhafte Angelegenheit, weil er das nicht gerade zaghaft durchführte. Ich versuchte gelegentlich nachzufragen, was er gerade herausfinden wollte, aber mehr als ein „Hmm" war nicht zu hören. Ich fragte nach einer Erklärung, warum diese Prozedur mit einigen Schmerzen verbunden war. „Dann haben Sie eben schmerzempfindliche Hoden". Ok, gut zu wissen.

Letztlich kam er zu dem Ergebnis, dass ich kleine Hoden hätte, er wollte sich nochmal mittels eines Testosteronspiegels davon überzeugen. Konnte gar nicht daran gelegen haben, dass es kalt und unangenehm war. Oder doch? Die Testergebnisse zum Testosteron waren – für alle überraschend – absolut im Normbereich. Die letzte Untersuchung dessen mittels des großen Blutbilds 2018 hatte noch schlechtere Werte ergeben. Allgemein war das eine ziemlich lästige Erfahrung. Ich weiß nicht, ob es an diesem speziellen Arzt lag, oder dass die generelle „Urologen-Experience" ist, aber das muss ich nicht nochmal haben. Doch die Erkenntnis war natürlich wichtig. Kein Hodentumor, somit wurde der Leistenbruch deutlich wahrscheinlicher. Urologen Besuche sind nun und für alle Zeiten, zumindest in diesem Buch, vorbei. Nun geht es weiter mit einem Chirurgen, der auf „Hernien" spezialisiert ist, das ist der Fachterminus für (Leisten-) Brüche.

Beim Chirurgen wurde ich zunächst kurz abgetastet, dann bekam ich einen Ultraschall – dessen Gel ich sogar selbst entfernen durfte – und wurde wieder abgetastet. Letztlich war das Ergebnis ein „indirekter Leistenbruch". Das heißt, dass er nicht immer in Normalstellung zu sehen oder zu ertasten war, aber deutlich sichtbar wurde, wenn ich beispielsweise tief einatmete.

Wenn ein indirekter Bruch keinerlei Schmerzen verursacht, dann operiert man diesen nicht zwingend, sondern wartet etwas ab und überwacht ihn. Da die Schmerzen bei mir deutlich waren, mich täglich plagten und Sport noch unattraktiver als sonst werden ließen, war die Entscheidung für mich eindeutig. Eine Operation, damit es danach wieder besser sein konnte als zuvor. Das konnte und durfte mit 30 Jahren kein Dauerzustand für mich sein. Doch jetzt – natürlich – kommen wieder die Probleme hinzu, die Mastzellerkrankte haben. Zunächst einmal geht es um die Frage der Art des Eingriffs. Normalerweise führt man Hernien-Operationen heutzutage lieber laparoskopisch durch, das heißt der Einschnitt wird durch die Bauchhöhe vorgenommen und von dort aus wird operiert. Diese Methode gilt als „minimalinvasiv" und hinterlässt eine kleinere Nabe. Leider kann ich zu diesem Thema keine Expertenmeinung abgeben, weiß nicht, was für MCAS-Patienten sinnvoller ist. Im Gespräch mit dem Arzt war uns letztlich beiden lieber den Bauch nicht zu beteiligen, weil er eine Hauptquelle meiner Symptome ist und wir ihn nicht extra triggern wollten. Somit blieb bei mir der „offene" Eingriff. Bei diesem setzt der Chirurg das Messer dort an, wo er auch arbeiten muss, die Narbe ist größer, aber es ist grundsätzlich eine genauso sichere Methode. Wie gesagt, das ist keine klar fundierte Handlungsempfehlung, welche der beiden Methoden Sie wählen sollten. Dafür fehlt mir die Expertise. Ich empfand allerdings letztlich die offene Variante als zielführender.

Das größere Problem für MCAD-Patienten ist die Narkose. Normalerweise führte diese Praxis solche Hernien-Operation ambulant durch. Das heißt, dass ein Anästhesist dazukommt für die Narkose, der Bruch vor Ort operiert wird, man irgendwann aufwacht und am selben Tag wieder daheim ist. In der Folge muss man sich rund vier Wochen lang etwas schonen, wird grundsätzlich einige Wochen krankgeschrieben und kann danach wieder so leben wie vor den Schmerzen. Das klingt doch vergleichsweise attraktiv, gerade wenn es sich um eine OP handelt. Leider ist diese Methode beim Mastzellen-Krankheitsbild nicht möglich, da eine genauere Überwachung notwendig ist und man die Möglichkeiten eines Krankenhauses in Sachen Notfallmedikamente oder Narkosebeschwerden benötigt. Aus Sicherheitsgründen musste ich deswegen in ein Krankenhaus und bekam dafür im März 2023 einen Termin.

Nun begab ich mich auf die Online-Suche nach einem geeigneten Leitfaden für Mastozytose und MCAS-Betroffene im Umgang mit Narkosen. Ich fand einige Erfahrungsberichte von Anästhesisten und noch viel wichtiger: Eine Handlungsempfehlung des „Interdisciplinary Mastocytosis centre" der Charité. Ich druckte diese im Februar 2023 aus und legte sie den betreffenden Ärzten vor. Falls bei Ihnen eine Narkose ansteht, lohnt es sich sicherlich nach einer aktualisierten Variante zu suchen. Der Leitfaden wurde speziell für Mastozytose-Patienten erstellt, ist aber für MCAS-Patienten mit starken Symptomen genauso empfehlenswert.

Grundsätzlich empfiehlt die Charité die Vormedikation mit H1 und H2-Blockern, sowie das Bereitlegen von Notfallmedikamenten für den Fall der Fälle. Ansonsten werden speziell Temperaturschwankungen als problematisch eingestuft und eine generelle langsame Zufuhr der Medikamente wird empfohlen. Nun kommen wir zum Leitfaden der Charité[50], welche Medikamente als risikoarm und welche als risikoreich gelten. Damit kann der behandelnde Arzt sicherlich mehr anfangen als der normale Patient:

Medikamentengruppe	Geringes Risiko	Hohes Risiko
Benzodiazepine	Diazepam, Midazolam, Flunitrazepam, u.a.	
Analgetika	Alfentanil, Fentanyl, Sufentanil, Remifentanil, Paracetamol Naloxon (inhibiert die Histaminfreisetzung)	Morphin, Codein, Pethidin, Tramadol NSAID (vorsichtiger Einsatz bei unbekannter Anamnese), Metamizol
Hypnotika	Propofol, Etomidat (ohne	Thiopental, Phenobarbital

[50] „Interdisciplinary Mastocytosis centre" Charité in Berlin: Hinweise zu Narkosen und Operationen für Patienten mit Mastozytose (Abrufdatum Februar 2023)

	Propylenglycol), Ketamin	
Muskelrelaxantien	Cisatracurium, Pancuronium (unterschiedliche Angaben in der Literatur), Vecuronium	Atracurium, Mivacurium, Suxamethonium, Succinylcholin, Rocuronium
Lokalanästhetika	Ropivacain, Mepivacain, Bupivacain (unterschiedliche Angaben in der Literatur), Prilocain	Lidocain, Procain, Tetracain
Volatile Anästhetika	Enfluran, Isofluran, Sevofluran, Desfluran (unterschiedliche Angaben in der Literatur)	
Anticholinergika		Atropin
Plasmaexpander		Gelatine, Hydroxyethylstärke
Röntgenkontrastmittel		Jodhaltige Kontrastmittel

Wie Sie sehen, finden sich auch alte Bekannte wieder in Form der jodhaltigen Kontrastmittel, die wir bereits von meiner Kopfwölbungs-Expedition kennen. Legen Sie diese Tabelle Ihrem Anästhesisten vor und besprechen es mit ihm.

Ich hatte dafür Gelegenheit bei der offiziellen Anmeldung im Krankenhaus, zwei Tage vor meiner geplanten Operation. Im Vorfeld durfte ich endlich mal wieder drei Stunden lang in einem Wartezimmer herumsitzen, aber das gehört dazu. Der Narkosearzt wollte mit mir zunächst nur die Formalitäten durchgehen und mich über ein paar der klassischen Risiken aufklären. Ich erwähnte, dass ich ein etwas speziellerer Fall sei und riss die Problematik der Mastzellen im Hinblick auf eine Narkose an. Er kannte die Krankheit leider nicht, stellte keine Nachfragen und ging überhaupt nicht auf mich ein. Mein Rettungsanker – und auch seiner – war aber der Charité Bogen, den ich mitbrachte. Der Narkosearzt klammerte sich regelrecht daran, und notierte auf meinem Aufnahme- und Anamnesebogen fortan sehr fleißig. Komplett wortlos und nicht erklärend, aber er notierte. Ich versuchte mitzulesen und wenn mir noch etwas in seinen Ausführungen fehlte, bat ich ihn um eine Ergänzung seines Textes. Mutmaßlich habe ich ihn damit ziemlich genervt, aber der Zweck heiligte in diesem Fall die Mittel.

Dieses Gespräch hatte allerdings leider keinen guten Einfluss auf meinen Gemütszustand. Zuvor war ich sicher, dass ich mit der OP die richtige Wahl getroffen hatte, obwohl ich natürlich um die möglichen Gefahren einer Narkose bei mir Bescheid wusste. Im Vorfeld verfasste ich mein Testament, bzw. erneuerte es mit einigen persönlichen Worten an Freunde & Familie. Eine 100% Sicherheit fühlte ich offensichtlich nicht. Aber rein rational dachte ich mir: Ich habe diesen guten Charité Bogen, ich muss nur die Ärzte dazu kriegen, sich daran zu halten. Dann wird das schon gut funktionieren. Doch dieser Arzt schien mir komplett überfordert mit der Situation, ich hatte ein schlechtes Gefühl, wenn er an dem Tag wirklich mein Anästhesist sein sollte. Kurzzeitig gab es die Überlegungen an anderer Stelle das Prozedere von vorne zu beginnen, aber darauf wollte und konnte ich nicht warten. Letztlich war ich entschlossen, dass ich meine Themen direkt vor der Operation nochmal den richtigen Leuten vermitteln könnte. Meine Mutter war – vielleicht naturgemäß – etwas besorgter und angsterfüllter. Sie hielt die ganzen Operationsgeschichte aus Angst für keine gute Idee, aber ein Akzeptieren des Status Quo der Schmerzen war für mich keine Option. Somit beschloss ich die OP durchzuziehen.

Ich checkte am 1. März 2023, dem ersten Tag der fallenden Maskenpflicht auch bei Ärzten und Krankenhäusern, ins Krankenhaus ein. Auf einem Dreibettzimmer lernte ich zunächst zwei nette Leidensgenossen kennen, die vom selben Arzt wie ich an diesem Tag operiert werden sollten. Zunächst bekamen wir schlimme OP-Kleidchen verpasst, die auf der Rückseite nicht ordentlich zugingen (ein Faden war bei mir gerissen, somit konnte ich keine Schleife binden) und schöne Netzunterwäsche dazu. Danach mussten wir den „ganzen Oberkörper“ mit schlechten Einwegrasierern ohne jeglichen Rasierschaum enthaaren. Natürlich hatte ich zuvor – wie erwünscht – bereits weiträumig das Gebiet um die Leistengegend rasiert, aber plötzlich sollte es noch mehr sein. Ziemlich nutzlos, eher ein Fehler der Kommunikation, aber das kann passieren. Bei mir war die Rasur schon ungemütlich, aber, aufgrund meines recht geringen Haarwuchses, noch erträglich. Meinen sehr behaarten Zimmernachbarn traf es deutlich schlimmer, er hatte das Hemdchen bereits vor der OP an einigen Stellen vollgeblutet und schwitze ganz entsetzlich. Ich war der erste unserer Dreiergruppe, legte mich auf mein Bett und wurde dann heruntergefahren in den OP-Bereich.

Kurz vor der Operation selbst wurde mein Gefühl signifikant besser. Grund dafür war eine Anästhesistin, die viel kompetenter als ihr Kollege zwei Tage zuvor wirkte. Ich besprach mit ihr nochmal alles in Kurzform, sie hatte aber bereits die richtigen Vorbereitungen gemäß des Anamnesebogens getroffen. Sie erwähnte noch explizit, dass sie gemäß des Charité-Leitfadens die Alternativmedikamente statt der normalen verwendeten. Außerdem gab sie mir vorab noch etwas Cimetidin extra, das war gemäß Packungsbeilage kein Problem. Wir sprachen über Medikamentenengpässe, das traurige Ende des Ranitidins – was sie zuvor auch im Krankenhaus verwendeten. Meine Sicherheit kam zurück, ich befand mich in guten Händen. Die Anästhesistin hatte wirklich hervorragende Arbeit geleistet. Danach bekam ich die lokale Betäubungsspritze direkt in den Muskel gesetzt (muss das so?), eine Maske auf, die Narkosegase wurden eingeleitet und es wurde schnell schwarz für mich. Rund zwei Stunden später wurde es wieder hell und ich befand mich im Aufwachraum. Ich zitterte sehr stark, hatte Schüttelfrost und meine Nerven im Unterkörper zuckten und zitterten unangenehm, dazu war mir noch etwas schwummrig. Aber das war alles erträglich, alles soweit in Ordnung. Später erfuhr ich von einem meiner Zimmergenossen, dass das Personal mich zuvor schon mindestens eine halbe Stunde lang versuchte aufzuwecken mit Rütteln und Co. Hatte das etwas zu bedeuten? Hoffen wir mal nicht. Im Aufwachraum bekam ich noch einen schönen Dialog mit: Das Piepen der Geräte bei der Dame gegenüber wurde lauter und schneller bis eine der Assistenzen rief:

„FRAU MÜLLER (Name frei erfunden), SIE MÜSSEN AAAATMEN, nicht das Atmen vergessen."

Frau Müller: „Ja stimmt, das vergesse ich immer." Okay, schönes Gespräch. In der Folge wurde ich zurück auf das Zimmer geschoben und es herrschte zunächst große Freude bei mir. Ich war wieder aufgewacht, die Nebenwirkungen fielen recht gering aus und wurden mit der Zeit weniger und weniger. Ich informierte noch ein paar wichtige Personen, damit diese auch erleichtert sein konnten. Ansonsten war ich erstmal ans Bett fesselt, also nicht wörtlich, aber ich hatte einen dicken Sandsack auf der Leistengegend liegen, einen Tropf, der mit dem Handrücken verbunden war und ein Blutglas, in das mittels Schlauchs aus meiner Leistengegend immer noch Blut der Wunde aufgefangen wurde. Alles etwas eklig. Besonders schön wurde es, als ich zur Toilette musste. Mit der einen Hand führte ich den Tropf, in der anderen hielt ich mein Blutglas und manövrierte mich durch das Zimmer. Das ist eben kein Urlaub, aber immer noch besser als eine Bettpfanne. Später bemerkte ich noch das ganze Wund-Jod. Weil ich darauf zumindest anfällig in Kontrastmitteln reagiere, vermutete ich, dass es auf der Haut auch keine angenehme Wirkung hatte. Es führte zu etwas mehr Juckreiz, war aber annehmbar und wurde besser als ich es abwusch. Das gestaltete sich jedoch als eine schwierigere Angelegenheit, weil das Jod sehr weiträumig gepinselt wurde. Zum einen bis auf den Rücken, zum anderen dachten die Assistenzen im OP offenbar bereits, dass Ostern sei, da die Eier gut eingefärbt waren. Leicht problematisch gestaltete sich die folgende Schmerzbehandlung. Ich bekam keinen typischen Novalgin-Tropf, da dies für MCAS-Patienten auf der schwarzen Liste steht, sondern nur Ibuprofen. Diese Novalgin-Infusionen (auch unter dem Wirkstoffnamen „Metamizol" bekannt und auf der Charité Liste) sollte man tatsächlich nicht unterschätzen. Ich habe schon von betroffenen mastzellerkrankten Personen gehört, dass sie davon einen anaphylaktischen Schock erlitten.

Irgendwann kam eine Pflegerin ins Zimmer und fragte nach einem Oberschenkel. Bevor man nachfragen konnte, worum es ging, hatte ich bereits die Thrombosespritze im Oberschenkel. Erneut ein Zeichen mangelnder Kommunikation, denn eigentlich war ich „der Typ mit den vielen Allergien", bei dem man eben nicht sorglos vorgehen sollte. Laut der ersten Pflegerin durfte ich aufstehen um zur Toilette zu gehen. Das ergibt auch Sinn bei einer Operation, die normalerweise ambulant durchgeführt wird und man am selben Tag heimgehen darf. Eine zweite Pflegerin war anderer Meinung und hängte mir einen formschönen Urinbecher ans Bett, den ich nach Abklärung mit Doktor Google aber nicht verwendete und lieber selbst zum Klo ging. Die Thrombosespritze löste zwei Stunden lang großes Kribbeln in den Beinen aus, zudem starke Hitzewallungen und massive Schweißausbrüche. Optimal, wenn man schlafen möchte. Mittels meiner eigens mitgebrachten Medikamente konnte ich diese Symptome allerdings bekämpfen. Für mich ist die Thrombosespritze aber eher ein Trigger. Die Nacht sortierte sich ohne Probleme in die Top 5 meiner schlechtesten Nächte ein. Platz 1 belegt übrigens immer noch eine Nacht im Urlaub auf Texel, wo ich nachts in einer Wasserlache aufwachte, das Zelt hatte dem prasselnden Regen nicht komplett standgehalten. Aber das ist eine ganz andere Geschichte. Im Krankenhaus war es zunächst schlimm wegen meiner beiden Kollegen. Menschlich waren die vollkommen in Ordnung und wir hatten ein paar nette Gespräche (auch wenn es mir zu häufig um Politik ging, was haben Männerrunden nur immer mit dem Thema?), doch leider waren die beiden massive Schnarcher. Also wirkliche Sägewerke, das Örtchen Twin Peaks wäre stolz auf die beiden. Das Schlimmste war aber jemand, der direkt vor unserer Tür – offenbar im Beobachtungsfeld der Nachtpfleger – auf seinem Bett lag und die ganze Nacht lang Geräusche von sich gab. Keine lustigen Clownsgeräusche, sondern die des Leidens: „AUAAAAA, OHHHWIII, OHHHHWEIIII" schrie er durchgehend. Alle 30 Minuten wurde er von den Pflegerinnen angeschrien den Mund zu halten, das hielt aber immer nur etwa eine Minute lang. Was für eine wundervolle Geräuschkulisse, ein schönes „Grundrauschen". Zumeist fiel ich in einen Sekundenschlaf und schreckte sofort wieder hoch. Powernaps ohne jegliche Power.

In der Nacht schwitze ich wieder viel, beim Toilettengang kamen erneut Kälte und Schüttelfrost dazu. Bei meiner Rückkehr zum Bett bemerkte ich, dass mein Bett voller Sand war, der blöde Sandsack ist wohl nicht dicht gewesen… Texel-Erinnerungen, die zweite. Später in der Nacht packte ich mir etwas Musik auf die Ohren, die Soundtracks der Xenoblade-Videospiele halfen mir zumindest ein wenig zu schlafen. Um 5 Uhr morgens betrat eine Pflegerin kurz das Zimmer um „Guten Morgen" zu sagen und direkt wieder zu gehen und rund eine Stunde nicht wiederzukommen. Danke dafür. Eigentlich war für mich ein weiterer Tag Aufenthalt eingeplant, ich entschied aber, dass ich das nicht noch einen Tag und vor allem eine Nacht durchstehen wollte. Ich war zu vielen Triggern ausgesetzt.

Bei der Arztvisite gegen 8 Uhr morgens erschien nicht der Operateur, sondern sein Kollege. Er meinte, dass meine Wunde gut aussah und somit sah ich die Chance um anzusprechen, ob ich nicht schon die Heimreise eintreten könne. Ich argumentierte damit, dass ein Leistenbruch normalerweise in ihrer Praxis ambulant behandelt wird und die Narkosenachwirkungen mittlerweile auch vorbei seien.

Hernienchirurg: **„Das ist nicht so abgesprochen mit dem Kollegen."**

Ich: „Aber der Kollege meinte, wenn nach der Narkose alles okay ist, dann darf ich gehen. Ist ja sonst ambulant bei Ihnen."

Hernienchirurg: **„Wir werden Sie nicht zwingen hier zu bleiben, wenn sie gehen wollen."**

Ich: „Das reicht mir."

Somit packte ich schnellstmöglich meine sieben Sachen, ließ mir noch den Zugang aus dem Handrücken entfernen und war um 8:30 Uhr des Folgetages wieder draußen. Das war definitiv die richtige Entscheidung um die vermeidbaren Trigger eines längeren Aufenthalts zu umgehen.

Die Nachwirkungen waren etwas unangenehm. Da ich auf Novalgin verzichten musste, nahm ich einige Tage lang recht viel Ibuprofen. Außerdem scheint eine Narkose meinem Magen-Darm-Trakt immer in akute Nöte zu bringen – Defcon 3 wird schnell ausgerufen. Das äußerte sich in diesem Fall bei mir über sehr große, schmerzhafte Blähungen. Noch viel schlimmer waren allerdings die Verstopfungen. Nach einem Leistenbruch wird man nachdrücklich darauf hingewiesen, dass man auf dem Klo nicht zu stark „pressen" solle, etwas was im Alltag bei mir zum guten Ton dazugehört. Ich konnte jedoch drei Tage lang nicht ordentlich aufs Klo gehen und hatte übelste, schmerzhafte Verstopfungen. Nur durch eine Art Einlauf, eine Zuckerlösung, deren Inhalt ich hinten versenken musste, bewegte sich endlich etwas und ich konnte unter großen Anstrengungen und Schmerzen eine wahnsinnig stabile Wurst hinausdrücken, die sich auch als Mordinstrument geeignet hätte. Danach hatte ich eine kleine allergische Reaktion auf das Einlauf-Medikament, die ich wiederum mit meinen Cortison-Tabletten behandeln musste. Im Übrigen führt Cortison in höheren Dosierungen wiederum zu Verstopfungen. Ein wundervoller Kreislauf, den wirklich kein Mensch braucht.

Doch das Wichtigste zum Schluss: Ich war vielleicht nicht sofort so mobil wie gedacht und hatte mir die ganze Sache etwas leichter vorgestellt, aber es funktionierte. Ich hatte danach keine Beschwerden mehr in der linken Leiste, beim Sport spürte ich sie nicht mehr. Es war die richtige Lösung. Das war für mich auch psychologisch sehr relevant, dass es bei meinem Körper noch Möglichkeiten zur Reparatur gibt und ich nicht alles als Folge meiner Erkrankungen akzeptieren muss.

Learning (fachlich): Narkosen sind nicht vollkommen tabu für MCAD-Patienten. Aber Vorsicht ist geboten. Informieren Sie sich und Ihren Arzt im Vorfeld einer Narkose über die möglichen Komplikationen.

Die schwierige Medikamentenlage

Im Folgenden muss ich leider auf die Medikamentensituation eingehen. Kurz auf allgemeine systemische Probleme mit Anregungen, aus dem Blick eines Patienten. Danach fokussiere ich mich speziell auf die Medikation von MCAS-Patienten und damit verbundene Lieferengpässe. Es gab innerhalb der Politik gelegentlich Bestrebungen die Arzneimittelproduktion vermehrt zurück in den europäischen Raum zu verlagern um damit Lieferengpässe zu verhindern.[51] Gefühlt kommt bei den Patienten davon allerdings aktuell (2024) wenig an. Wir hatten bereits populäre Engpässe wie bei Fiebersäften für Kinder, es gab Probleme mit diversen Antibiotika. Doch scheinbar ist die gesamte Lobby von kranken Menschen, die auf Medikamente angewiesen sind, einfach nicht groß oder mächtig genug um auf die Politik vernünftig einzuwirken. Das ist generell ein Thema, das mich häufig beschäftigt. Ich

---

[51] Gesundheitsminister Spahn, eu2020.de: Gemeinsam Europas Abwehrkräfte stärken (Abrufdatum: 30.05.2024)

verspüre von einigen Teilen der Gesellschaft eine grundlegende Ablehnung von kranken Menschen. Man würde den Steuerzahler und die Krankenkassen nur Geld kosten, manchmal bekommt man sogar Kommentare, die sich an die darwinistische „Natürliche Auslese" anlehnen und suggerieren, dass man als kranker Mensch weniger wert sei und die Gesellschaft nur belasten würde. Sie können sich schon denken, dass das bei mir viel Wut induziert. Wo ist die Menschlichkeit, wo sind Moral und Ethik? Denn seien Sie sicher: Kein kranker Mensch sucht es sich aus krank und auf Medikamente angewiesen zu sein. Wir hätten das gerne alle anders. Aber sind wir deswegen Menschen zweiter Klasse? Ich hoffe, dass die Mehrheit der Gesellschaft diese Frage mit „Nein" beantwortet, auch an der Wahlurne.

Bei der Medikamentenversorgung, zunächst speziell bei der Apotheke, stieß ich im Laufe der Zeit auf einige Probleme. Auch wenn ich alle drei Monate dieselben Medikamente abholen wollte und mir versichert wurde, dass diese im Vorfeld bestellt würden, klappte das selten. Häufig waren die Medikamente doch noch nicht im Lager, sondern mussten bestellt werden. Wenn es an dieser Stelle Probleme gab, hatte ich nicht mehr viel Zeit diese auszubessern, denn ich brauchte zeitnah meine Medikamente. Deswegen empfehle ich grundsätzlich mit rund 30 Tagen „Resttabletten" sich um neue zu bemühen, damit man eine gewisse Pufferzeit hat um auf Missstände reagieren zu können. Allgemein finde ich die Apothekensituation schwierig. Es gibt ein gewisses „Franchising" in diesem Bereich, aber keine flächendeckende Zusammenarbeit. Dass Apotheken beispielsweise wohl nicht sehen können, welche Apotheke im Umkreis das gewünschte Medikament vorrätig hat, sondern man das als Patient selbst regeln und abtelefonieren muss, ist eine Farce. Dass es solche flächendeckenden (zumindest pro Bundesland) Datenbanken nicht gibt, oder sie nicht verwendet werden, wirkt grotesk. Letztlich ist erneut das System das Problem. Apotheken sollten nicht vor allem wirtschaftlich denken müssen und somit Kunden die beste Behandlung verwehren, sondern lösungsorientiert für die erkrankte Person. Ebenso wäre eine bessere Kommunikation zwischen Arzt und Apotheker für den Kunden sehr wünschenswert. Häufig geht man mit dem (mittlerweile digitalen) Rezept des Arztes zur Apotheke, erst dort wird dem Patienten mitgeteilt, dass ein Medikament nicht lieferbar ist. Danach wenden sich manchmal die

Apotheker an einen Arzt um für eine Abänderung des Rezepts zu sorgen (sehr schön). Falls das nicht funktioniert oder generell in schwierigeren Fällen muss der Patient mit der Info des Apothekers beim Arzt Flüsterpost spielen. Dort muss über ein neues Medikament beraten werden und eine Rezeptanpassung veranlasst werden. Die Laufleistung dieser Passierschein A38-Situation liegt komplett beim Kunden.

Warum wissen Ärzte nicht sofort Bescheid, dass ein Medikament nicht verfügbar ist? Warum haben sie keinen direkten Zugriff auf eine Datenbank, die beispielsweise mit einem roten Ausrufezeichen ein Medikament kennzeichnet, das gar nicht mehr lieferbar ist und mit einem gelben eines, wo es aktuelle Lieferschwierigkeiten gibt? Somit wäre die Wurzel des Problems des von A- nach B-Schickens sofort gebannt. Ich behaupte sogar, dass das langfristig auch für die medizinischen Fachangestellten weniger Zeitaufwand bedeuten würde. Denn es gäbe somit keine wiederkehrenden Kunden mit neuerlichen Rezeptwünschen, sondern das erste Rezept wäre das richtige. Zudem könnten die Ärzte dadurch selbst neue Expertise erlangen, aus den Medikamentenknappheiten lernen und logischerweise einem anderen Patienten das ausverkaufte Medikament gar nicht mehr aufschreiben. Warum kann man nicht sofort beim Arzt eine Kontrollinstanz installieren um danach allen anderen Beteiligten Arbeit zu sparen? Mutmaßlich hakt das an einer formellen oder cleveren Richtlinie, aber ich möchte hier eine Änderung anregen, falls möglich. Zum Abbau von Hürden für alle.

Im Bereich der MCAD-Medikamente wurde Mitte 2022 Fexofenadin knapper. Das traf mich hart, das ist mein Hauptmedikament, der H1-Blocker meines Vertrauens, meine Liebe. Die 100er Packung meines bisherigen Herstellers war nicht mehr verfügbar und somit bekam ich die Arznei von einem anderen Hersteller. Betroffene in Dauer-Medikation wissen: Das macht man gar nicht gerne. Die Präparate der Hersteller sind in den Inhaltsstoffen nicht exakt gleich, es gibt unterschiedliche Nebenwirkungsprofile. Gerade für Patienten, die Medikamentenunverträglichkeiten und Allergien zu ihrem Symptom-Portfolio zählen, ist das mindestens unangenehm. Leider ist das manchmal nicht zu ändern und derselbe Wirkstoff von einem anderen Hersteller ist immer noch besser als gar kein Medikament zu haben. Vom Fexofenadin des anderen Herstellers wurde mir prompt übel, so dass ich zum vorherigen Präparat zurückkehrte. Dies gab es zwar damals nur in 20er Packungen, aber dann mussten es davon eben fünf Stück sein um auf die korrekte Stückzahl zu kommen. Das ist weder gut für die Umwelt noch für den Geldbeutel, weil frecherweise bei jeder Packung die fünf Euro Eigenbeteiligung fällig werden. Dies sind kleinere Probleme, die sich hoffentlich in der Zukunft nicht noch zu größeren entwickeln werden. Die H2-Blocker hingegen haben diese größeren Probleme schon entwickelt.

Cimetidin wurde 2022 Gegenstand von Verhandlungen und 2023 spürten die Endkunden, dass etwas nicht stimmte. Sie erinnern sich, Cimetidin ist überhaupt nur die bei mir schlechter wirkende Alternative im Vergleich zu Ranitidin, das seit 2020 und mindestens bis 2025 (aktuell ohne Aussicht auf Wiederzulassung) verboten ist. Nun bleibt in der Gruppe der H2-Blocker nur noch Famotidin übrig, was bei mir allerdings nicht wirkte. Somit bin ich komplett auf Cimetidin angewiesen. Leider entschied der letzte deutsche Produzent des Cimetidins die Arznei nicht mehr zu produzieren. Nicht aus Gründen des Wirkstoffmangels, sondern aus finanziellen Gründen. Es lohnt sich nicht mehr, die Produktionskapazitäten bringen mehr, wenn sie damit andere Medikamente produzieren. Die Kassenärztliche Vereinigung Nordrhein fasste die Problematik folgendermaßen zusammen: „Nach einem aktuellen Beitrag des Branchendienstes Apotheke Adhoc kann der letztverbliebene Anbieter von Cimetidin-Tabletten nicht mehr wirtschaftlich produzieren, weil unter anderem die Wirkstoffpreise gestiegen sind. Das Medikament unterliegt jedoch der Festbetragsregelung, der Hersteller bekommt nur den Preis erstattet, der zuvor festgelegt worden ist. Eine eventuell notwendige Preiserhöhung müsste deshalb direkt an die Versicherten durchgereicht werden. Das BMG, der GKV-Spitzenverband, der Gemeinsame Bundesausschuss (G-BA) und das Bundesamt für Wirtschaft und Ausfuhrkontrolle (BAFA) schieben sich hier gegenseitig die Bälle zu, wenn es darum geht, eine Lösung zu finden."[52]

Es scheint sich um eine Mischung aus wirtschaftlichen Gründen und dem komplett fehlenden Interesse der Politik zu handeln sich der Sache

[52] KVNO aktuell 08/2022, Seite 9, „Wenn Medikamente nicht verfügbar sind" (Abrufdatum 30.05.2024)

anzunehmen. Ich habe das Problem in einem vorherigen Abschnitt bereits erläutert. Es ist eine Katastrophe, dass die H2-Blocker mehr und mehr vom Markt verschwinden, obwohl Betroffene mit bestimmten Krankheitsbildern auf diese angewiesen sind und die klassische Alternative, die PPIs, bei ihnen nichts bewirken. Man müsste lautstark für die Erhaltung der H2-Blocker-Medikamente auf dem Markt eintreten. Da sich die Politik dafür nicht interessiert, steuern MCAD-Patienten langsam auf einen Eisberg zu. Wenn das einzig verbliebene Famotidin – so wie bei mir – nicht wirkt, kommt der Crash bedenklich nahe. Ich versuchte ihn in der Folge abzuwenden. Zunächst durch das Aufkaufen von Restbeständen des Cimetidins in Deutschland. Allerdings nicht unmoralisch viel, ich möchte es schließlich auch keinem Betroffenen wegnehmen.

Weiterhin musste auch eine längerfristige Lösung her. Dafür kontaktierte ich meinen Hausarzt mit der Bitte einen Experten zum Thema um Rat zu fragen (die Mastzellspezialisten). Dort wurde nochmal Famotidin als Reinstoff von der Klösterlapotheke empfohlen, außerdem bekam ich die Info mich im Ausland umzuschauen. Auch Ketotifen[53] wurde als Alternative erwähnt, dabei handelt es sich aber um einen H1-Blocker, der sich eher auf Asthma und Augenprobleme fokussiert. Meine Vorgehensweise war danach folgende: Ich wollte nochmal Famotidin testen, seit meinem letzten Versuch waren drei bis vier Jahre vergangen, vielleicht reagierte ich nun besser auf den Wirkstoff. Die ersten zwei Tage des Tests verliefen in Ordnung, danach kam aber eine starke Nesselsucht auf. Außerdem konnte man am lebenden Testsubjekt (mir) beobachten, wie die Bauchprobleme sich wieder ihren Weg bahnten. Der Stuhlgang wurde von Tag zu Tag dünner, am Ende war ich wieder bei schmerzhaftem Durchfall angelangt. Es war ein Déjà Vue, ein Rückblick in eine Zeit ohne Medikamente, ohne vernünftigen H2-Blocker. Es war ganz furchtbar und ich konnte mir gar nicht mehr vorstellen, wie ich das eine so lange Zeit lang täglich durchhielt. Ich will nie mehr dahin zurück. Wirklich nicht. Ich brauche einen vernünftigen H2-Blocker. Und so wird es vielen weiteren Betroffenen gehen. Auch meine Rückumstellung zu Cimetidin brauchte erstmal einige Tage, aber

[53] Gelbe Liste: Ketotifen (Abrufdatum: 30.05.2024)

glücklicherweise habe ich mit meinem Famotidin-Exkurs nichts nachhaltig beschädigt und eine Woche später war ich wieder auf Kurs.

Neben dem Famotidin-Versuch betrieb ich einige Recherchen im europäischen Ausland und schrieb letztendlich die Hersteller von Cimetidin in den Niederlanden an mit einer Bitte um Hilfe. Die antworteten mir auch sehr freundlich und schnell. Ich brauchte entweder ein Attest vom niederländischen Arzt oder mein Arzt/Apotheker soll international bestellen. In einem persönlichen Gespräch mit meinem Apotheker schilderte ich ihm die Situation. Er hielt einen Import grundsätzlich für unproblematisch, wenn ich ein Privatrezept bei ihm dafür vorlegte. Ein kleiner Fun Fact: Ich war damit zum ersten Import-Kunden der jahrzehntelang bestehenden Apotheke geworden. Toll, worin ich immer „Erster" werde. Die erste Importbestellung kostete mich dann fast das Dreifache des Normalpreises der Arznei. Das „Ulcostad 400mg" wirkt trotz Cimetidin als Wirkstoff etwas schwächer in seiner Kernkompetenz als das Cimetidin des deutschen Pharmakonzern. Aber es wirkt. All das ist ein „Work in Progress", ich suche noch nach der besten und kostengünstigsten Möglichkeit den Wirkstoff aus dem europäischen Ausland zu beziehen.

Learning 1 (fachlich): Kümmern Sie sich frühzeitig um den Erhalt Ihrer neuen Medikamente. Falls es im Ablauf zu Komplikationen kommt, haben Sie hoffentlich noch genügend Restbestände um eine gewisse Zeit zu überbrücken. Horten Sie aber nicht zu viel, Sie möchten schließlich auch nicht das andere Mitmenschen Ihnen alles vor der Nase wegkaufen.

Learning 2 (für Politik, Krankenkassen & Pharmakonzerne): Es kann nicht sein, dass ganze Medikamentengruppen, wie die H2-Blocker, so stiefmütterlich behandelt werden, weil man diese vermeintlich nicht mehr braucht. Wenn man das größere Bild betrachten würde, würde man bemerken, dass H2-Blocker weiterhin eine Relevanz haben. Das Thema ist zu wichtig, es sollte nicht an Preiskämpfen zwischen Krankenkassen, Pharmakonzernen und der Politik scheitern und so für eine Reduktion des Medikamentenportfolios sorgen.

Kapitel 7: Meine aktuelle Situation

Ich war bereits seit längerer Zeit (2020) Mitglied in einem Mastozytose/MCAS Selbsthilfeverein. 2023 wollte ich mir die jährliche Fachtagung mit eigenen Augen ansehen, vielleicht ein paar clevere Nachfragen stellen und ein grundsätzliches Gefühl für den Verein bekommen. Tatsächlich war ich positiv überrascht. Ich möchte im Folgenden deshalb ein paar der Learnings präsentieren, die ich von dem Besuch der Fachtagung mitgenommen habe:

Der Verein arbeitet im Hintergrund an mehreren Projekten, beispielsweise an der Ausarbeitung eines neuen Flyers in Kooperation mit anderen fachkundigen Organisationen um mehr Aufmerksamkeit für die Krankheit zu schaffen oder auch an Apps und einer digitalen Krankenakte, die Betroffenen wirklich direkt helfen. Die erste Rednerin fiel krankheitsbedingt leider aus. Rückblickend war das für mich eine gute Chance um die Leitung und die gesamte Gruppe etwas besser kennenzulernen, weil sich aus der neu gewonnenen Zeit ein offenes Gespräch mit vielen Plenumsfragen entwickelte. Die zunächst vortragende Dame wirkte sehr fundiert, man merkte ihr an, dass sie viel Fachwissen besaß. Einer ihrer Hauptpunkte war, dass man im Bereich der Ernährung mit viel Mut viele Sachen ausprobieren und sich nicht komplett durch Listen einschränken lassen solle. Sie betonte die Gefahr der Mangelernährung und des kompletten Verlusts der Lust am Essen, wenn man nur noch auf fünf Lebensmittel festgelegt sei. „Welche Lust?“, fragte ich mich gedanklich.

Im offenen Gespräch gab es einige Wortmeldungen, die von ihrer Frustration und Verzweiflung auf der Suche nach einem Arzt sprachen. Ein anwesender Arzt, hatte dafür einen Tipp, der meinen vorherigen nicht unähnlich ist: Man sollte nicht mit der vorgefertigter Diagnose MCAS beim ersten Arzt-Gespräch mit der Tür ins Haus fallen. Die Ärzte fühlen sich damit überfordert und bevormundet. Deswegen sollte man sich erst auf die Symptome und deren Behandlung konzentrieren, etwas Vertrauen aufbauen und später erzählen, dass man von der Krankheit online gelesen hätte. Meine eigene Anmerkung dazu ist folgende: Das ist grundsätzlich richtig, aber lügen sie ruhig auch etwas, wo Sie die Idee herhaben. „Online gelesen“ kommt meist nicht gut an, vielleicht hat es Ihnen eine befreundete Person aus dem Gesundheitswesen mitgeteilt oder jemand aus Ihrem Bekanntenkreis hat die Diagnose bereits. Ein bisschen Kreativität kann nicht schaden.

Ein weiteres Learning, das ein anwesender Arzt mit dem Publikum teilte: Allgemein gilt, dass es zu wenig Spezialisten-Ärzte im Bereich der Mastzellerkrankungen gibt, deren Zeit nicht ausreicht für die Menge an Betroffenen, was wiederum zu langen Wartezeiten und viel Frustration bei Patienten führt. Die grundsätzliche Idee ist, dass die Hausärzte das auffangen sollen. (Anmerkung von mir: Natürlich wissen die Hausärzte nichts davon und werden sich bedanken, dass ihnen noch mehr Arbeit aufgehalst wird). Die Hausärzte sollen sich mit den Spezialisten per Mail oder telefonisch in Verbindung setzen, sich somit über Krankheit und Behandlungsmöglichkeiten informieren. Im Folgenden soll der Patient die Medikamente vom Hausarzt bekommen, abgestimmt mit einem Experten, aber ohne, dass der Patient direkten Kontakt mit einem Spezialisten hatte. Im Raum stand auch eine Methode, die ich „Haubitzen-Methode“ nenne und nicht gut finde. Man solle den Arzt im Äußersten dazu zwingen die Anamnese und die Symptome aufzuschreiben, am besten mit Zeugen. Damit er wegen unterlassener Hilfeleistung in der Verantwortung wäre. Mein Learning: Nein, das ist nicht der Weg. Selbstbewusst sein: Ja. Wissen, was man will: Ja. Aber welchen Grundstein legte eine Klageandrohung für ein Arzt-Patienten-Verhältnis?

Des Weiteren wurde in Sachen Medikamente die Klösterlapotheke für MCAS-Patienten empfohlen. Es handelt sich hierbei um eine Apotheke, die den jeweiligen Reinstoff des Antihistaminikums herstellt, ohne Füllstoffe. Das kann einigen Patienten helfen, die mit Medikamentenunverträglichkeiten konfrontiert sind. Aus den weiteren Vorträgen konnte ich für mich nicht viel mitnehmen, aber das ist auch nicht weiter schlimm. Bei einem Vortrag wollte ich kurz „Drücken Sie mal Alt+F5“ hereinrufen, so lief das immer in meiner Studiums-Zeit, wenn jemand nicht den Vollbildmodus einer PowerPoint-Präsentation einschaltete.

Ich persönlich konnte aus dem Besuch mehr Erkenntnisse ziehen, als ich ursprünglich dachte. Durch den offenen Austausch, bemerkte ich, dass sich viele Menschen auf der frustrierenden Reise befinden, die ich schon abgeschlossen habe. Etliche der Anwesenden hatten weder ärztliche Diagnose noch Medikamente erhalten. Viele der Betroffenen befinden sich noch im verzweifelten Labyrinth, in dem auch ich lange Zeit steckte und hatten mit der Tagung große Hoffnungen auf Hilfe verbunden. Ich hatte großes Mitgefühl mit deren Verzweiflung und sah mich selbst darin wieder. Das funktionierte für mich erneut als guter „reality-check". Im Vergleich zu den hoffnungslosen Anwesenden geht es mir doch ganz gut, weil ich eben schon medikamentiert bin. Ich hatte den Eindruck in der Mitte zu stehen. Ganz vorn Verzweifelte am Anfang ihrer Diagnosereise, ich in der Mitte abgeklärt, medikamentiert und am anderen Ende sehr ruhige Menschen, die schon jahrelang die Tagung besuchten. Viele, die sich mit ihrer systemischen Mastozytose-Erkrankung vernünftig arrangiert hatten und gut therapiert wirkten. Ich fühlte mich in meinem Weg durch diese Erfahrungen bestätigt. Erstens, weil ich sah, dass der Weg der Aufklärung und Aufmerksamkeit für das Thema immer noch massiv relevant und nötig ist, genau wie Ratgeber und Handlungsempfehlung, wie man mit Ärzten kommunizieren sollte. Zweitens, dass ich persönlich vernünftig vorgegangen war auf meiner Ärzte-Odyssee. Das klingt vermutlich selbstverliebt und vielleicht ist es das auch. Was mich zu der Überlegung brachte, war ein nettes Ehepaar, dass ganz interessiert an meiner Erkrankung war, weil ich zum ersten Mal auf einer Tagung dabei war. Am Ende des Gesprächs meinte die Dame, dass ich offenbar ganz genau wisse, was zu tun sei und dass es richtig war, was ich bereits getan hatte. Sie hatte den Eindruck, dass ich mich schon länger auf dem richtigen Weg befand, das fand ich sehr freundlich. In den ganzen Gesprächen im Plenum bekam ich den Eindruck, dass ich überwiegend vernünftig handelte auf meiner Ärztereise. Meine Kernthemen bestätigten sich auch hier: Höflichkeit, Selbstbewusstsein, Forderungen, Stringenz, niemals aufgeben, nicht in den esoterischen Bereich abdriften, schlau bleiben, nicht in Aktionismus verfallen, niemals planlos sein, und immer weiterforschen bis die Diagnose letztlich steht.

Wie es mir aktuell geht? Danke der Nachfrage. Ich hasse diese Frage zur Begrüßung, aber ich verstehe, dass sie nach dieser ganzen Lektüre angebracht ist. Es geht mir ganz okay. Mental besser als gesundheitlich. Mental regiert mittlerweile die Akzeptanz. Das ist für mich fast schon der wichtigste Punkt. Ich habe viele Phasen des Frusts, der Hoffnungslosigkeit, der Wut, der Resignation durchgemacht, aber auch immer wieder die irrationale Hoffnung gehabt, dass sich meine Symptome irgendwann in Luft auflösen. Durch die Diagnose, die Medikamente und alles was damit einherging, ist die Akzeptanz in mir gewachsen. Das ist ein Geisteszustand, den ich nur jedem empfehlen kann. Das heißt nicht, dass man aufgibt, dass man die Hoffnung auf Besserung verliert, sondern dass man sich mit der Krankheit arrangiert, Schwäche zulässt, Beschränkungen zulässt und das Beste daraus macht. Dass man dennoch natürlich weiterkämpft für sich selbst und vielleicht für andere. Gerade für den mentalen Bereich war diese Akzeptanz für mich signifikant. Ich habe verstanden und akzeptiert, dass ich krank bin, ziemlich sicher unheilbar. Ich habe verstanden, dass ich dadurch einige Einschränkungen habe, versuche mich diesen aber nicht komplett zu unterwerfen. Ich habe verstanden, dass es eine ganze Reihe an Routinen und Planungen braucht, damit ich ordentlich funktioniere. Aber das ist kein riesiges Problem mehr. Mittlerweile ist es in vielen Teilbereichen eher ein „Ok, wie krieg ich das hin?" geworden und nicht mehr ein: „Boah, ne ist mir zu anstrengend, wie komme ich aus der Nummer raus?" Falls ich dennoch keine positive Antwort auf das „Wie krieg ich das hin" finde, kann ich das besser verkraften, wenn ich an Aktivitäten nicht teilnehmen kann. Mittlerweile fällt es mir deutlich leichter klare Grenzen zu ziehen.

Wie dieses Schriftstück beweist, habe ich mit der Zeit besser verstanden, dass die Krankheit ein Teil von mir ist. Ein schmerzhafter, den ich sehr gerne nicht hätte, aber ein Teil von mir. Ein komplettes Leugnen oder ein Verdrängen, so gut es für mich damals auch funktionierte, ist heute für mich nicht mehr zielführend. Immer mental „getriggert" werden, wenn jemand nur höflich das Thema erwähnt und nachfragt, kann auf Dauer nicht die Lösung sein. Ich konnte alles durch dieses Buch nochmal aufarbeiten und es deswegen nun gut zu den Akten legen. Das ist Vergangenheit, ich kann daran nichts ändern. Es ist ein Teil meiner Reise gewesen, die meinen Charakter deutlich formte. Ich möchte weiterhin nicht, dass mich die Krankheit definiert und werde jetzt auch nicht anfangen ständig darüber zu reden und sie jedem auf die Nase zu binden. Ich werde niemals anfangen Mitleid cool zu finden, mich daran zu laben, es ist weiterhin ein Konzept, dass ich nicht mag und für mich persönlich nicht möchte. Wie gesagt, es ist an anderer Stelle viel angebrachter, beispielsweise bei wirklich schwerkranken Menschen (falls diese darauf Bock haben). Mental bin ich aktuell an einem ganz guten Punkt, das bescheinige ich mir zumindest selbst.

Gesundheitlich ist es etwas schwieriger zu klassifizieren. Ich habe ganz gute Tage, ich habe schlechtere Tage. Mein Gesundheitszustand ist stets fragil und kann leicht von „okay" zu „schmerzhaft, aber geht irgendwie" kippen. Dann beginnt die Ursachenforschung. Ist ein bisher unproblematisches Nahrungsmittel plötzlich ein Trigger? Vertrage ich ein Medikament nicht mehr gut oder bräuchte eine höhere Dosierung? Stammen die neuerlichen Probleme vom MCAS und sind permanent oder sind sie nur temporär? Immer wieder gibt es solche Phasen, in denen ich in Selbstversuchen nach der Lösung suchen und gegebenenfalls Routinen umstellen muss. Generell geht es mir sicherlich so gut wie seit Mitte 2017 nicht mehr (mit Ausnahme der kurzen Medikamentenphase mit Ranitidin 2019), da ich eben eine Dauermedikation habe. Ich möchte Sie nochmal kurz mit auf meine Tagesroutine nehmen, gerade um die weiterhin größte Problematik des Magen-Darm-Bereichs darzustellen. Dann können Sie selbst entscheiden.

Morgens nach dem Aufstehen, geht es meist mit Bauchschmerzen los, so dass ich etwas im großen Bereich auf der Morgentoilette loswerden muss. Danach nehme ich meine Schilddrüsentablette (mittlerweile Eferox 75 nach einem ungewollten Wechsel), mein Bauch ist in dieser Zeit meist recht aktiv. Nicht immer schmerzhaft, aber immer betriebsam, sorgt er dafür, dass ich in den nächsten zwei bis drei Stunden noch häufiger zum Klo muss. Manchmal geht das mit recht üblen Bauchkrämpfen und Schmerzen einher, manchmal ist es nur ein unangenehmer Druck gerade in der linken Bauchhälfte. Wenn ich nach dieser Zeit das Gefühl habe, dass die Verdauung für den Moment in Ordnung ist oder meine anderen Symptome mich zu sehr nerven (vor allem Nesselsucht und die gut gefüllten Nasenlöcher), dann ist es an der Zeit für meinen großen Medikamentencocktail. Fexofenadin 180mg, Cimetidin (Ulcostad) 400mg, Vitamin C Retard 500mg, jeweils eine Tablette/Kapsel mit ordentlich Wasser herunterspülen. Danach geht mein Körper in eine rund einstündige Phase, bei der ich sehr häufig und viel Harndrang verspüre, die Medikamente sind etwas treibend unterwegs. Als nächstes steht das Essen an, objektiv ist zwischen den Medikamenten und vor dem Mittagessen wohl meine beste Phase des Tages. 20 Minuten vor dem Mittagessen (bei uns immer 13:30 Uhr), nehme ich eine Tüte Pentatop 20mg Granulat mit 200mg Wasser gut verrührt ein, so dass ich nach dem Essen keinen Durchfall bekomme. Nach dem Essen sind die kommenden 90 Minuten reserviert für eventuelle Toilettengänge. Häufig meldet sich der Bauch mit Schmerzen zurück, manchmal will der Darm etwas loswerden, manchmal befindet es sich auch eher im Blähungs-Bereich. Für eine gewisse konternde Abschwächung der Symptome nutze ich Lorano Pro nach dem Essen, dass meist dazu führt, dass ich innerhalb der 90 Minuten ordentlicher aufs Klo gehen kann, so dass die Bauchschmerzen weniger für den Rest des Tages werden. Das gelingt aber leider nicht immer. Im Verlauf des Tages mehren sich dann die anderen Probleme. Gegen Nachmittag wird es meistens mit den Kopfschmerzen etwas schlimmer, vor allem wenn ich mich anstrenge, – auch nur geistig – habe ich davon mehr als an einem ruhigen Tag.

Gegen 18 Uhr nehme ich eine zweite Cimetidin ein, manchmal schon etwas früher, wenn mich bereits am Nachmittag andere Symptome packen. Danach geht es mir meist wieder etwas besser. Für 20 Uhr ist normalerweise das Abendessen angesagt, Pentatop 20 Minuten vorher kennen Sie schon. Nach dem Essen nehme ich eine Rupatadin 10mg ein, die verhindert, dass ich die nächsten knapp zwei Stunden lang wieder dauerhaft zum Klo rennen muss und nach einiger Zeit etwas gegen die Bauchschmerzen hilft. Falls Nesselsucht oder andere Beschwerden nochmal durchschlagen, wird erneut Lorano pro behelfsmäßig verwendet, ansonsten nehme ich eine „Allegra“ vor dem Schlafengehen, um mein stetes nächtliches Schwitzen und die Müdigkeit am Folgetag zu bekämpfen.

Was den ganzen Tag vorhanden ist, sind gewisse Gliederschmerzen, eine gewisse Schwere auf den Knochen. Damit komme ich aber gut klar, es ist wie immer mit zwei Kilogramm schweren Gewichten an den Extremitäten rumzulaufen, aber man gewöhnt sich daran, so lange es nicht zu stark wird. Bedenken Sie bitte auch, dass nicht alle Medikamente sofort bei der Einnahme wirken, sondern erstmal eine gewisse Zeit benötigen, bis sie ihre volle Wirkung entfalten.

Das klingt jetzt vielleicht alles nicht so super, aber ich komme damit gut klar. Manchmal treibt mich die Nesselsucht fast in den Wahnsinn, mal nervt mich der Bauch wirklich sehr, die Augen sind ein Ärgernis, aber größtenteils bin ich okay. Ich bin kein „vollwertiges" oder gesundes Mitglied der Gesellschaft, kann nicht alles erledigen zu allen Tageszeiten, habe Einschränkungen und bin von mehr als ein paar Terminen pro Woche schon sehr angestrengt und erschöpft, aber es funktioniert in diesem engen selbstgesteckten Rahmen. Unangenehmer wird es, wenn dazu noch meine Zahnprobleme kommen, bei denen die Nerven für viele Zuckungen und Schmerzen sorgen oder wenn meine Gliederschmerzen überbordend werden und ich mich sehr alt fühle. Aber meistens geht dies nach einigen wenigen Wochen wieder über und verschwindet mehr im Hintergrund. Ich habe weiterhin viele Blutergüsse, die sehr schnell gelb werden und nur minimal kurz blau sind und weiß nicht wirklich, wo ich mich verletzt haben soll. Meine Augenprobleme bleiben unverändert schlecht, wobei es mit den Medikamenten auf jeden Fall besser ist als ohne. Auch ein Tag mit viel Anstrengung schlägt sich in stärkeren Augen-Doppelbildern nieder.

Das ist alles weiterhin nicht cool, aber es geht. Durch viel Ausprobieren und viel Medikation komme ich einigermaßen durch den Tag und das ist schließlich das Hauptziel von uns allen. Das Essen ist mir immer noch meist feindlich gesinnt, aber ich verstehe mehr den Nutzen für mich, wobei uns wohl nie ein freundschaftliches Verhältnis verbinden wird. Aber das ist okay. Auch das akzeptiere ich. Natürlich würde ich mir weniger Beschwerden wünschen, aber sie sind zu managen. Wenn es im Bereich des Schmerzes zu schlimm wird, nehme ich Ibuprofen 400 ein, aber das ist nicht täglich notwendig.

Insofern geht es mir gesundheitlich absolut in Ordnung. Ich habe vor allem vor Augen wie grauenvoll es damals ohne Medikamente war und das ist für mich der richtige und wichtige Ansatz. Auch meine kurzzeitigen Versuche etwas an der Medikation zu ändern (Versuch mit Famotidin), zeigten mir ganz deutlich, dass ich auf Medikamente angewiesen bin und wie viel schlechter es ohne wäre. Besser wird es gesundheitlich wahrscheinlich nicht mehr, deswegen muss ich mich mit diesem persönlichen „Normal" arrangieren. Mittlerweile geht das sehr gut und ich befinde mich auf einem – für mich – guten Niveau. Ich bin nicht zufrieden damit, aber einverstanden.

Das ist aber nun genug von mir, ich dachte nur zum Abschluss wäre eine kurze Einschätzung meiner Situation angebracht. Hauptsächlich sollte es aber nicht um mich gehen, sondern um die Krankheit und Wege damit umzugehen. Wenn mir zum Ende hin noch ein paar persönliche Worte gestattet sind – ich kann sie mir selbst gestatten, deshalb sind sie hier: Ich hoffe inständig, dass dieses Buch eine Hilfe sein konnte, bestenfalls auch interessant und etwas amüsant. Sei es für Patienten mit unklarer Diagnose, Patienten mit MCAS-Verdacht oder Diagnose, Patienten mit anderen Krankheiten und schwierigem Ärztekontakt, Patienten, denen eine Diagnosereise noch bevorsteht, Ärzten, die mehr zum Thema wissen wollten oder einfach nur interessierten Personen. Danke für Ihre Lektüre meines Buches. Hoffentlich konnten Sie daraus etwas mitnehmen. Ich wünsche Ihnen viel Kraft für Ihren weiteren Lebensweg, sowohl in medizinischer Hinsicht, als auch persönlich. Abschließend möchte ich mich für die Aufmerksamkeit bedanken und sage: Auf bald!

Anhang

A: Kurztipps: Wie verhalte ich mich als Patient bei unklarer Diagnose oder MCAS-Verdacht?

Symptome, aber keine Diagnose. Was tun?

Als Fazit aus all meinen Arztbesuchen habe ich einen Ratgeber-Teil zusammengestellt. Es handelt sich im Wesentlichen um die gesammelten wichtigsten Learnings meiner dargestellten Ärzte-Odyssee für Patienten. Vielleicht kann es für Sie ein Leitfaden sein, wenn Sie einen Haufen von Symptomen haben, aber weder Sie noch Ärzte eine konkrete Diagnoseidee haben. Oder es dient als Hilfestellung für den Umgang mit Ärzten und sich selbst in dieser Zeit. Die Handlungsempfehlungen habe ich zunächst im Fließtext ausführlich ausformuliert, später folgen Stichpunkten.

Ich muss es Ihnen vermutlich gar nicht mehr sagen, weil Sie selbst lang genug in der Mühle auf der Suche nach einer richtigen Diagnose sind: Das ist hart. Für mich war es eine gefühlte Ewigkeit der Ungewissheit (konkret etwa von Mitte 2016 bis Anfang 2019) ohne korrekte Hilfe, die teilweise massiv schwierig waren für Körper und Geist. Seien Sie sich deshalb zu Beginn bereits darüber im Klaren, dass Sie eventuell einen langen Atem brauchen werden. Sie werden nicht nur einmal verbal eins übergezogen bekommen, Sie müssen aber dennoch aufstehen und weitermachen. Vergessen Sie dabei nicht, dass Ärzte Ihre Hauptquelle auf dem Weg zur Lösung sein müssen. Deshalb möchte ich vor jeglicher Antihaltung der gesamten Berufsgruppe gegenüber rigoros abraten. Gehen Sie gedanklich positiv in neue Arztgespräche (allerdings nicht mit großer Erwartungshaltung), seien Sie immer freundlich und höflich. Erstens, weil sie den Arzt noch brauchen. Zweitens, weil es menschlich der richtige Weg ist.

Generell gilt, dass Sie sich vor Augen führen sollten, dass es der jeweilige Arzt nicht leicht hat. Das Gesundheitssystem platzt aus allen Nähten, Ärzte haben schon zu viele Patienten. Jemand mit einer ungeklärten, möglicherweise seltenen Erkrankung, kommt dann ungelegen. Aktivieren Sie den Spürsinn, das Interesse, die detektivischen Fähigkeiten in Ihrem Arzt. Fragen Sie möglicherweise sofort, ob er an einem schwierigeren Fall Interesse hat. Dabei gilt dennoch: Verspüren Sie keine Loyalität gegenüber Ärzten. Falls Ihnen an Ort und Stelle nicht geholfen wird, Sie als Simulant bezeichnet werden, Untersuchungen verwehrt bleiben, keine Ideen kommen oder kein spürbares Interesse besteht Ihnen zu helfen, dann wechseln Sie den Arzt. Alles andere ist Zeitverschwendung. Viele Ärzte mögen es nicht, wenn sie mit Krankheiten konfrontiert werden, von denen sie nichts wissen, sie fühlen sich dann in ihrer Autorität untergraben. Gehen Sie das clever an, fallen Sie nicht mit Ihrer angelesenen Superdiagnose ins Haus und sind von dieser zu 100% überzeugt, bringen Sie es stattdessen als Diskussionsanregung ein. Falls Sie denn überhaupt schon solche Ideen haben, ab einem gewissen Zeitpunkt empfehle ich daher tatsächlich die Online-Recherche, auf fundierten medizinischen Websites, zu Ihren Symptomen, aber erst wenn Sie in einer Sackgasse angelangt sind. Ärzte sind grundsätzlich fundierter und vernünftiger unterwegs als eine Google-Suche, erkennen Zusammenhänge schneller.

Bleiben Sie immer hartnäckig, immer am Ball und seien Sie selbstbewusst im Umgang mit Ärzten. Sie müssen Ihre Symptome vertreten und glaubhaft vermitteln, wie sehr Sie dadurch eingeschränkt werden. Aber überdramatisieren Sie nichts, Ihre Ärzte haben am Tag mit Patienten zu tun, die bereits wirklich schwere Krankheiten diagnostiziert bekommen haben. Verspüren Sie auch etwas Demut, Sie haben es nicht am allerschlimmsten. Beschreiben Sie sachlich Ihre Symptome und stellen heraus, dass Sie ärztliche Hilfe benötigen. Seien Sie fordernd, bestehen Sie auf nützliche Untersuchungen. Aber kehren Sie nie den Feldwebel heraus, kommandieren Ärzte herum, nutzen den Befehlston. Sie präsentieren Ideen, besprechen diese und kommen gemeinsam mit dem Arzt zum Ergebnis, dass es sich um eine sinnvolle Untersuchung handelt. Vergessen Sie dabei nie: Auch negative Befunde sind ein guter und wichtiger Schritt auf Ihrem möglicherweise langen Weg. Denn die Ausschlussdiagnostik ist gerade bei seltenen Krankheiten in ihrer Relevanz nicht zu unterschätzen.

Bleiben Sie immer bei der Medizin, wechseln Sie nicht zu Pseudomedizinern, nur weil die Ihnen zuhören und Sie von richtigen Ärzten frustriert sind. Letztlich verlieren Sie hier unnötig Zeit und Geld in Ihrer Krankengeschichte. Zeit, die sie besser hätten verwenden könnten für die Suche nach einem richtigen Arzt, der Ihnen auch hilft. Ich und auch Fachleute empfehlen sogenannte Symptomzettel, auf denen Sie Ihre Symptome (mit Zeitangabe, seit wann sie auftreten) dokumentieren und detailliert darstellen können. Engagierte Ärzte mögen es durchaus, aber es ist ambivalent, manche Ärzte mögen das Mitbringen solcher Symptomzettel nicht. Spätestens wenn Sie an Spezialisten geraten, die auch Vorbefunde von Ihnen verlangen, ist ein Symptomzettel eine gute Wahl, also fertigen Sie besser einen an.

Suchen Sie Ihre Ärzte geschickt aus. Recherchieren Sie, welche Symptome zu welchem Facharzt passen und bringen diese dort explizit vor. Ärzte verweisen Sie gerne an andere Spezialgebiete, andere Ärzte, wenn sie selbst nicht weiterkommen. Beugen Sie dem vor durch genaue Recherche zu Fachgebieten und zur jeweiligen Ausstattung des Arztes (helfende Untersuchungsgeräte in der Praxis etc.). Zeigen Sie beim Arzt etwas von Ihrer Verzweiflung, werden aber niemals hysterisch, sondern appellieren stattdessen an die Menschlichkeit. Argumentieren Sie aber nur mit Ihrer eigenen beschissenen Situation und greifen den Gegenüber keinesfalls an. Das Allerwichtigste ist, dass sie immer wieder aufstehen, immer weiter machen. Sie sind für sich verantwortlich, Sie kennen Ihren Körper am besten, Sie wissen, dass etwas nicht stimmt. Lassen Sie sich von den ganzen Rückschlägen nicht in ein tiefes Loch hereintreten, Sie müssen immer wieder selbst herausklettern, das kann niemand für Sie erledigen. Obwohl natürlich ein „Support system" aus Familie und Freunden unschätzbar wertvoll ist. Aber am Ende kommt es auf Sie selbst an. Geben Sie niemals auf, es gibt ein Licht am Ende des Tunnels, auch wenn es manchmal schwer fällt es zu sehen. Ich wünsche Ihnen ganz viel Glück, dass es schnell wieder besser wird. Hoffentlich helfen Ihnen meine Tipps, nochmal kurz und prägnant und manchmal mit Ähnlichkeiten zu Kalendersprüchen auf den Punkt gebracht:

- Stellen Sie sich darauf ein, dass es ein langer Weg werden kann, ein langer Hürdenlauf, bei dem Sie häufiger hinfallen, aber immer wieder aufstehen müssen
- Bleiben Sie Ärzten gegenüber immer freundlich und höflich, Sie brauchen Ärzte
- Betrachten Sie auch die Kehrseite, die Seite der Ärzte, in einem völlig überlaufenen System mit zu vielen Patienten haben sie wenig Zeit für zeitintensive Patienten
- Tun Sie von Ihrer Seite alles für einen tadellosen und respektvollen Umgang miteinander in der Arzt-Patienten-Beziehung
- Seien Sie hartnäckig und selbstbewusst, treten Sie für sich selbst ein, Sie müssen ausstrahlen, dass Sie Hilfe benötigen und zwar genau von dem Arzt, der gerade vor Ihnen sitzt.
- Bestehen Sie auf nützliche Untersuchungen, stellen Sie aber keine Forderungen im Befehlston, sondern erarbeiten die Relevanz der Untersuchung gemeinsam mit dem Arzt
- Auch negative Befunde sind ein Schritt auf dem Weg, weil sie die Ausschlussdiagnostik vereinfachen
- Zeigen Sie keine Loyalität gegenüber Ärzten, falls die Wellenlänge nicht stimmt oder der Wille Untersuchungen durchzuführen nicht da ist, dann wechseln Sie bitte schnell
- Bleiben Sie bei der wissenschaftlich erwiesenen Medizin und wechseln nicht zu „Pseudomedizinern“. Seien Sie kritisch, wenn Ihnen Lösungen zu einfach oder nicht logisch erscheinen.
- Suchen Sie Ihre Ärzte geschickt aus, recherchieren Sie zuvor, ob das fachlich der richtige Bereich für Ihre Symptome ist, biegen Sie an den wichtigen Stellen richtig ab
- Etwas ambivalent: Manchmal kann es auch nützen selbst zu Symptomen zu recherchieren, um in einem fundierten Arztgespräch die neuen Ideen gemeinsam durchzugehen. Bleiben Sie für die Recherche auf fundierten Websites und informieren sich dort
- Führen Sie einen Symptomzettel mit genauer Beschreibung und Zeitpunkten Ihrer Beschwerden, wann diese aufgetreten sind; Ich empfehle auch die Mitnahme dessen zum Arzt, einige reagieren darauf aber leider „allergisch“

- Geben Sie niemals auf. Irgendwann wird es einen Arzt geben, der Ihnen hilft
- Zeigen Sie nach großem Selbstbewusstsein durchaus auch etwas Verzweiflung beim Arzt um an die menschliche Seite zu appellieren; Es muss aber immer der „Mut der Verzweiflung“ bleiben und Sie dürfen nicht in eine depressive Abwärtsspirale geraten, die Sie von Ihrem Weg abbringt
- Das Wichtigste: Immer aufstehen, immer weitersuchen, Sie wissen am besten, dass etwas mit Ihrem Körper nicht stimmt

Verdacht einer Mastzellaktivierungserkrankung, was tun?

Falls Sie schon vor der Lektüre dieses Buches oder auch erst jetzt vermuten, dass eine Mastzellerkrankung bei Ihnen vorliegt, dann möchte ich Ihnen ein paar kurze Handlungsempfehlungen geben, wie es für Sie weitergehen könnte. Zusammengestellt aus meinen Erfahrungen und dem Grundtenor einer Fachtagung zu Mastzellerkrankungen: Wie fange ich an, wenn ich den Verdacht MCAS habe, es nun aber mit den Ärzten schwierig wird?

Das möchte ich zunächst in Textform darstellen und im Anschluss in einem Schaubild mit den Hauptpunkten. Die Vorgehensweise ist natürlich nicht allgemeingültig und viele Wege führen nach Rom. Es ist aber zumindest einer der erfolgversprechendsten Wege.

Vielleicht kannten Sie die Mastzellerkrankung bereits und vermuteten sie bei sich, vielleicht haben Sie nur das Schlagwort aufgeschnappt. Wenn Sie bis hierhin gekommen sind, dann wissen Sie schon einiges darüber. Falls Sie nun übersichtlich sich selbst überprüfen wollen, empfehle ich Folgendes: Ein minimaler Selbsttest, den mir mal ein Arzt nahelegte, liefert geringe Erkenntnisse, man hat aber innerhalb von Sekunden ein Ergebnis: Kratzen Sie mit einem Fingernagel leicht ihre Haut beispielsweise am Arm. Wenn die Umgebung sich nach etwa 10-15 Sekunden deutlich rötet, dann ist zumindest ihre Haut gereizt, möglicherweise deutet es auf eine Histamin-Problematik hin.

Deutlich relevanter, wichtiger und weitreichender ist allerdings das Ausfüllen eines Fragebogens. Ich empfehle dafür den bereits genannten „Fragebogen zur Feststellung eines Mastzellmediatorfreisetzungssyndroms“[54], des renommierten Prof. Dr. Molderings. Sie können nach dem „Mastzellaktivierung Fragebogen“ online suchen und werden ihn leicht finden. Gehen Sie diesen ehrlich und gewissenhaft durch, überprüfen Sie am Ende die Punktzahl und ziehen die richtigen Schlüsse daraus. Ebenso empfehle ich Symptomlisten zum Thema MCAS zur Durchsicht. Ich empfinde die Zusammenstellung von „Mastozytose e.V.“[55] als ziemlich gelungen. Wenn Sie danach weiterhin der Meinung sind, dass Sie in dem Spektrum liegen könnten, sollten Sie einen Arzt aufzusuchen. Parallel können Sie bereits die Trigger der MCAS studieren, diese möglichst vermeiden, sowie speziell die Ernährung auf histaminarme Kost umstellen. Überprüfen Sie an sich selbst, ob dies zu Verbesserungen führt. Dieses Krankheitsbild erfordert ohnehin viele Selbsttests, aber allein können Sie das meistens nicht regeln – zumindest nicht bei stärkeren Beschwerden. Deswegen gilt es nun den Hausarzt behutsam mit der Idee zu konfrontieren. Wenn es Ihr langjähriger, vertrauter Hausarzt ist, mit dem Sie bislang gut zusammenarbeiten konnten, dann können Sie eventuell Ihren Verdacht sofort ansprechen. Generell gilt aber, dass Sie nicht mit der Tür ins Haus fallen sollten, lassen Sie den Arzt zunächst eigene Ideen entwickeln auf Basis Ihrer Symptome. Wenn es passt, dann sagen Sie vielleicht, dass Sie ein hervorragendes (oder zumindest „irgendein“) Buch eines Betroffenen gelesen hätten und der offizielle MCAS-Fragebogen eines angesehenen Mediziners den Verdacht erhärtet hätte, Sie den Verdacht deswegen überprüfen lassen wollen. Falls es ein neuer Arzt sein sollte, empfehle ich die behutsame, vorsichtige Methode umso mehr. Beginnen Sie mit den Symptomen, lassen den Arzt eigene Test durchführen. Danach müssen Sie den richtigen Zeitpunkt finden um die Idee anklingen zu lassen und entscheiden, inwiefern sie schon von Fragebogen, Buch oder Selbsthilfevereinen reden wollen.

---

[54] Fragebogen zur Feststellung eines Mastzellmediatorfreisetzungssyndroms (Abrufdatum: 30.05.2024)

[55] Auflistung Symptome MCAS von Mastozytose e.V. (Abrufdatum: 30.05.2024)

Falls Ihr Arzt gewillt ist Ihnen zu helfen und auch eine gewisse Zeit zu investieren, geht es zunächst um Tests. Der einfachste Test ist die Überprüfung des Tryptase-Werts, den sollte eigentlich jedes Labor durchführen können. Wenn dieser Wert hoch ist und Ihre Symptome passen, ist das ein Indikator für eine Mastzellaktivierungserkrankung. Speziell sind Sie bei der Diagnose einer (systemischen) Mastozytose einen deutlichen Schritt weiter, das bemerkt dann auch der Hausarzt. Das ist zwar keine schöne Diagnose, sondern zunächst eine unangenehme, daher ist es umso wichtiger, dass Sie schnell und korrekt behandelt werden. In Sachen MCAS sagt der Tryptasewert allerdings nur manchmal etwas aus. Dieser Diagnoseweg ist schwierig, er funktioniert zu einem großen Teil über Ausschlussdiagnostik. Um dies vernünftig anzugehen, müssen Sie sich an die entsprechenden Fachärzte wenden. Ein Hautarzt/Allergologe ist auf dem Weg zielführend, um eine Histaminintoleranz und weitere Allergien festzustellen. Allergien sind häufig die Basis für Mastzellerkrankungen, falls Sie damit viel zu tun haben, ist das ein gelungener Ansatzpunkt. Außerdem würde ein Hautarzt bei der kutanen Variante, die die Haut betrifft, sehr helfen. Falls Ihre Beschwerden vor allem im Magen-Darm-Bereich auftreten, würde ich stark einen Gastroenterologen empfehlen. Vor allem um Nahrungsmittelunverträglichkeiten und spezielle Intoleranzen festzustellen um Ihren Speiseplan besser anpassen zu können. Aber auch mit der angenehmen Nebenwirkung, dass es für die Ausschlussdiagnostik und sogar die richtige Diagnostik in Form von Biopsien hilft.

Grundsätzlich gilt, dass es zu wenig Spezial-Ärzte im Bereich der MCAD gibt. Deren Zeit ist viel zu begrenzt für die Fülle an Patienten, was wiederum zu langen Wartezeiten und viel Frustration bei Patienten führt. Daher bekommen Sie keinen schnellen Termin beim Facharzt. Von MCAS-Spezialisten vorgesehen ist ohnehin eine Behandlung durch Ihren Hausarzt. Vielleicht lässt sich Ihr Hausarzt bereits vor den Tests oder erst nach den „positiven" Tests anderer Spezialisten dazu bewegen Sie fundiert zu behandeln. Leider fehlt meistens die Expertise, was Sie dem Hausarzt überhaupt nicht vorwerfen sollten. Der Plan ist dann folgender: Diese Hausärzte sollen sich mit den Spezialisten per Mail oder Telefon in Verbindung setzen, sich so über die Krankheit informieren. Die Hausärzte erhalten Infomaterial, können einzelne Patienten telefonisch untereinander besprechen, generieren Expertise und vielleicht Interesse sich selbst ins Thema einzulesen. Ärztelisten mit fachkundigen Ärzten zum Thema Mastozytose/MCAS gibt es online, beispielsweise bei der Website des Mastozytose e.V..[56] Falls Ihre Ärzte eine Medikation für notwendig halten, was nach mehreren positiven Befunden von Spezialisten natürlich wahrscheinlicher wird, dann sollen Sie direkt vom Hausarzt die richtigen Medikamente erhalten. Aus Zeitgründen hatten Sie keinen direkten Kontakt zu einem Spezialisten, aber Ihr Arzt, der Sie deswegen nun ordentlich behandeln kann.

Die Medikation ist der Hauptpunkt bei vielen MCAS-Patienten: Reagieren Sie stark auf die Medikation und führt die Einnahme zu einer deutlichen Besserung? Falls ja, ist die Diagnose sehr viel wahrscheinlicher geworden. Sie werden vermutlich einen starken Aufschwung in Ihrer Lebensqualität erleben, wenn die Diagnose zutrifft. Falls Ihr Hausarzt möchte, kann er sich in einer der Sprechstunden der MCAS-Vereine mit versierten Experten austauschen um das eigene Wissen zu stärken. Das ist aber sicherlich eine Frage der Persönlichkeit, ob der jeweilige Arzt daran Interesse hat. Die Arzt-Arzt-Kommunikation ist zu favorisieren, aber die Sprechstunden der sachkundigen Vereine sind eine gute Alternative. Nachdem Sie als Patient gut medikamentiert sind, stehen Sie an einem Scheideweg. Entweder Sie belassen es dabei, weil Sie Ihre Symptome vollends im Griff haben. Oder Sie forschen weiter, welche Variante Sie genau haben. Wenn Sie beispielsweise die Angst vor der (aggressiven) systemischen Mastozytose umtreibt, dann können Sie zur Bestätigung oder zum Ausschluss einige Untersuchungen vornehmen lassen. Die geeignetste Methode ist sicherlich die Knochenmarksbiopsie, aber auch andere Biopsien Ihrer hauptsächlich mit Symptomen belasteten Organe können hilfreich sein. Hier sind die Mutation und die Anzahl der Mastzellen sinnvolle Indikatoren, die Mutation ist noch höher gewichtet. Ob Sie dies von einem Mastozytose-Spezialisten oder einem Facharzt im jeweiligen Bereich überprüfen lassen, den Sie speziell auf Mastzellaktivierungserkrankungen hinweisen, ist letztlich nicht weiter relevant. Wenn viele der Indikatoren für die systemische Mastozytose sprechen, wäre es sinnvoll einen Termin bei absoluten Experten zu

[56] Ärzteliste Mastozytose e.V. (Abrufdatum: 30.05.2024)

vereinbaren. Es gibt beispielsweise an einigen Orten in Deutschland Mastozytose-Zentren. Mutmaßlich sind Sie dort mit langen Wartezeiten konfrontiert, aber es kann sinnvoll sein, bereits frühzeitig einen Termin zu vereinbaren. Sie müssen diese Wartezeit naturgemäß nicht komplett stoisch abwarten, sondern können sie für Voruntersuchungen bei anderen Ärzten nutzen, damit Sie top vorbereitet in die Zentren gelangen. Außerdem möchte ich noch die Möglichkeit von Notfallmedikamenten anregen. Das können Cortison-Tabletten sein oder im schlimmeren Fall ein Epipen. Als möglicher Lebensretter (bei anaphylaktischen Schocks), aber auch als psychische Unterstützung.

Die auf der kommenden Seite folgende Grafik sollte das gut zusammenfassen und anschaulich darstellen.

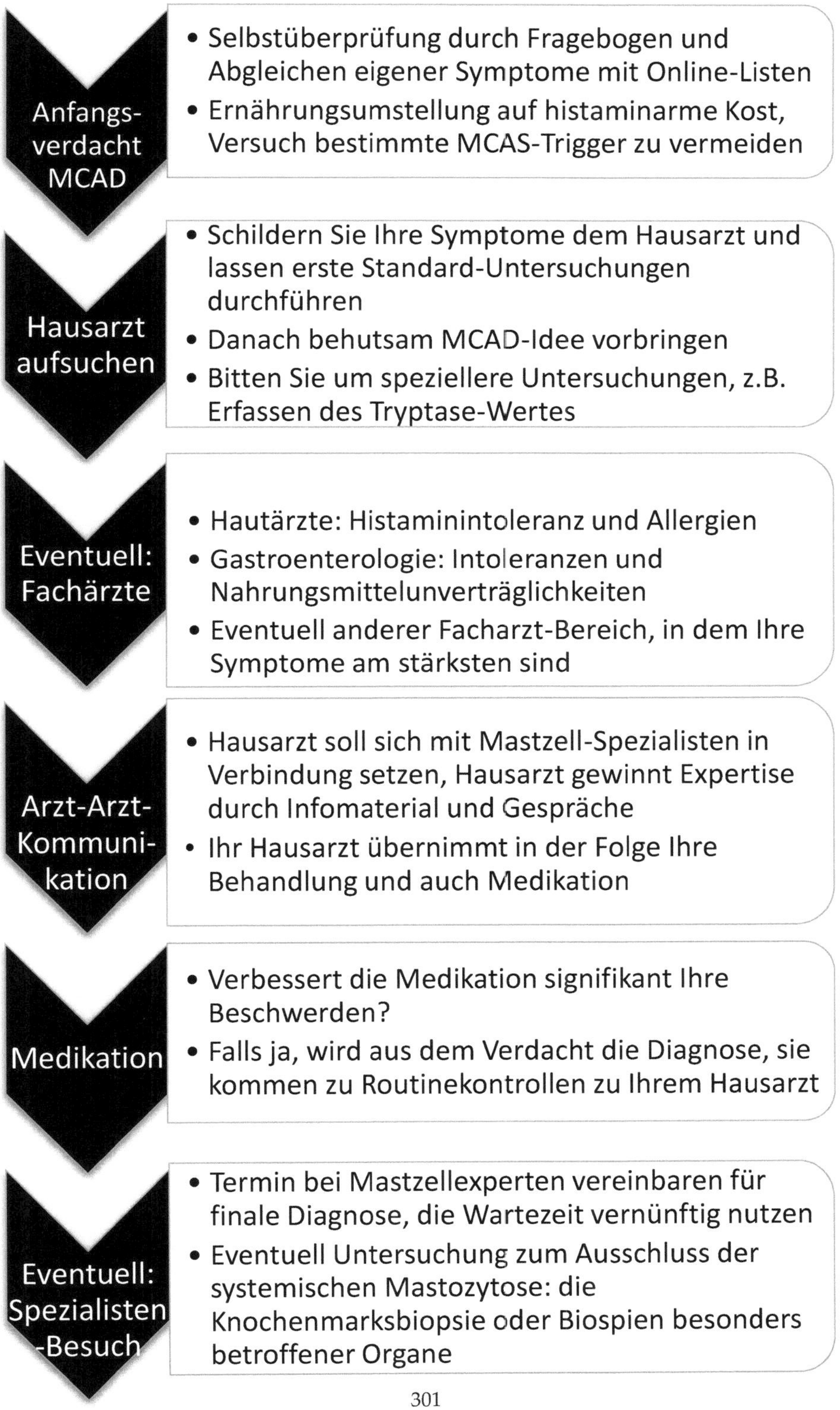

Anfangs-verdacht MCAD

- Selbstüberprüfung durch Fragebogen und Abgleichen eigener Symptome mit Online-Listen
- Ernährungsumstellung auf histaminarme Kost, Versuch bestimmte MCAS-Trigger zu vermeiden

Hausarzt aufsuchen

- Schildern Sie Ihre Symptome dem Hausarzt und lassen erste Standard-Untersuchungen durchführen
- Danach behutsam MCAD-Idee vorbringen
- Bitten Sie um speziellere Untersuchungen, z.B. Erfassen des Tryptase-Wertes

Eventuell: Fachärzte

- Hautärzte: Histaminintoleranz und Allergien
- Gastroenterologie: Intoleranzen und Nahrungsmittelunverträglichkeiten
- Eventuell anderer Facharzt-Bereich, in dem Ihre Symptome am stärksten sind

Arzt-Arzt-Kommuni-kation

- Hausarzt soll sich mit Mastzell-Spezialisten in Verbindung setzen, Hausarzt gewinnt Expertise durch Infomaterial und Gespräche
- Ihr Hausarzt übernimmt in der Folge Ihre Behandlung und auch Medikation

Medikation

- Verbessert die Medikation signifikant Ihre Beschwerden?
- Falls ja, wird aus dem Verdacht die Diagnose, sie kommen zu Routinekontrollen zu Ihrem Hausarzt

Eventuell: Spezialisten-Besuch

- Termin bei Mastzellexperten vereinbaren für finale Diagnose, die Wartezeit vernünftig nutzen
- Eventuell Untersuchung zum Ausschluss der systemischen Mastozytose: die Knochenmarksbiopsie oder Biospien besonders betroffener Organe

B: Rezepte und generelle Essenstipps

An dieser Stelle möchte ich ein paar Rezepte präsentieren. Es handelt sich hierbei nicht um die „pfiffigste" und außergewöhnlichste Küche, niemand wird mit den Rezepten in die engere Auswahl des „Guide Michelin" gelangen, aber es ist lecker. Einfach zubereitet und auf die Einschränkungen angepasst, präsentiere ich einige schmackhafte Gerichte, die sich bewährt haben und Ihnen vielleicht ein paar Anregungen geben können. Der Großteil der Gerichte ist vegetarisch, vor allem aus moralischen Gründen, ich verweise ansonsten speziell darauf, wenn das Gericht mit Fleisch oder vegan zubereitet werden kann. Für die Rezepte habe ich mich mit meiner Mutter zusammengesetzt, die bereits vor längerer Zeit ein persönliches Kochbuch für mich verschriftlichte und daraus einige Gerichte ausgewählt, die Grundrezepte stammen demnach von ihr.

Zu Beginn möchte ich nochmal kurz auf meine Einschränkungen verweisen. Grundsätzlich gilt, dass man allerlei Lebensmittel als MCAD-Patient mit Vorsicht ausprobieren kann um danach zu wissen, ob man darauf schlecht oder normal reagiert. Dennoch gibt es einige gute Listen online, die dem geneigten Feinschmecker Richtlinien mit auf den Weg geben. Dabei sei erneut auf die SIGHI-Listen verwiesen oder auch auf andere Websites.[57] Bei mir handelt es sich speziell um histaminarmes Essen und auch Fructose/Lactose/Sorbit bleiben den Gerichten weitgehend fern, genauso wie Ei. Zunächst möchte ich mit ein paar allgemeinen Tipps einsteigen, ehe wir uns den einzelnen Rezepten widmen.

Grundsätzlich gilt, dass die Ei-Obsession in vielen Gerichten häufig fehl am Platze ist. Veganer wissen das ohnehin, denn manchmal kann man Ei weglassen, manchmal mit vernünftigen Produkten ersetzen. Für Frikadellen eignet sich beispielsweise Schmand als Ersatz (vegan ist es ohnehin nicht), bei vielen Backwaren ist das Ei gar nicht notwendig. Im Bereich der Butter funktioniert Süßrahmbutter bei mir am besten, im Bereich des Käses gilt, dass man nur jungen Käse verwenden sollte, Mozzarella ist mein Favorit. Zur Bindung von jeglichen Soßen kann man gut Reismehl verwenden. Brot vom Bäcker ist für mich leider weitgehend unverträglich, deswegen wird

---

[57] nahrungsmittel-intoleranz.com zum Thema Histamin (Abrufdatum: 30.05.2024)

bei uns Brot nur selbst aus Dinkelmehl vom Typ 630 gebacken. Als Öl ist Sonnenblumenöl nicht gut verträglich, stattdessen sollte es Distel- oder Rapsöl sein. Ihnen wird im Folgenden häufig die Gemüsebrühe begegnen. Eventuell vertragen Sie Fertig-Gemüsebrühen, allerdings sind manchmal auch darin problematische Inhaltsstoffe enthalten. Falls Sie selbst eine Gemüsebrühe herstellen wollen, hier ein paar Tipps: Die Standardzutaten sind Knollensellerie, Porree, der Strunk vom Blumenkohl/Broccoli und Petersilienwurzeln, die man in Salzwasser kochen lässt. Grundsätzlich eignet sich das Kochwasser von sämtlichen anderen Gemüsesorten. Dafür eignet sich auch Gemüse, dass keinen Frischepreis mehr gewinnen würde. Diese Brühe kann man danach im Kühlschrank für wenige Tage aufbewahren oder einfrieren und für künftige Gerichte benutzen.

Meine Ernährung ist recht gemüsehaltig, sowie mit allerlei Beilagen und Teig ausgestattet. Nudeln, Reis, Kartoffeln, Teigwaren und dazu einige Gemüsesorten, die ich kurz aufzählen möchte: Blumenkohl, Zucchini, Broccoli, Petersilienwurzel, Spitzkohl, Chinakohl, Porree, Fenchel, Kohlrabi, Lauch, Knollensellerie, Blattsalate, Gurken und als würzendes Grünzeug Petersilie, Oregano und Basilikum. Wie bereits im Buch erwähnt, entdeckte ich die Petersilienwurzel neu, auch Pastinaken kann man ähnlich verarbeiten. Man schneidet sie einfach in Scheiben, brät sie in etwas Öl an, gibt Salz & Pfeffer dazu. Sie eignen sich als Kartoffelersatz oder als zusätzlicher Snack.

Diese Vielzahl an verschiedenen Gemüsen ermöglicht stets ein sehr einfaches Gericht mit einer guten Grundzutat (Nudeln/Reis) und einer schmackhaften Gemüsesoße dazu. Dabei wird das jeweilige Gemüse entweder in Salzwasser gekocht oder in der Pfanne mit Öl angebraten und dann mit Gemüsebrühe abgelöscht. Für die Cremigkeit und das äußere, sowie Geschmacksbild einer hellen Soße wird nun ein Päckchen laktosefreier Sahne hinzugegeben. Die neuerliche Soße mit Salz, Pfeffer, etwas Knoblauchöl, eventuell etwas selbsthergestellter Kräuterbutter abschmecken und mit Reismehl binden. Wenn Sie gerne größere Gemüsestücke in der Soße belassen möchten, ist das Gericht bereits fertig, ansonsten können Sie die Soße pürieren bevor sie Nudeln oder Reis hinzugeben. Falls Sie kein Fan von Sahnesoßen sind, eignet sich auch eine Soße auf Öl-Basis. Ein schönes Gericht aufgrund seiner Einfachheit und

Geschwindigkeit. Hierbei kann ich mein Pentatop (20 Minuten vor dem Essen) trinken und innerhalb dieser Dauer das ganze Essen selbst zubereiten. Gerne esse ich zu der Hauptspeise einen kleinen, einfachen Salat dazu. Meistens handelt es sich bei mir um einen Gurkensalat, einen Eisbergsalat oder Kopfsalat. Für das Dressing etwa 3 EL Öl, 3-4 Tropfen Essig-Essenz, Salz und 1 EL Joghurt verwenden.

Im Folgenden möchte ich ein paar Rezepte gesondert präsentieren. Einige Gemüsearten und die dafür typische Zubereitung werden Ihnen häufiger als Grundlage für die Gerichte begegnen, dennoch sorgen verschiedene Varianten des Grundstocks für etwas Abwechslung. Außerdem möchte ich ein paar Rezepte vorstellen, die etwas mehr Vielfalt in den Speiseplan bringen. Bitte beachten, dass mit „Salz" immer das „Meersalz" gemeint ist.

Cannelloni mit Spitzkohl-Zucchini Füllung (vegetarisch)

Grundsätzlich eignen sich für die Füllung verschiedene Gemüsearten, entweder einzeln oder als Mix oder auch eine Hackfleischfüllung. Italiener werden Sie für diese Barbarei der Spitzkohl-Zucchini Melange vielleicht verachten. Dafür übernehme ich keine Haftung.

Zutaten für 1 Person(vegetarisch):

- ¼ Spitzkohl (eher nicht die feinen Blätter, die kann man für einen Salat verwenden)
- Etwas Porree
- 1 Zucchini
- 100ml Gemüsebrühe
- 100ml (lactosefreie) Sahne, Reismehl
- Cannelloni (vorgefertigt)
- Salz, Pfeffer, ggf. Kräuterbutter

Zutaten für 1 Person (fleischig):

- 250g Hack
- 150ml (lactosefreie) Sahne
- Etwas Porree
- Salz, Pfeffer, ggf. Kräuterbutter

Ablauf: Porree in dünne Ringe schneiden und anbraten, Spitzkohl klein schneiden und zugeben, salzen und pfeffern. Die Zucchini klein schneiden, raspeln, salzen und pfeffern und mit in der Pfanne anbraten. Mit etwas Brühe ablöschen und garkochen lassen. Dann Sahne und Reismehl hinzugeben und etwas eindicken lassen und am Ende abschmecken (falls möglich). Diese Masse nun in die vorgefertigten Cannelloni einfüllen.

Die fleischige Variante: Porree oder weiße Zwiebel anbraten, Hack dazu geben, würzen und mit ca. 150ml Sahne ablöschen, danach mit Reismehl binden. Diese Masse in die Cannelloni einfüllen.

Zwei Soßenvarianten: Die warme Soße wird aus Gemüsebrühe, Sahne, Salz, Pfeffer, etwas Knoblauchöl und Reismehl zubereitet zu einer hellen Soße. Alternativ eine kalte Soße bestehend aus Sahne und Schmand, dies würzen und über die Cannelloni geben. Wichtig: Eine der beiden Soßen reicht aus. Die Cannelloni mit der jeweiligen Soße komplett bedecken und mit geriebenem Mozzarella bestreuen, dann 30min im Ofen bei ca. 180° backen.

Alu Gobhi – ein Blumenkohl-Kartoffel Eintopf (vegetarisch, vegan möglich)

Zutaten für 1 Person (vegetarisch):

- 3-4 große Kartoffeln
- ¼ Blumenkohl
- ½ TL Kurkuma
- 1 Knoblauchzehe
- Etwas Porree oder 1 weiße Zwiebel
- 400ml Brühe
- 100ml (laktosefreie) Sahne
- Salz, Pfeffer
- Ggf. Kokosöl

In vielen Varianten wird Alu Gobhi, aus der indischen und pakistanischen Küche stammend, mit Tomaten zubereitet, das funktioniert für mich nicht, daher ist dies ein Rezept der Ursprungsvariante. Falls Sie Tomaten mögen und vertragen können, fügen Sie es dem Gericht als stimmige Komponente hinzu, sie ist aber nicht nötig.

Ablauf: Kartoffeln schälen, in kleine Würfel schneiden. Etwas Porree in dünne Ringe schneiden und im Öl mit einer 1 zerdrückten Knoblauchzehe anbraten, danach die Kartoffeln zugeben und mit Salz, Pfeffer und ordentlich Kurkuma würzen für Farbgebung und Geschmack. Es muss gelb sein! Die Kartoffeln kurz anbraten und dann mit (selbstgekochter) Gemüsebrühe ablöschen, ca. 10 Minuten köcheln lassen. Blumenkohl in kleine Röschen zerteilen, den Strunk abschneiden, verkleinern und zu den Kartoffeln hinzugeben oder später für eine neuerliche Brühe verwenden. Nach den besagten 10 Minuten die Röschen in den Topf zu den Kartoffeln geben. Diese Melange noch 5-10 Minuten kochen lassen, eventuell etwas Brühe nachgießen. Danach Milch oder Sahne zugeben und es noch etwas einkochen lassen, öfters umrühren. Für die vegane Variante eignen sich natürlich Alternativprodukte, in diesem Fall allerdings auch speziell Kokosöl, welches den traditionellen Rezepten sogar eher entspricht.

Gemüse Döppekooche – ein Gemüse-Kartoffel Auflauf (vegan)

Zutaten für 1 Person (vegan):

- ½ Broccoli
- 4 große Kartoffeln
- Etwas Porree
- 50ml Gemüsebrühe
- Salz, Pfeffer

Diese Döppekooche Variante ist der einzige erlaubte Dialekt in diesem Buch (mit Ausnahme von „Tinnef“). In der traditionellen Variante werden Speckwürfel oder Mettenden verwendet, die vegane Variante finde ich aber tatsächlich schmackhafter. Grundsätzlich funktioniert diese Variante mit Broccoli, Blumenkohl, Spitzkohl oder vielen anderen Gemüsesorten. Probieren Sie sich gerne durch, bis Sie Ihren Favoriten gefunden haben.

Ablauf: Gemüse mit etwas Porree (Zwiebelersatz) anbraten, mit Salz und Pfeffer würzen, dann mit Gemüsebrühe ablöschen und auf kleiner Flamme bei geschlossenem Deckel köcheln lassen. In der Zwischenzeit Kartoffeln schälen und grob reiben, dann in der Pfanne mit Öl anbraten und würzen, ggf. abschmecken. Gemüse mit seinem Sud in eine Auflaufform geben, Kartoffelmasse darüber verteilen und ca. 1 Stunde bei 180° im Bachofen schön braun werden lassen.

Burrito aus Frühlingsrollenteig (vegetarisch)

Teig für 4 Burritos (vegan):

- 80g Mehl
- 1 EL Öl
- Ca. ½ TL Salz
- 100ml Wasser

Zutaten für 4 Burritos:

- ¼ Spitzkohl
- 1 Zucchini
- Ein paar Röschen Broccoli
- Salz, Pfeffer
- 100ml Sahne, Reismehl

In dieser ganz kruden Mischung trifft Mexiko auf China. die beiden Welten prallen aufeinander, doch es löst sich auf in einer Liebesheirat der beiden Spezialitäten der Landesküchen.

Vorab: Die Gemüsefüllungen gelten jeweils für einen Burrito und sollten untereinander nicht zwingend kombiniert werden, also keine Zucchini mit Broccoli mischen. Die jeweiligen Gemüse zunächst anbraten, würzen, wie beim Döppekooche und später mit Reismehl und etwas Sahne einkochen lassen. Für den Veganer eignet sich vielleicht ein Sahneersatz, für den Fleischliebhaber eignet sich eine Fleischvariante als Füllung, die ähnlich zu der der Cannelloni ist oder auch ohne Soße.

Ablauf: Teig nach den genannten Angaben zubereiten, mixen. Dann ca. 2 EL Teig in eine Pfanne geben und mit einem Teigverteiler (oder sonstigem Gerät) ausstreichen, leicht braun backen. Auf einem Stück Küchenpapier etwas abtropfen lassen und dann je nach Vorliebe befüllen. Aufrollen und genießen.

Hefeteig für Pide, Pizza oder Brötchen (vegetarisch)

Teig für 1 Person (vegetarisch):

- 250g Mehl
- ⅛ frischen Hefewürfel
- 2 EL Öl
- Ca. ½ TL Salz
- Ggf. etwas Joghurt

Weitere Zutaten:

- 150ml warme Milch
- Ganz wenig Zucker
- Evt. Wasser
- Gemüsemischung ihrer Wahl
- Gemüsebrühe
- Ggf. Sahne, Reismehl
- Salz, Pfeffer

Hefeteig ist eine der problematischeren Zutaten in diesem Abschnitt. Grundsätzlich kann bei der Gärung der Hefe Histamin entstehen und das kann problematisch für Sie sein. Für mich funktioniert es aber ganz gut, wenn man einen frischen Hefewürfel und möglichst wenig davon verwendet. Es kann aber auch gut sein, dass ihr Magen dagegen rebelliert.

Ablauf: In 150ml warmer Milch die Hefe mit ganz wenig Zucker vorgären lassen. Nach einiger Zeit bildet die Masse Bläschen. In eine Schüssel 250g Mehl geben, in der Mitte ein Loch graben und 2 EL Öl in die Kuhle geben. Der halbe TL Salz wird am Rand verteilt, ggf. Joghurt zugegeben. Dann die vorgegärte Hefe in die Mitte geben und alles mixen. Falls der Teig zu trocken ist, noch etwas Wasser zugeben, falls er zu feucht ist, etwas Mehl zugeben bis ein glatter Teig entsteht. Durch weniger Hefe muss der Teig länger gären, grundsätzlich sollten Sie mindestens 3h einkalkulieren, in denen der Teig an einem warmen Ort gehen kann. Falls Sie eine Gemüsefüllung anvisieren, eignet sich erneut beispielsweise die der Burritos oder ihre eigene Mischung, theoretisch auch wieder mit Hackfleisch. Sie können wieder das Gemüse ihrer Wahl mit Porree-Ringen anbraten, etwas Brühe hinzugeben, mit Sahne ablöschen, mit Reismehl binden, so dass eine sämige Masse entsteht.

Aus dem Teig nun kleine Fladen formen, die bevorzugte (Gemüse-) Masse mittig hineingeben und die Ränder nach innen ziehen. Mit geriebenem jungem Käse bestreuen. Das Ganze muss etwa 15-20 Minuten in den Ofen bei 180°. Dieser Teig eignet sich auch hervorragend für Pizzen, der Belag bleibt Ihnen überlassen, ich mag gerne scharf und würzig angebratene Zucchinischeiben auf einem Schmand-Grund mit etwas eingerührter

Harissa-Paste (eventuell problematisch für Sie wegen der Schärfe), die als guter Tomatensaucen-Ersatz dient.

Quark-Öl-Teig (vegetarisch)

Teig für 1 Person (vegetarisch):

- 150g Mehl
- ½ Paket Backpulver
- 80g Schmand oder Quark
- 3 EL ÖL
- 3 EL Milch
- ¼ TL Salz

Falls Sie einen Hefeteig partout nicht vertragen, dann gibt es noch eine andere Alternative an Teig, die Sie ausprobieren könnten. Einen Quark-Öl-Teig. Dieser ist etwas Histamin-freundlicher und schmeckt auch ganz gut. Allgemein hat er ähnliche Anwendungsbereiche, durch seine andere, etwas härtere Konsistenz unterscheidet er sich allerdings dann doch. Beispielsweise ist er als Unterlage für Pizzen eher nicht geeignet, für Quiche oder kleine Teigtaschen allerdings sehr gut. Probieren Sie es gerne einfach selbst aus, falls der Hefeteig bei Ihnen nicht funktioniert.

Koreanische Pfannkuchen Yachaejeon (vegan)

Zutaten für 2 Personen (vegan)

- 250g Mehl
- 1 Paket Backpulver
- 4 EL Speisestärke
- 1 EL Kukuma
- 375ml Wasser (ein kleiner Teil Sprudelwasser)
- Salz
- Gemüse Ihrer Wahl

Nicht nur für ihre hervorragende Serienkunst bekannt, gibt es natürlich auch leckeres (veganes) Essen aus Südkorea, an dessen Adaption wir uns versucht haben. Mit Erfolg!

Ablauf: Gemüse Ihrer Wahl sehr klein schneiden. Bei Zucchini und Spitzkohl nach dem Schneiden salzen und abtropfen lassen. Falls Sie noch gekochte Gemüsereste haben, funktionieren diese auch. Den angerührten Pfannkuchenteig mit dem (rohen) Gemüse mischen und die Melange in der Pfanne ausbacken. Vorsicht bei der Temperatur, diese schnell verringern, da der Pfannkuchen leicht anbrennt.

Haferflockenbratlinge (vegetarisch)

Zutaten für 2 Personen (vegetarisch)

- 200g Haferflocken
- 1-2 EL Schmand
- 1-2 EL Semmelbrösel
- 400g Zucchini (Gemüse ihrer Wahl)
- Kräuter
- Ggf. geriebener Käse
- Joghurt-Dip

Das klassische (Fleisch-) Ersatzprodukt im Gemüsegewand. In diesem Fall im schmackhaften Zucchini-Kleid.

Ablauf: Die Zucchini (oder ein anderes Gemüse Ihrer Wahl) schälen und raspeln, danach salzen und pfeffern, damit sie Wasser zieht. Haferflocken (zarte und Schmelzflocken) zugeben und verrühren. Dann den Schmand als Ei-Ersatz hinzufügen, sowie Semmelbrösel und Kräuter und nochmal verrühren. Eventuell weitere Semmelbrösel hinzugeben, falls die Masse noch sehr klebt. Bei Interesse kann man auch noch etwas geriebenen Käse beifügen. Daraus kleine Bällchen formen, in Paniermehl wälzen und bei wenig Hitze braten. Dazu passt gut ein Joghurt-Dip und ein Salat.

Generell gilt, dass man vieles ausprobieren sollte und man auch kreativ an Gerichte gehen darf, die einige Zutaten beinhalten, die man nicht verträgt. Manchmal kann man die „bösen" Ingredienzien gut austauschen, manchmal einfach auf sie verzichten, und am Ende zaubert man eine ganz eigene, neue Version eines Klassikers, die bestenfalls richtig gut schmeckt. Viel Spaß beim Ausprobieren!

C: Literaturverzeichnis

Abels Benjamin/ Frank Antwerpes +10 (2007-2021): Gamma-Aminobuttersäure, DocCheck Flexikon, URL: https://flexikon.doccheck.com/de/Gamma-Aminobutters%C3%A4ure (Abrufdatum 30.05.2024)

Antwerpes, Frank (2022): Indolente systemische Mastozytose, URL: https://flexikon.doccheck.com/de/Indolente_systemische_Mastozytose (Abrufdatum 30.05.2024)

Antwerpes, Frank/Astrid Högemann/Norbert Ostendorf (2008-2016): Polymorphe Lichtdermatose, DocCheck Flexikon, URL: https://flexikon.doccheck.com/de/Polymorphe_Lichtdermatose (Abrufdatum 30.05.2024)

Antwerpes, Frank/Gunnar Römer + 3 (2014-2023): Duane Syndrom, DocCheck Flexikon, URL: https://flexikon.doccheck.com/de/Duane-Syndrom (Abrufdatum 30.05.2024)

Apotheken Umschau: Wechselwirkungs-Check: Wechselwirkungen von Medikamenten ermitteln, URL: https://www.apotheken-umschau.de/medikamente/wechselwirkungscheck/ (Abrufdatum: 30.05.2024)

Ärztliches Zentrum für Qualität in der Medizin im Auftrag der Bundesärztekammer und der Kassenärztlichen Bundesvereinigung (2018): Patienteninformation Mastozytose, URL: https://www.bundesaerztekammer.de/fileadmin/user_upload/_old-files/downloads/pdf-Ordner/Patienteninformationen/mastozytose.pdf (Abrufdatum 30.05.2024)

eu2020.de (2020): Gesundheitsminister Spahn: „Gemeinsam Europas Abwehrkräfte stärken", URL: https://www.eu2020.de/eu2020-de/aktuelles/pressemitteilungen/informelle-tagung-eu-gesundheitsministerinnen-und-minister-in-berlin/2368530 (Abrufdatum 30.05.2024)

Gelbe Liste: H2-Antihistaminika, URL: https://www.gelbe-liste.de/wirkstoffgruppen/h2-rezeptor-antagonisten (Abrufdatum: 30.05.2024)

gesund.bund.de: ICD-Code Suche, URL: https://gesund.bund.de/icd-code-suche (Abrufdatum 30.05.2024)

Graf von Westphalen, Georg/Devrim Kara + 13 (2007-2024): Mastzelle, DocCheck Flexikon, URL: https://flexikon.doccheck.com/de/Mastzelle (Abrufdatum: 30.05.2024)

Huang, Juebin (2023): Transiente globale Amnesie, MSD Manual, URL: https://www.msdmanuals.com/de-de/profi/neurologische-krankheiten/funktion-und-funktionsst%C3%B6rung-der-hirnlappen/transiente-globale-amnesie#Symptome-und-Beschwerden_v8594007_de (Abrufdatum 30.05.2024)

Humangenetics Uni Bonn: Fragebogen zur Feststellung eines Mastzellmediatorfreisetzungssyndrom, URL: https://www.humangenetics-bonn.de/wp-content/uploads/2024/01/Checkliste-Patientenversion-3-2022.pdf (Abrufdatum 30.05.2024)

icd10data.com: ICD-10-CM Codes › D50-D89 › D80-D89 (englisch), URL: https://www.icd10data.com/ICD10CM/Codes/D50-D89/D80-D89/D89- (Abrufdatum 30.05.2024)

Interdisciplinary Mastocytosis centre Charité in Berlin (2023): Hinweise zu Narkosen und Operationen für Patienten mit Mastozytose, URL: https://imcc.charite.de/(Abrufdatum Februar 2023)

Jarisch, Reinhard (2021), Thieme Verlag: Histaminintoleranz, URL: https://shop.thieme.de/Histaminintoleranz/9783432114460 (Abrufdatum 30.05.2024)

Jossé, Sabine (2022): Mastzellen – welche Rolle spielen sie bei Allergien?, Mein Allergie Portal, URL: https://www.mein-allergie-portal.com/allergie-allgemein/289-allergie-welche-rolle-spielen-mastzellen-beim-allergischen-geschehen.html (Abrufdatum: 30.05.2024)

Kuter, David J. (2023): Knochenmarksuntersuchungen, MSD Manual, URL: https://www.msdmanuals.com/de-de/heim/bluterkrankungen/symptome-und-diagnose-von-bluterkrankungen/knochenmarkuntersuchung (Abrufdatum 30.05.2024)

Mastozytose e.V.: Formen des Mastzellensyndroms, URL: https://www.mastozytose.de/mcas/formen/ (Abrufdatum 30.05.2024)

Mastozytose e.V.: Symptomliste MCAS, URL: https://www.mastozytose.de/mcas/ (Abrufdatum: 30.05.2024)

mastozytose-info.de: Diagnose der Mastozytose, URL: https://mastozytose-info.de/diagnose/ (Abrufdatum 30.05.2024) mastzellaktivierung.info: Mastozytose und andere Mastzellerkrankungen, URL:https://www.mastzellaktivierung.info/de/mastzellerkrankungen_systematische_unterteilung.html#mmas (Abrufdatum 30.05.2024)

Medizinische Universität Wien: Faktencheck Nahrungsmittelallergie, URL: https://pii.meduniwien.ac.at/unsere-abteilungen/institut-fuer-pathophysiologie-und-allergieforschung/unsere-forschungsprojekte/nahrungsmittelallergie/faktencheck-nahrungsmittelallergie/ (Abrufdatum: 30.05.2024)

Moll, Diana (2020): Was wurde eigentlich aus Ranitidin?, DAZ-online, URL: https://www.deutsche-apotheker-zeitung.de/news/artikel/2020/10/06/was-wurde-eigentlich-aus-ranitidin (Abrufdatum: 30.05.2024)

Nguyen-Kim, Mai Thi (2022): Das Ende der Homöopathie, URL: https://www.youtube.com/watch?v=IK5BZdnqMDU (Abrufdatum 30.05.2024)

Redaktion Öffentliches Gesundheitsportal Österreich/ Gerhard Weigl (2022): IgE, URL: https://www.gesundheit.gv.at/labor/laborwerte/allergie/ige.html (Abrufdatum 30.05.2024)

Redaktion Öffentliches Gesundheitsportal Österreich/ Gerhard Weigl (2022): Sexual-bindendes-Globulin, URL: https://www.gesundheit.gv.at/labor/laborwerte/hormone-tumormarker/shbg.html (Abrufdatum: 30.05.2024)

Redaktion Öffentliches Gesundheitsportal Österreich/ Gerhard Weigl (2022): Diaminoxidase, URL: https://www.gesundheit.gv.at/labor/laborwerte/allergie/diaminoxidase-dao.html (Abrufdatum 30.05.2024)

Uniklinik RWTH Aachen: Augenmuskelparesen (Lähmungen), URL: https://www.ukaachen.de/kliniken-institute/klinik-fuer-augenheilkunde/fuer-patienten/erkrankungen-und-therapien/augenmuskelparesen-laehmungen/ (Abrufdatum 30.05.2024)

Universitätsklinikums-Leipzig: Histologie, URL: https://www.uniklinikum-leipzig.de/einrichtungen/pathologie/untersuchungsgebiete/histologie (Abrufdatum: 30.05.2024)

Universitäts Spital Zürich: Mastozytose, URL: https://www.usz.ch/krankheit/mastozytose/ (Abrufdatum 30.05.2024)

Weber, Peter (2013): Münchhausen Syndrom und Münchhausen-by-proxy, National Library of Medicine, URL: https://www.ncbi.nlm.nih.gov/pmc/articles/PMC7498788/ (Abrufdatum 30.05.2024)

wikipedia.org: Homöopathie, URL: https://de.wikipedia.org/wiki/Hom%C3%B6opathie (Abrufdatum 30.05.2024)

wikipedia.org: Lens Flare, URL: https://de.wikipedia.org/wiki/Lens_Flare (Abrufdatum 30.05.2024)

wikipedia.org: Mastermind, URL: https://de.wikipedia.org/wiki/Mastermind_(Spiel) (Abrufdatum 30.05.2024)

Valent, Peter/Cem Akin/Dean D. Metcalfe (2017): Mastocytosis: 2016 updates WHO classification (...) (englisch), National Library of Medicine, URL: https://www.ncbi.nlm.nih.gov/pmc/articles/PMC5356454/ (Abrufdatum: 30.05.2024)

Zechmann-Khreis, Michael (2023): Lebensmittelliste bei Histaminintoleranz, nahrungsmittel-intoleranz.com, URL: https://www.nahrungsmittel-intoleranz.com/histaminintoleranz-lebensmittelliste/ (Abrufdatum: 30.05.2024)

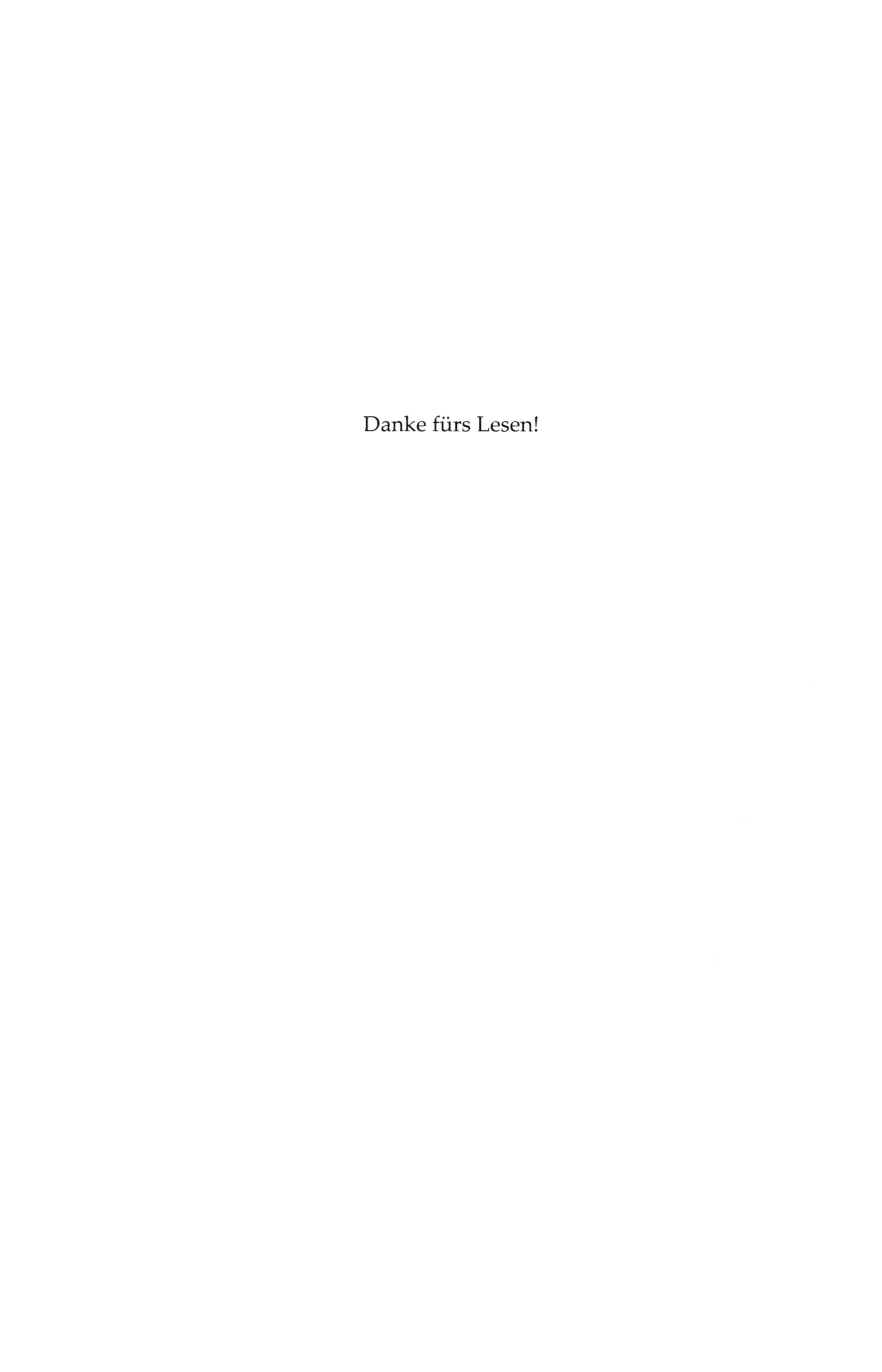

Danke fürs Lesen!